中药固体制剂技术

金凤环　主编
李为理　主审

化学工业出版社
·北京·

本教材内容选取常见的中药固体剂型及中药前处理、提取、制备涉及的操作技术。共分为十一章，包括：绪论，GMP，灭菌防腐技术，中药的浸提、分离与精制技术，浓缩与干燥技术，粉碎、过筛、离析、混合技术，散剂制备技术，丸剂制备技术，颗粒剂制备技术，胶囊剂制备技术，片剂制备技术。编写的形式是以企业完整的生产流程为主线，以生产岗位及岗位质量控制为学习重点，并将GMP知识融入其中，使学习过程成为完整剂型生产的体验过程，符合药品生产操作工的目标要求。教材内容体现了面向制药企业培养一线技术工人的实用性与现实性。本书知识内容简单易懂，贴近生产实际。

本教材适合于医药类院校专业中等职业教育的学生选用。

图书在版编目（CIP）数据

中药固体制剂技术/金凤环主编. —北京：化学工业出版社，2012.8（2020.10重印）

ISBN 978-7-122-14792-9

Ⅰ.①中… Ⅱ.①金… Ⅲ.①固体-剂型-中药制剂学 Ⅳ.①R283.62

中国版本图书馆CIP数据核字（2012）第152474号

责任编辑：刘阿娜　梁静丽　李植峰　　文字编辑：李　瑾

责任校对：宋　夏　　装帧设计：韩　飞

出版发行：化学工业出版社（北京市东城区青年湖南街13号　邮政编码100011）

印　　装：北京虎彩文化传播有限公司

787mm×1092mm　1/16　印张13　字数328千字　2020年10月北京第1版第2次印刷

购书咨询：010-64518888　售后服务：010-64518899

网　　址：http://www.cip.com.cn

凡购买本书，如有缺损质量问题，本社销售中心负责调换。

定　　价：38.00元

《中药固体制剂技术》编审人员

主　　编　金凤环

副 主 编　周雪梅

编写人员　（按姓名汉语拼音排序）

樊志强（重庆化工职业学院）

金凤环（本溪化学工业学校）

刘碧林（重庆化工职业学院）

王洪秀（辽宁修正生物制药有限公司）

周雪梅（本溪化学工业学校）

主　　审　李为理（辽宁省本溪市高新区首席制药工程师）

前　言

随着市场对职业技术人才的迫切需求以及教育结构的变化，突显了职业教育的重要地位。职业技术是构成生产力发展的主要因素之一，特别是实用技术对推动社会的进程与发展起着至关重要的作用。编者所在院校在对行业进行深入调研后，针对产业需求和学生的年龄特点，积极开展教学改革与实践，建立新的课程标准、新的教学模式及教学方法，以期符合目前中药制剂的生产实际。

《中药固体制剂技术》共分为十一章。其中第一章至第六章主要学习中药制剂的基本概念、药品生产相关的法律法规、中药固体制剂制备的常用技术，是学好中药固体制剂制备技术的基础。第七章至第十一章为常见固体制剂的制备技术。编写的形式是以企业完整的生产流程为主线，以生产岗位及岗位质量控制为学习重点，并将 GMP 知识融入其中，使学习过程成为完整剂型生产的体验过程，符合药品生产操作工的目标要求。教材内容体现了面向制药企业培养一线技术工人的实用性与现实性。本教材知识内容简单易懂，贴近生产实际。书中插有大量的图片，生动形象地再现了岗位和设备等的状态，可有效提高学生的学习兴趣，方便教师的教和学生的学。本书中采用的 GMP 为 2010 年修订版，《中华人民共和国药典》为 2010 年版。

全书由金凤环担任主编，拟订编写大纲，进行全书的修改，并负责第二章、第九章至第十一章的编写；副主编周雪梅负责第五章至第七章的编写和统稿；刘碧林编写第四章、第八章；樊志强编写第一章；王洪秀编写第三章。

本教材编者为有近 20 年科研和生产实践经验的高级技术人员，也是教育战线的一线教师。主审李为理（辽宁省本溪市高新区首席制药工程师、国务院政府津贴获得者）审阅了全稿并对本书的内容提出了宝贵意见。在此对所有编审人员表示感谢。由于编者的能力和水平有限，书中疏漏之处在所难免，敬请各位读者在使用过程中给予批评指正。

编者

2012.6

目　　录

第一章　绪　　论

教学目的

- 掌握中药固体制剂常用的名词术语。
- 熟悉中药固体制剂的工作依据。
- 了解药品监督和法律责任。

第一节　中药固体制剂常用的名词术语

1. 药物与药品

药物：用于预防、治疗和诊断疾病的物质称为药物。

药品：用于预防、治疗和诊断疾病，有目的地调节人的生理机能并规定有适应证或者功能主治、用法和用量的物质，包括中药材、中药饮片、中成药 、化学原料药及其制剂、抗生素、生化药、放射性药品、血清、疫苗、血液制品和诊断药品等。

2. 制剂与剂型

制剂：是根据《中华人民共和国药典》等药品标准收载或经药政部门批准的适当处方及制法，将药物加工制成具有一定规格可直接用于临床药品的过程。

剂型：将药物加工制成适合于医疗或预防应用的形式，称为药物剂型，简称剂型。

适宜的药物剂型可以发挥出良好的药效，药物剂型在临床上具有重要意义。剂型的主要作用表现在以下几方面。

① 剂型可改变药物的作用性质。例如，硫酸镁口服剂型用作泻下药，但5%注射液静脉滴注，能抑制大脑中枢神经，有镇静、镇痉作用。

② 剂型能改变药物的作用速度。例如，注射剂、吸入气雾剂等，发挥药效很快，常用于急救；丸剂、缓控释制剂、植入剂等属长效制剂。

③ 改变剂型可降低（或消除）药物的毒副作用。氨茶碱治疗哮喘病效果很好，但有引起心跳加快的毒副作用，若改成栓剂则可消除这种毒副作用；缓释与控释制剂能保持血药浓度平稳，从而在一定程度上可降低药物的毒副作用。

④ 剂型可产生靶向作用。如脂质体（一种静脉注射的新剂型）是具有微粒结构的制剂，在体内能被网状内皮系统的巨噬细胞所吞噬，使药物在肝、脾等器官浓集性分布，发挥出药物剂型的肝、脾靶向作用。

⑤ 剂型可影响疗效。固体剂型如片剂、颗粒剂、丸剂的制备工艺不同会对药效产生显著的影响，药物晶型、药物粒子大小的不同，也可直接影响药物的释放，从而影响药物的治疗效果。

药物剂型按物质形态分为液体剂型，如注射剂、合剂、洗剂、搽剂、酒剂等；固体剂型，如散剂、丸剂、片剂、颗粒剂等；半固体剂型，如软膏剂、煎膏剂、凝胶剂等；气体剂型，如气雾剂。

按给药途径分为经胃肠道给药剂型（即药物制剂经口服给药）和非经胃肠道给药剂型。

如注射剂（静脉注射、肌内注射、皮下注射、皮内注射、脊椎腔内注射）、气雾剂、外用剂型（洗剂、搽剂、贴剂）、黏膜给药（滴眼剂、滴鼻剂、眼用软膏、含漱剂、舌下片剂等）、腔道给药（直肠、阴道、尿道、鼻腔、耳道等部位的给药）均为非经胃肠道给药剂型。

3. 中药制剂、中药固体制剂、中药调剂

中药制剂：是以中医理论为指导，以中药为原料按规定的处方和制法制成规定剂型的成方制剂，也称中成药。

中药固体制剂：是以中医理论为指导，以中药为原料按规定的处方和制法制成的，剂型为固体形态的成方制剂。

图 1-1　药盒上的批准文号和注册商标

中药调剂：是根据医师处方将中药饮片或中成药调配成供患者使用的药剂的过程。

4. 原药材

原药材是指未经前处理加工或未经炮制的中药材。

5. 炮制

炮制是指将药材通过净制、切制、炮炙操作，制成一定规格的饮片，以适应医疗要求及调配、制剂的需要。

6. 批准文号、注册商标

批准文号：是国家批准的该药品的生产文号，是药品生产合法性的标志。如图 1-1 中的国药准字 Z20020073，即是该药厂生产参麦颗粒的批准文号。同产品有几家生产就有几个批准文号。

知识链接

药品批准文号的格式

依据 2007 年发布的《药品注册管理办法》的规定，药品批准文号格式为国药准字 H（Z、S、J）＋4 位年号＋4 位顺序号，其中 H 代表化学药品，Z 代表中药，S 代表生物制品，J 代表进口药品分包装。药品批准文号的有效期为 5 年。应当在有效期届满前 6 个月申请再注册。

2001 年国家发布的药品批准文号格式为国药准字＋1 位字母＋8 位数字，试生产药品批准文号格式：国药试字＋1 位字母＋8 位数字。化学药品使用字母“H”，中药使用字母“Z”，通过国家药品监督管理局整顿的保健药品使用字母“B”，生物制品使用字母“S”，体外化学诊断试剂使用字母“T”，药用辅料使用字母“F”，进口分包装药品使用字母“J”。2001 年国家发布的药品批准文号格式现已作废。

注册商标：是经国家商标局核准注册的商标。在药品包装上都应有“注册商标”或“R”的明显标记，如图 1-1 中的“劲迈®”即为该厂参麦颗粒的注册商标。

第二节　中药制剂的工作依据

一、国家药品标准

药品是一种特殊商品，必须要确保安全、有效、均一、稳定，必须符合国家药品标准。国家药品标准，是指国家食品药品监督管理局颁布的《中华人民共和国药典》、药品注册标准和其他药品标准，其内容包括品名、处方、制法、检验方法、规格、用法与用量、贮藏等。药品没有等级之分，只有合格与不合格之分。

1.《中华人民共和国药典》

《中华人民共和国药典》简称《中国药典》（见图 1-2），是国家监督管理药品质量的法定技术标准。《中国药典》到目前共出版九版，分别为 1953 年、1963 年、1977 年、1985 年、1990 年、1995 年、2000 年、2005 年、2010 年版。目前《中国药典》每五年更新一版，现行版《中国药典》为 2010 年版《中国药典》，共分三部：一部中药、二部化学药、三部生物制品。《中国药典》一经国务院药品监督管理部门颁布实施，同品种的上版标准或其原国家标准即同时停止使用。除特别注明版次外，《中国药典》均指现行版《中华人民共和国药典》。

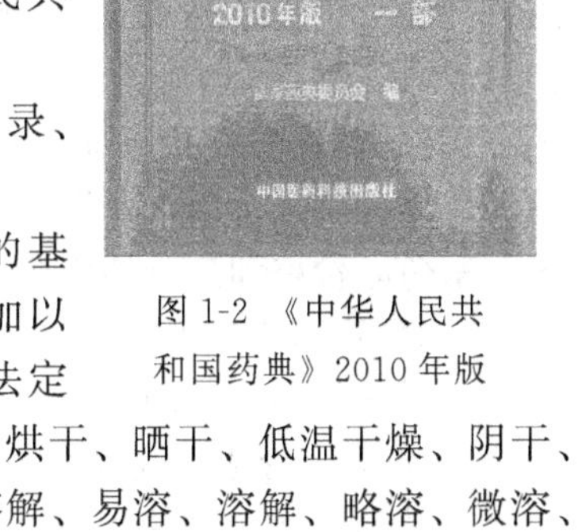

图 1-2 《中华人民共和国药典》2010 年版

《中国药典》一部在内容编排上主要由凡例、正文、附录、索引四部分组成。

“凡例”是解释和使用《中国药典》正确进行质量检定的基本指导原则，并把与正文、附录及质量检定有关的共性问题加以规定，避免在全书中重复说明。“凡例”中的有关规定具有法定的约束力。“凡例”对药材产地加工及炮制的干燥方法（干燥、烘干、晒干、低温干燥、阴干、晾干、暴晒、及时干燥）；药品的近似溶解度表示方法（极易溶解、易溶、溶解、略溶、微溶、极微溶解、几乎不溶或不溶）及试验法；贮藏的基本要求（避光、密闭、密封、熔封或严封、阴凉处、凉暗处、冷处、常温）；粉末等级；说明书、包装、标签等，均做了明确规定。

“正文”是所收载品种的质量标准。收载品种包括药材及饮片、植物油脂和提取物、成方制剂和单味制剂三部分。质量标准内容主要包括：品名，处方，制法，性状，鉴别，检查，浸出物，含量测定，功能主治，用法用量，注意，规格，贮藏等项目。

“附录”包括制剂通则，通用检测方法，试剂、试药，中药注射剂安全性检查法应用指导原则和中药质量标准分析方法验证指导原则等。

“索引”包括中文索引、汉语拼音索引、拉丁名索引、拉丁学名索引四部分。

《中国药典》虽然收载了很多药品标准，但企业要想生产《中国药典》收载的品种，仍必须要取得国家食品药品监督管理局（SFDA）发给的批准文号才能生产。

2. 药品注册标准

药品注册标准是指国家食品药品监督管理局批准给申请人特定药品的标准，也叫局颁标准。生产该药品的药品生产企业必须执行该注册标准。药品注册标准不得低于现行版《中国药典》的规定。

3. 部颁标准

部颁标准是卫生部颁布的药品标准，也是国家药品标准。

知识链接

企业内控标准

药品生产企业均根据国家药品标准和 GMP 要求，制定企业的内控标准。企业内控标准不属于国家标准，也不具有法律效力。国家药品标准是药品生产企业必须遵守的最低标准，企业内控标准必须高于国家药品标准。

二、药品管理法律法规

国际通行的药品管理规范有GAP、GLP 、GCP 、GMP、GSP等。

GAP：Good Agriculture Practice《中药材生产质量管理规范》；

GLP：Good Laboratory Practice《药物非临床研究质量管理规范》；

GCP：Good Clinical Practice《药品临床试验管理规范》；

GMP：Good Manufacturing Practice《药品生产质量管理规范》；

GSP：Good Supplying Practice《 药品经营质量管理规范》；

GPP：Good Pharmacy Practice《医疗机构制剂配制质量管理规范》。

为加强药品监督管理，保证药品质量，保障人体用药安全，维护人民身体健康和用药的合法权益，1984年9月20日我国颁布了《中华人民共和国药品管理法》简称《药品管理法》。2001年2月28日对《药品管理法》进行了第一次修订，新修订的《药品管理法》自2001年12月1日起施行。

《药品管理法》共十章106条。包括第一章总则、第二章药品生产企业管理、第三章药品经营企业管理、第四章医疗机构的药剂管理、第五章药品管理、第六章药品包装的管理、第七章药品价格和广告的管理、第八章药品监督、第九章法律责任、第十章附则。

《药品管理法》第48条、第49条明确指出禁止生产（包括配制）、销售假药、劣药。

有下列情形之一的，为假药：

① 药品所含成分与国家药品标准规定的成分不符的；

② 以非药品冒充药品或者以他种药品冒充此种药品的。

有下列情形之一的药品，按假药论处：

① 国务院药品监督管理部门规定禁止使用的；

② 依照本法必须批准而未经批准生产、进口，或者依照本法必须检验而未经检验即销售的；

③ 变质的；

④ 被污染的；

⑤ 使用依照本法必须取得批准文号而未取得批准文号的原料药生产的；

⑥ 所标明的适应证或者功能主治超出规定范围的。

药品成分的含量不符合国家药品标准的，为劣药。有下列情形之一的药品，按劣药论处：

① 未标明有效期或者更改有效期的；

② 不注明或者更改生产批号的；

③ 超过有效期的；

④ 直接接触药品的包装材料和容器未经批准的；

⑤ 擅自添加着色剂、防腐剂、香料、矫味剂及辅料的；

⑥ 其他不符合药品标准规定的。

第三节 药品监督和法律责任

药品监督管理部门有权对报经其审批的药品研制和药品的生产、经营的事项进行监督检查，有权对经其认证合格的药品生产企业、药品经营企业进行认证后的跟踪检查，并根据监督检查的需要对药品质量进行抽查检验，有关单位和个人不得拒绝和隐瞒。药品监督管理部门有权对有证据证明可能危害人体健康的药品及其有关材料采取查封、扣押的行政强制措施。

对于未取得《药品生产许可证》、《药品经营许可证》生产药品、经营药品的；生产、销售假药、劣药的；知道或者应当知道属于假劣药品而为其提供运输、保管、仓储等便利条件的；药品的生产企业、经营企业未按照规定实施《药品生产质量管理规范》、《药品经营质量管理规范》的；药品的生产企业、经营企业从无《药品生产许可证》、《药品经营许可证》的企业购进药品的；伪造、变造、买卖、出租、出借许可证或者药品批准证明文件的，要进行相应的处罚，构成犯罪的，依法追究刑事责任。

药品的生产企业、经营企业、医疗机构违反本法规定，给药品使用者造成损害的，依法承担赔偿责任。

练　习　题

一、单选题

1. 药品包括（　　）。

A. 血清、疫苗、血液制品和诊断药品

B. 抗生素、生化药、放射性药品

C. 化学原料药及其制剂

D. 中药材、中药饮片、中成药

E. 以上都是

2.“国药准字 Z20020073”是指药品的（　　）。

A. 生产批号　B. 批准文号　C. 产品序号　D. 销售记录　E. 以上都不对

3.《药品生产质量管理规范》的英文缩写正确的是（　　）。

A. GAP　B. GLP　C. GCP　D. GMP　E. GSP

4. 下列叙述“假药”错误的是（　　）。

A. 药品所含成分与国家药品标准规定的成分不符的

B. 以非药品冒充药品或者以他种药品冒充此种药品的

C. 超过有效期的

D. 使用依照本法必须取得批准文号而未取得批准文号的原料药生产的

E. 所标明的适应证或者功能主治超出规定范围的

5. 下列叙述“劣药”错误的是（　　）。

A. 药品成分的含量不符合国家药品标准的

B. 未标明有效期或者更改有效期的

C. 不注明或者更改生产批号的

D. 变质的

E. 擅自添加着色剂、防腐剂、香料、矫味剂及辅料的

二、填空题

1. 中药固体制剂是以（　　　　　）为指导，以（　　　）为原料按规定的处方和制法制成的，剂型为（　　　）形态的成方制剂。

2. 原药材指未经前处理加工或未经（　　　）的中药材。

3.（药材炮制）系指将药材通过净制、切制、炮炙操作，制成一定规格的饮片，以适应医疗要求及调配、制剂的需要。

4. 药品是一种特殊商品。药品必须要确保（　　）、（　　）、（　　）、（　　）。

三、判断题

1. 制剂是根据《中华人民共和国药典》等药品标准收载的或经药政部门批准的适当处方及制法，将药

物加工制成具有一定规格可直接用于临床的药品。(　　)

2. 剂型是将药物加工制成适合于医疗或预防应用的形式。(　　)

3. 剂型能改变药物的作用速度。(　　)

4. 剂型可产生靶向作用。(　　)

5. 药品必须符合企业标准。(　　)

6. 药品是有等级的。(　　)

7. 药品的生产企业、经营企业、医疗机构违反《中华人民共和国药品管理法》规定，给药品使用者造成损害的，不用承担赔偿责任。(　　)

第二章　GMP

教学目的

- 掌握药品生产中常用的名词术语；掌握 GMP 概念；掌握 GMP 知识。
- 了解 GMP 发展史。

一个企业要想获得药品生产资格，首先要获得省级以上食品药品监督管理局《药品生产许可证》，企业凭《药品生产许可证》到工商行政管理部门依法办理登记注册，获得《营业执照》，然后向省级以上食品药品监督管理局申请《药品生产质量管理规范》认证，即 GMP 认证。认证合格的，发给认证证书。至此药品生产企业才具有生产资质。《药品生产许可证》有效期为 5 年。有效期届满，申请换发《药品生产许可证》，原发证机关依照《药品管理法》关于药品生产企业开办的程序和要求进行审查，核发《药品生产许可证》，同时按《药品管理法》、《药品生产质量管理规范》要求，对药品生产企业的生产现场及各种文件进行审核，审核合格的发放《药品生产质量管理规范》认证证书。

药品必须按照国家药品标准进行生产，生产记录必须完整准确。同时，药品生产企业必须按照《药品生产质量管理规范》组织生产。药品监督部门可以随时按 GMP 要求对药品生产企业进行监督检查，对违反 GMP 的生产企业进行处罚，甚至吊销生产许可证。由此可见要成为一名合格的药品生产企业员工，必须掌握 GMP 相关知识。

第一节　药品生产中常用的名词术语

一、物料、产品、包装

1. 物料

是指原料、辅料和包装材料等。

原料：中药制剂的原料是指中药材、中药饮片和外购的中药提取物。

辅料：生产药品和调配处方时所用的除主药以外的附加物，也叫赋形剂或附加剂。

包装材料：药品包装所用的任何材料，包括与药品直接接触的包装材料和印刷包装材料，但不包括发运用的外包装材料。

印刷包装材料指具有特定式样和印刷内容的包装材料，如印字铝箔、标签、说明书、纸盒等。

2. 产品

是指药品的中间产品、待包装产品或成品。

中间产品：指完成部分加工步骤的产品，尚需进一步加工方可成为待包装产品。

待包装产品：尚未进行包装但已完成所有其他加工工序的任何产品。

成品：已完成生产所有操作步骤和最终包装的产品。

3. 包装

是指待包装产品变成为成品所需的所有操作步骤，包括分装、贴签等。但无菌生产工艺中产品的无菌灌装，以及最终灭菌产品的灌装通常均不视为包装。

二、物料平衡、收率

物料平衡是产品或物料实际产量或实际用量及收集到的损耗之和与理论产量或理论用量之间的比较，并考虑可允许的偏差范围（物料平衡计算实例详见本章第二节标题六“GMP对文件的要求——法”中表 2-1 混合岗位产品批生产记录）。

收率是一种反映生产过程中投入物料的利用程度的技术经济指标。根据验证结果设定合理的收率范围（收率计算实例详见本章第二节标题六“GMP 对文件的要求——法”中表 2-1 混合岗位产品批生产记录）。

物料平衡或收率一旦超出设定的合理范围，出现偏差，应立即报告主管人员和质量管理部门，查明原因，确认无潜在质量事故，方可进行下一步生产。并按偏差处理程序处理，填写处理单，附批生产记录中。

三、批、批号

1. 批

是指经一个或若干加工过程生产的、具有预期均一质量和特性的一定数量的原辅料、包装材料或成品。为完成某些生产操作步骤，可能有必要将一批产品分成若干亚批，最终合并成为一个均一的批。在连续生产情况下，批必须与生产中具有预期均一特性的确定数量的产品相对应，批量可以是固定数量或固定时间段内生产的产品量。

批的划分原则：

连续生产的原料药，在一定时间间隔内生产的在规定限度内的均质产品为一批（如，析出结晶过程）。

间歇生产的原料药，可由一定数量的产品经最后混合所得的在规定限度内的均质产品为一批。

口服或外用的固体、半固体制剂在成型或分装前使用同一台混合设备一次混合所生产的均质产品为一批。

口服或外用的液体制剂以灌装（封）前经最后混合的药液所生产的均质产品为一批。

大、小容量注射剂以同一配液罐一次所配制的药液所生产的均质产品为一批。

冻干粉针剂以同一批药液使用同一台冻干设备在同一生产周期内生产的均质产品为一批。

2. 批号

是用于识别一个特定批的具有唯一性的数字和（或）字母的组合。药品的每一生产批次都要制定批号。根据批号，可追溯该批药品的生产历史。

批号的编写方法：前二位或四位为年份，中间二位为月份，后二位为流水号。如图 2-1，2010 年 7 月 20 日第八次生产的产品，批号为 20100708。

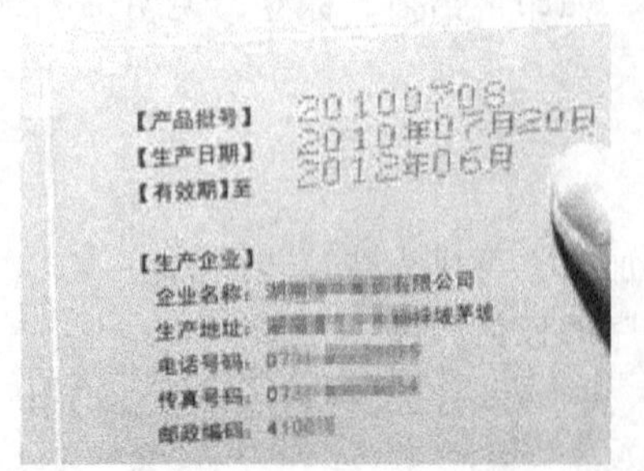

图 2-1　药盒上的生产日期及批号

正常批号：年＋月＋流水号。

返工批号：返工后原批号不变，只换外包装。

合箱批号：同一箱最多只允许不同批次的前后两批产品合箱，并在大箱上分别注明不同的批号、数量。

四、其他名词术语

生产区：包括一般生产区和洁净区。一般生产区是指对空气的洁净度没有要求的生产区域。洁净区是指需要对环境中尘粒及微生物数量进行控制的房间（区域），其建筑结构、装备及其使用应当能够减少该区域内污染物的引入、产生和滞留。如图 2-2 为洁净区的走廊，其天棚、墙面为彩钢板，地面为环氧树脂材料的自流平，均光滑、平整，耐清洗和消毒。棚与墙、墙与地的接缝均为弧形，易清洗，无死角。图 2-3 为洁净区的混合岗位，棚、墙、地面的材质与图 2-2 相同，操作工着洁净服，设备为不锈钢材质。

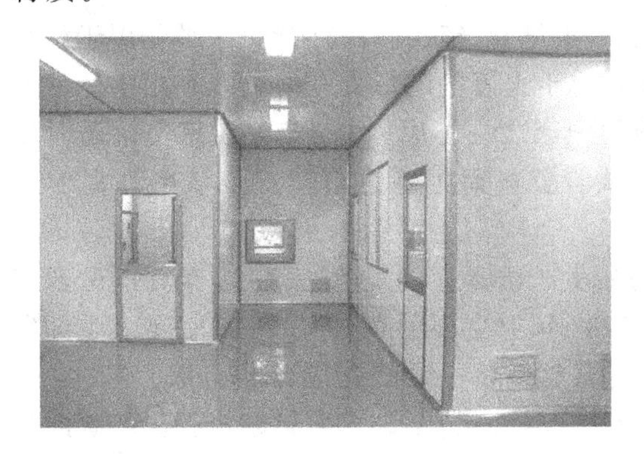

图 2-2　生产车间洁净区走廊

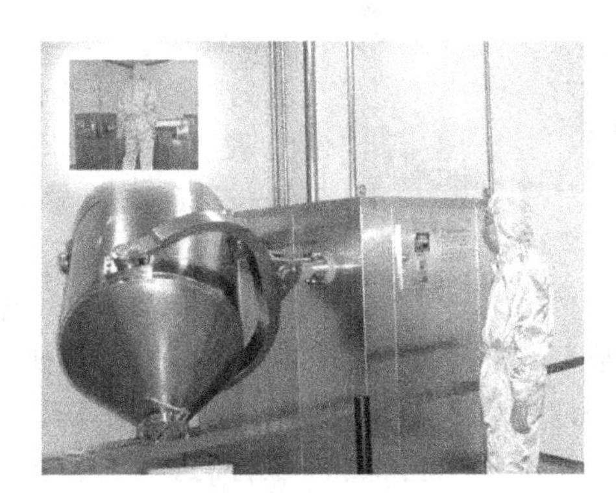

图 2-3　生产车间洁净区混合岗位

气锁间（缓冲间）：设置于两个或数个房间之间（如不同洁净度级别的房间之间）的具有两扇或多扇门的隔离空间。设置气锁间的目的是为了实现在人员或物料出入不同洁净级别的房间时，对气流进行控制。气锁间有人员气锁间和物料气锁间。

QA 人员：指药品质量管理人员。QA 是 quality assurance 质量保证的缩写，是指为确保产品符合预定用途所需质量要求的有组织、有计划的全部活动总和。质量管理人员主要是对整个公司生产产品的一个质量保证，包括原辅料、成品等的放行、现场监控等。

QC 人员：指药品质量检验人员，如原辅材料、产品等的检验。QC 是 quality control 质量控制缩写。

第二节　GMP 概述

一、GMP 的概念及发展史

GMP 是“Good Manufacturing Practice”的英文缩写，即《药品生产质量管理规范》，简称 GMP。GMP 是药品生产管理和质量控制的基本要求，旨在最大限度地降低药品生产过程中污染、交叉污染以及混淆、差错等风险，确保持续稳定地生产出符合预定用途和注册要求的药品。

GMP 的核心是为了三防，即防污染、防混淆、防人为差错。

污染是指在生产、取样、包装或重新包装、储存或运输等操作过程中，原辅料、中间产品、待包装产品、成品受到具有化学或微生物特性的杂质或异物的不利影响。

交叉污染是指不同原料、辅料及产品之间发生的相互污染。

混淆是指一种或一种以上的其他原料或成品与已标明品名等的原料或成品相混，俗称混药。

GMP 的实施原则可归纳为四个一切，即“一切行为有标准，一切标准可操作，一切操作有记录，一切记录可追溯”。

要很好地认识 GMP，首先要清楚药品是特殊商品，患者无法辨认其内在质量，误用轻

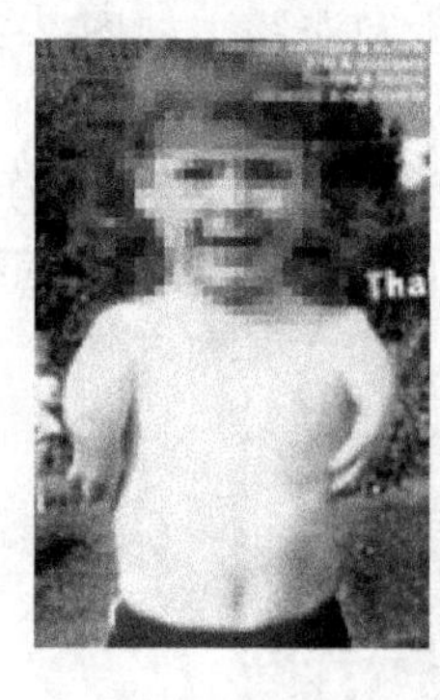

图 2-4 海豹儿

者致病，重者危及生命。必须确保药品安全（不能致癌、致畸、致突变及严重损害）、有效（必须满足预防、治疗、诊断的需要）、均一（不能无效或中毒）、稳定。药品的质量靠设计赋予、生产过程保障、检验结果来体现。可见药品的质量不是检验出来的，而是设计和生产出来的。

GMP 的发展可追溯到 20 世纪 60 年代。1961 年，一种曾用于妊娠反应的药物“反应停”，导致成千上万的畸形儿（海豹儿）出生，见图 2-4。美国是少数幸免于难的国家之一，原因是 FDA 在审查此药时发现该药品缺乏足够的临床试验资料而拒绝进口。正是该事件促使了 GMP 的诞生。

1963 年美国 FDA 颁布了世界上第一部《药品生产质量管理规范》。1982 年中国医药工业公司制定了我国《药品生产质量管理规范》，1988 年卫生部颁布 GMP，1992 年卫生部发布修订版 GMP，1999 年 SFDA（国家药品食品监督管理局）颁布 1998 年修订版 GMP。

2011 年卫生部颁布现行的 2010 年修订版 GMP，自 2011 年 3 月 1 日起施行。新版药品 GMP 共 14 章、313 条，具体章节如下。

第一章　总　则

第二章　质量管理（节：原则、质量保证、质量控制、质量风险管理）

第三章　机构与人员（节：原则、关键人员、培训、人员卫生）

第四章　厂房与设施（节：原则、生产区、仓储区、质量控制区、辅助区）

第五章　设备［节：原则、设计和安装、维护和维修、使用和清洁、校准（自动或电子设备）、制药用水］

第六章　物料与产品（节：原则、原辅料、中间产品和待包装产品、包装材料、成品、特殊管理的物料和产品、其他）

第七章　确认与验证

第八章　文件管理（节：原则、质量标准、工艺规程、批生产记录、批包装记录、操作规程和记录）

第九章　生产管理（节：原则、防止生产过程中的污染和交叉污染、生产操作、包装操作）

第十章　质量控制与质量保证（节：质量控制实验室管理、物料和产品放行、持续稳定性考察、变更控制、偏差处理、纠正措施和预防措施、供应商的评估和批准、产品质量回顾分析、投诉与不良反应报告）

第十一章　委托生产与委托检验（节：原则、委托方、受托方、合同）

第十二章　产品发运与召回（节：原则、发运、召回）

第十三章　自　检（节：原则、自检）

第十四章　附　则

由于药品的特殊性，因此药品质量存在的任何风险都会带来生命的风险。修订的《药品管理法》要求药品生产企业必须执行 GMP，使之成为法律的要求。

2006 年 8 月，各地使用某药业公司生产的克林霉素磷酸酯葡萄糖注射液，造成 11 人死亡。经查，该公司 2006 年 6～7 月生产的克林霉素磷酸酯葡萄糖注射液未按批准的工艺参数灭菌，擅自降低灭菌温度，缩短灭菌时间，增加灭菌柜装载量，影响了灭菌效果。经中国药品生物制品检定所对相关样品进行检验，应符合无菌检查的样品却生长出细菌。由此中国生物制品检定所认定，该药业公司违反规定生产。

2008 年 10 月，各地使用某药业公司生产的批号为 2007122721、2007121511 刺五加注射液，导致 3 人死亡、3 人严重不良反应的后果。经调查该药业公司生产的刺五加注射液部分药品在流通环节被雨水浸泡，使药品受到细菌污染，后被更换包装标签并销售。

由以上案例可以看出，药品质量的风险就是生命的风险。为了把药品质量的风险降至最低，本章将从全面质量管理理论中的五个影响产品质量的主要因素“人、机、料、法、环”阐述 GMP 对药品生产是如何要求的。

人：指药品生产及与药品生产密切相关的人员。

机：指机械设备、容器具等。

料：指物料和产品。

法：指制造产品必须遵照执行的各种文件和必须填写的各种记录。例如生产工艺规程、标准操作程序、批生产记录、设备运行记录等。

环：指药品生产过程中所处的环境。如厂房设施、生产环境中的空气等。

二、GMP 对生产人员的要求——人

GMP 规定体表有伤口、患有传染病或其他可能污染药品疾病的人员应避免从事直接接触药品的生产。直接接触药品的生产人员上岗前应当接受健康检查，以后每年至少进行一次健康检查。进入洁净生产区的人员不得化妆和佩戴饰物。操作人员应避免裸手直接接触药品及与药品直接接触的包装材料和设备的表面。生产区不得做与生产无关的事，不得放与生产无关的物品。

人员进入生产区要按规定的程序进入。进入一般生产区的程序：

脱下个人的鞋子放置于更鞋柜外侧柜中→转身 180°→更换更鞋柜内侧放置的一般生产区鞋→洗手→烘手→进入更衣室脱外衣，更换一般生产区服装→进入一般生产区。

人员进入 D 级洁净区的程序：

脱下个人的鞋子放置于更鞋柜外侧柜中→转身 180°→更换更鞋柜内侧放置的一般生产区鞋→洗手→烘手→进入更衣室脱外衣，更换一般生产区服装→进入一般生产区→到二次更鞋柜处脱下一般生产区鞋放更鞋柜外侧柜中→转身 180°→更换更鞋柜内侧放置的洁净区鞋→洗手→烘手→进入二次更衣室脱一般生产区服装，更换洁净区服装（包括帽子和口罩）→手消毒→经过缓冲区域进入 D 级洁净区。

人员进入 C 级及以上洁净区的程序：

脱下个人的鞋子放置于更鞋柜外侧柜中→转身 180°→更换更鞋柜内侧放置的一般生产区鞋→洗手→烘手→进入更衣室脱外衣，更换一般生产区服装（包括帽子和口罩）→进入一般生产区→到二次更鞋柜处脱下一般生产区鞋放更鞋柜外侧柜中→转身 180°→更换更鞋柜内侧放置的无菌鞋→脱内、外衣→淋浴或洗手、脸→手消毒→穿无菌内衣→穿无菌外衣（包括帽子和口罩）→穿无菌鞋→手消毒→经过缓冲区域进入 C 级及以上洁净区。

更鞋柜、更衣柜、洁净服分别见图 2-5～图 2-7。更鞋柜、更衣柜均为不锈钢材质，洁净服为不产生静电和不脱落纤维材质。手消毒的消毒液为 75%药用乙醇或 0.1%～0.2%新洁尔灭（苯扎溴铵）溶液等，消毒剂要定期交替使用，以防止产生耐药菌株。手消毒见图 2-8，打开自动杀菌净手器顶部的盖，加入消毒剂，扣好盖，接通电源即可使用。使用时，双手放在杀菌器的出液口，杀菌器自动喷出消毒剂，双手离开喷液停止。

GMP 对洁净生产区的洁净工作服也做了明确规定，要求工作服的质地光滑、不产生静电、不脱落纤维和颗粒性物质。工作服要定期清洗，一般生产区至少每周洗两次，D 级洁净

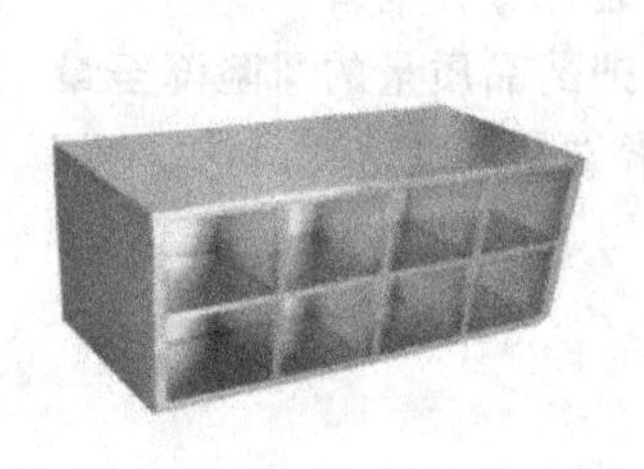

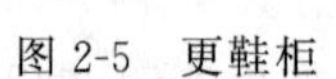

图 2-5 更鞋柜

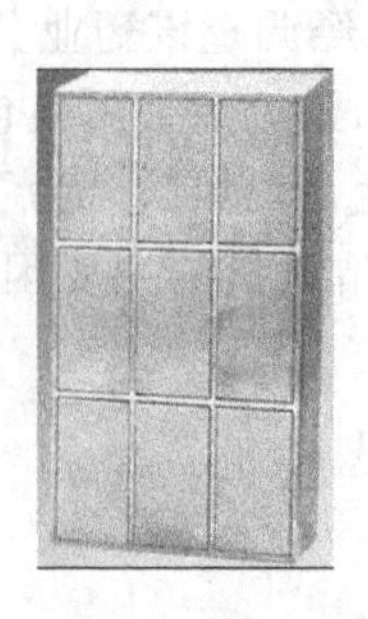

图 2-6 更衣柜

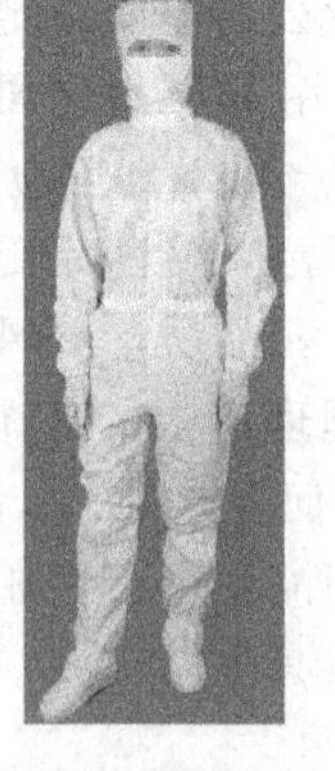

图 2-7 洁净服

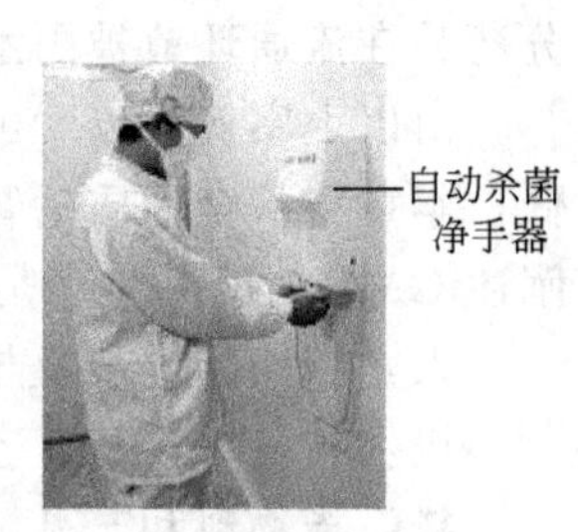

图 2-8 手消毒

区每1～2天洗1次。C级及以上洁净区每班或每天洗一次。各生产区的工作服不得穿出本生产区，不同生产区的服装不得混穿。

注：

1. 以上进入生产区的操作均要做到随手关门。
2. 穿洁净服如果不是连体服要做到衣服掖在裤子里，头发不露在帽子外面。
3. 洁净区洁净级别按空气悬浮粒子和微生物动态监测数量分类为A、B、C、D四级，详见“GMP对厂房与设施的要求”部分内容。

知识链接

生产和质量管理人员的资质

生产管理负责人应当至少具有药学或相关专业本科学历（或中级专业技术职称或执业药师资格），具有至少三年从事药品生产和质量管理的实践经验，其中至少有一年的药品生产管理经验，接受过与所生产产品相关的专业知识培训。

质量管理负责人应当至少具有药学或相关专业本科学历（或中级专业技术职称或执业药师资格），具有至少五年从事药品生产和质量管理的实践经验，其中至少一年的药品质量管理经验，接受过与所生产产品相关的专业知识培训。

三、GMP对设备的要求——机

GMP要求设备的设计、选型、安装、改造和维护必须符合预定用途，应当尽可能降低产生污染、交叉污染、混淆和差错的风险，便于操作、清洁、维护，以及必要时进行消毒或灭菌。

1. 设备的选型

设备选型应根据工艺要求，从设备的技术先进性、生产适用性、经济合理性等方面进行可行性分析，并对设备的节能、配套、维修、操作及寿命周期进行市场调查和综合分析比较，确保选型的正确。与药品直接接触的生产设备表面应光洁、平整、易清洗或消毒、耐腐蚀，不得与药品发生化学反应或吸附药品，或向药品中释放物质。一般均采用不锈钢。

2. 设备的安装

设备的安装应考虑留有适宜的操作空间，符合安全、环保、消防等方面的要求。设备安装应在工程技术人员现场指导下进行。

对生产中发尘设备，设捕尘装置，尾气排放设气体过滤和防止空气倒灌的装置。

产生噪声、振动的设备，采用消声、隔振装置，室内噪声一般控制在75dB以下。

设备在安装后应进行调试，调试时按技术指标逐项试验，先做空载运行，再做负荷试车运行，记录各项指标。

设备调试后，填写设备安装调试验收记录一式二份，验收人签字后供需双方各一份归档保存。

验收合格后的设备可投入正常使用。

3. 设备的使用及状态标志

所有设备、仪表等必须登记造册，制定标准操作规程（SOP)。设备操作人员须经培训、考核合格后方可上岗操作设备。

计量装置、计量器具要定期检定，并在有效期内使用。图 2-9 是压差表，属于计量器具，必须经过计量检定合格才能使用，计量检定合格证见图 2-10。不得使用未经校准、超过校准有效期、失准的衡器、量具、仪表以及用于记录和控制的设备、仪器。

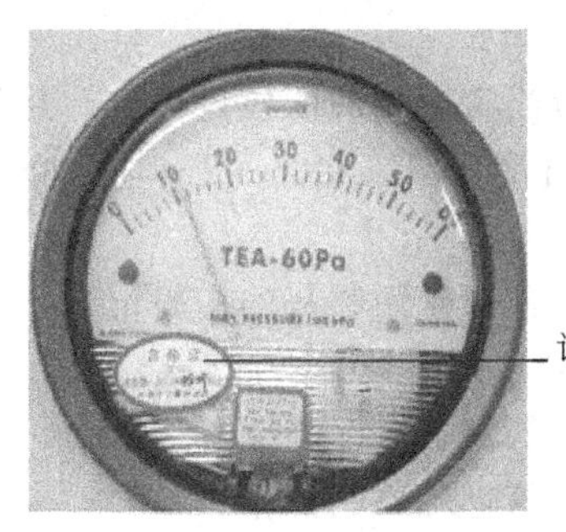

图 2-9 压差表

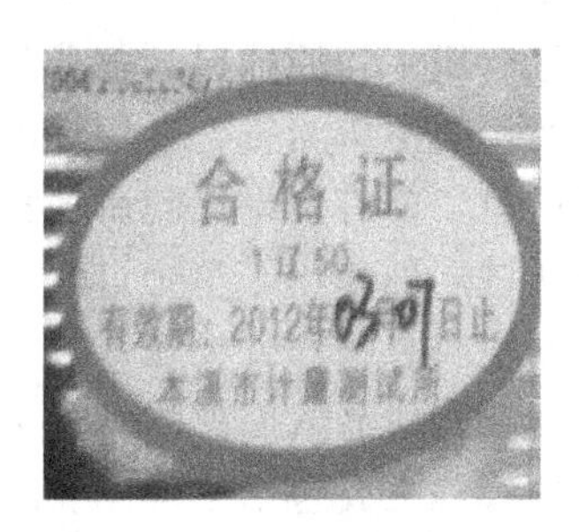

图 2-10 计量检定合格证

设备所需的润滑剂、加热或冷却介质等，应避免与产品直接接触，以免影响产品质量。设备所用的与药品直接接触的润滑剂应尽可能使用食用级。

设备通常应在清洁、干燥的条件下存放。生产设备应有明显的状态标识，标明“设备完好”、“等待维修”、“维修中”、“正在运行”、“停止运行”、“已清洁”、“未清洁”等。主要固定管道应标明内容物名称和流向。图 2-11 分别是压缩空气、饮用水、纯化水的管道，其管道上均贴有内容物的名称及流向的标志。纯化水管道是 U 形，属于循环管路。

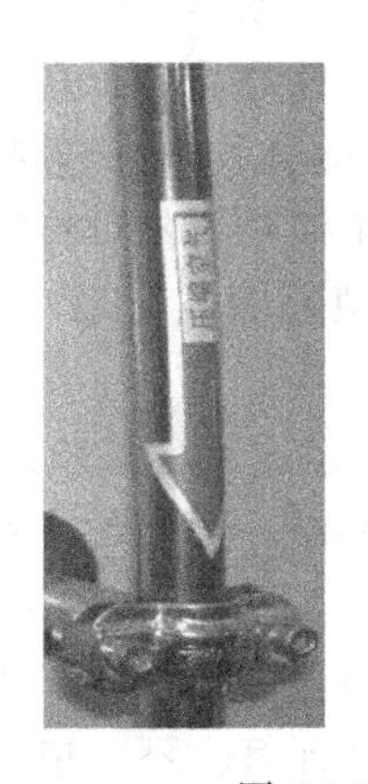
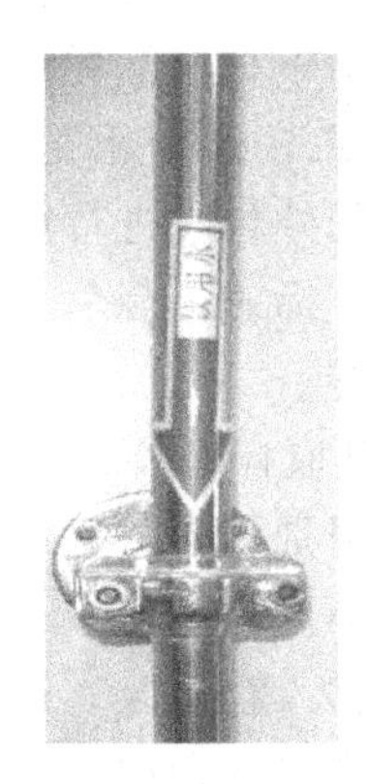
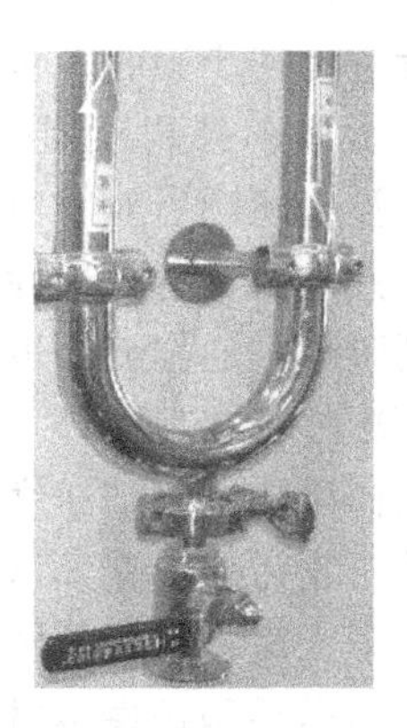

图 2-11 管道内容物名称及流向标志

4. 设备的维护和保养

所有设备必须按规定进行维护和保养，以延长设备使用寿命。设备保养规程和维修保养计划由设备管理部门制订。计划检修分大修、中修、小修。大修是分解整个设备，系统（装置）停机大检修，一般在设备连续运行5000h后，停车进行大修。中修是对设备进行部分分解，一般在设备连续运行2000h后，停车进行中修。小修是针对日常检查发现的问题，拆卸部分零部件进行检查、修理、更换。发生问题随时进行小修。维修人员必须做到文明施工，所用工具要摆放整齐。设备的维护和维修不得影响产品质量。

设备应根据设备的使用说明要求定期（定量）进行润滑。设备日常润滑由操作工负责，定期拆卸设备进行深部润滑由维修工负责。因未按规定润滑设备而导致设备出现故障，操作工、维修工应负责任。

经改造或重大维修的设备应当进行再验证，符合要求后方可用于生产。

使用设备要填写设备运行记录，内容包括日期、运行时间、运行状态、润滑情况等。设备运行记录样稿见第七章。

四、GMP对物料和产品管理的要求——料

1. 物料

药品生产所用的原辅料、与药品直接接触的包装材料应当符合相应的质量标准。药品上直接印字所用油墨应当符合食用标准要求。进口原辅料应当符合国家相关的进口管理规定。例如乳香进口，要有口岸检验所的检验合格报告书。

物料从进厂到使用，整个过程都要有详细的管理记录，包括进厂物料的初验记录，请验单，进厂原辅料总账和分类账，货位卡，称量记录，不合格品销毁单，仓库温湿度记录等。成品入库也要有成品入库总账和分类账以及成品的销售记录等。

物料的管理主要包括采购的管理、储存的管理、发放的管理和物料卫生。

采购的管理主要是如何选择供应商。质量管理部门负责制定《供应商质量审计程序》和对供户进行质量审计。质量管理部门每年对所有供户进行评价，填写《供应商供户质量评价表》，并作出选择。

采购员要做到择优、择廉，就近采购。采购人员应向供应商索要生产许可证、企业介绍、产品介绍、产品质量标准、供应厂家的地址、电话和传真等材料，并存档保存。采购时要与供货方签订“合同”。

储存的管理包括到货验收、入库、在库养护等。保管员必须明确标识所有物料的质量状态，主要有“待验、合格、不合格”三种。待验状态包括未取样和已取样。

保管员要对到货进行初步验收，包括审查书面凭证，核对品名、规格、批号、件数、每一件重量等，应与送货单和采购计划一致，票物相符。检查物料外包装无破损、受潮、水渍、霉变、鼠咬等。没有问题后对物料的外包装进行简单清洁，然后将物料放入仓库的待验区，围上黄色围栏，并挂上黄色“待验”标志。保管员填写验收记录，并登记“总账”。保管员要于当日填写请验单，通知QA取样。

QA取样结束，要在取样处贴上“已取样”标志，QA或QC检验。通常仓库应当有单独的物料取样区。取样区的空气洁净度级别应当与生产要求一致。如在其他区域或采用其他方式取样，应当能够防止污染或交叉污染。

检验合格物料办理入库，从待验区移入合格区，用绿色围栏，放绿色合格标志，放上库存货位卡。标签及说明书类印刷性包材应专库存放，上锁保管。不合格物料放不合格区，用红色围栏，放红色不合格标志，放上库存货位卡，等待处理。进厂的不合格的印刷文字包装材料，一律办理手续就地销毁，绝对不得返厂处理。不合格、退货或召回的物料或产品应当隔离存放。各类中药材和中药饮片分库储存。易串味的中药材和中药饮片应分别设置专库（柜）存放。

有以下情况保管员有权拒收：

① 物料数量、质量、品种等与采购计划不相符的应拒收；

② 物料与收货单及订货合同项目不符的应拒收；

③ 物料的外包装无明显标志，难于区分的应拒收；

④ 包装严重破损引起物料污染的应拒收。

拒收的物料应请QA检查员检查确认后再行处理。拒收物料应做好记录，记入“物料到货记录”的备注项下。

对入库的检验合格的物料，保管员要按要求进行在库养护。首先是定置管理：物料要按品种、规格、批号分开存放。码放应按“五距”规定执行。即垛与墙、棚、行、灯四距至少要30cm以上，地距至少10cm以上。图2-12是某企业的成品仓库，可以看出成品是放在地架上的，没有着地存放；垛与垛、垛与棚、垛与灯之间都有一定的距离，每垛前都放有状态标志牌。

仓库的账、物、卡必须一致。“账”是指保管员记录的物料账。“物”指物料实物。“卡”指在物料前放的记录物料实物详细信息的卡片。

特殊管理的物料如麻醉药品、精神药品、医疗用毒性药品（包括药材）、放射性药品、药品类易制毒化学品及易燃、易爆和其他危险品、贵细药等的验收、储存、管理应当执行国家有关的规定。应双人双锁管理，分别设置专库或专柜。

物料储存执行有效期管理的原则。无有效期的物料企业要制定复验期，且一般不超过3年，到期检验合格方可使用。只有经质量管理部门批准放行并在有效期或复验期内的原辅料方可使用。不合格或超过有效期的物料不得使用。储存期内，如发现对质量有不良影响的特殊情况，应当及时进行复验。

对温度、湿度或其他条件有特殊要求的物料，应按规定条件储存。《中国药典》规定常温为10～30℃，冷藏温度为2～10℃，阴凉温度为20℃以下。相对湿度一般在35%～75%，或根据物料特性选择合适的湿度环境。企业应根据库存物料对温湿度的要求，选择合适的库房。人工降湿可采用生石灰、氯化钙、硅胶等吸湿，也可采用风机排风或除湿机除湿。

空气过于干燥时，可采用洒水或以喷雾装置喷水。仓储管理人员要日常检查（清洁、温湿度、安全防火等），并记录。温湿度检测用温湿度表，见图2-13，该表左侧是温度，右侧是相对湿度，按指针的尖部指向的位置进行读数，如图中温度为24℃，相对湿度为50%。

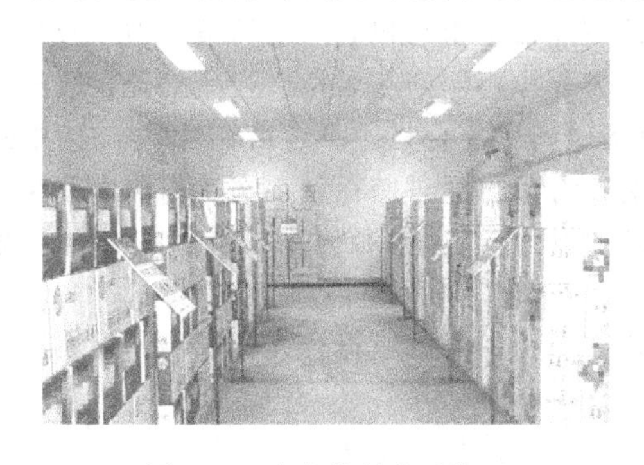

图2-12 仓库物品定置管理

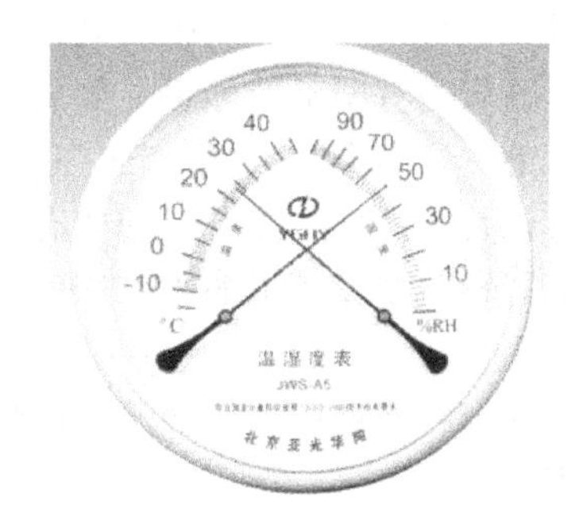

图2-13 温湿度表

物料的发放应符合先进先出和近效期先出的原则。双人发料，复核。发料人、领料人均在领料单上签字。

入库的物料要严格管理，防止污染，要保证在库期间包装完好，外观和微生物检验合格。物料进入生产区要严格按程序执行。

物料进入一般生产区的一般程序是在操作间门口进行清外皮，然后进入操作间。

物料进入D级洁净区程序是在气锁间外间脱去最外层包装或将包装物擦拭干净，在气锁间里间用75%乙醇擦拭消毒或经紫外线灯照射后（至少30min），从洁净区侧取出物料。

物料进入C级及以上洁净区的程序是在气锁间外间脱去最外层包装或将包装物擦拭干净，在气锁间里间经紫外线灯照射后，再用75%药用乙醇逐个擦拭消毒外包装，从洁净区侧取出物料。

GMP对标签的管理也作出了详细规定。麻醉药品、精神药品、医疗用毒性药品、放射性药品、外用药品和非处方药的标签，必须印有规定的标志。见图2-14。

麻
精神
药品
毒
外
OTC
OTC
麻醉药品
(蓝白色)
精神药品
(绿白色)
毒性药品
(黑白色)
放射性药品
(黄红色)
外用药品
(红白色)
乙类非处方药
(绿白色)
甲类非处方药
(红白色)

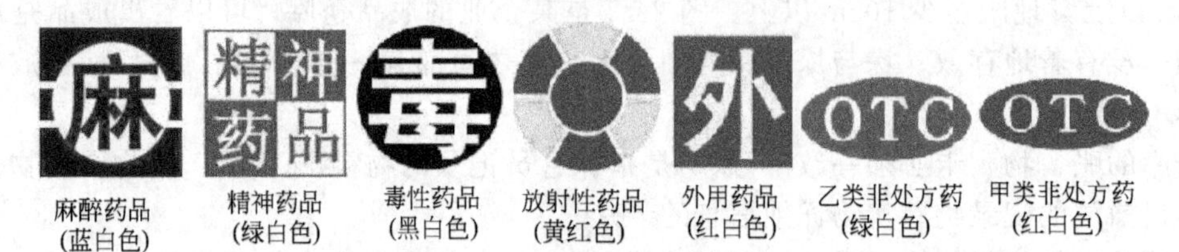

图2-14 特殊药品的标签

标签的领用要有专人领取，限额领料，领料人和发料人在料单上签字。

标签在使用时，只要有可能均要打印生产日期、批号、有效期至，如果只能打印一项时应打印批号。

有效期至表示方法有两种，一种是有效期至××××年××月。如2009年12月10日生产，有效期2年，则有效期至2011年11月。一种是有效期至××××年××月××日。如2009年12月10日生产，有效期2年，则有效期至2011年12月9日。年月日之间可用.或/代替，如有效期至2011/12/9。

包装结束，清点贴签数量，使用数、残损数、剩余数和领用数相符，填写记录。标签不得他用或涂改后他用。未用未印批号的标签退回仓库。已印批号剩余的标签及肮脏的、废止不用的标签，销毁，填写销毁记录。

2. 产品

产品的取样在生产车间现场进行。中间产品和待包装品应在生产区设置的暂存室存放，一般不得拿出生产时所在的生产区，必须拿出时应双层以上密封包装以防污染。中间产品和待包装产品应当有明确的标识，如放置物料标签，并至少标明产品名称、产品批号、数量或重量（如毛重、净重等）、生产工序、产品质量状态（待验、合格、不合格、已取样）。中间产品和待包装产品储存应有合理的有效期，不得超期存放。超过储存期再次使用前由暂存室保管员填写请验单交QA取样，QC对所取样品进行检查，合格后使用，否则按不合格品处理。

成品的储存条件应当符合药品注册批准的要求。成品的发放应符合先进先出和近效期先出的原则。

五、制药用水——料

制药用水是药品生产过程中用作药材的清洗、提取或制剂配制的溶剂、稀释剂及制药器具的洗涤清洁用水。

制药用水包括饮用水、纯化水、注射用水和灭菌注射用水。一般应根据各生产工序或使用目的与要求选用适宜的制药用水。天然水不得用作制药用水。

饮用水：为天然水经净化处理所得的水。

纯化水：为饮用水经蒸馏法、离子交换法、反渗透法或其他适宜方法制备的制药用水。纯化水不含任何附加剂。

注射用水：为纯化水经蒸馏所得的制药用水。

灭菌注射用水：为注射用水按照注射剂生产工艺制备所得，是经灭菌所得的制药用水。

制药用水应符合国家质量标准。

饮用水：应符合中华人民共和国生活饮用水卫生标准。

纯化水：应符合《中国药典》现行版纯化水项下规定。

注射用水：应符合《中国药典》现行版注射用水项下的规定。

灭菌注射用水：应符合《中国药典》现行版灭菌注射用水项下的规定。

GMP要求纯化水、注射用水储罐和输送管道所用材料应无毒、耐腐蚀，不污染水质。设备内外壁表面要求光滑平整、无死角，容易清洗和灭菌。储罐的通气口应安装不脱落纤维的疏水性除菌滤器。制备纯化水的设备应定期清洗消毒，并对清洗消毒效果进行验证。注射用水接触的材料必须是优质低碳不锈钢（例如，316L不锈钢）。

纯化水的制备，目前常用反渗透法配合离子交换法，其工艺流程一般为：

饮用水→石英砂过滤→活性炭吸附→（阳离子交换树脂→阴离子交换树脂→）混合离子交换树脂→过滤器→一级反渗透→二级反渗透→微孔滤膜过滤器→纯化水。制备纯化水生产线见图2-15，从左向右为机械过滤柱→活性炭吸附柱→混合离子交换树脂柱→反渗透过滤组件→储水罐。

注：水中钙、镁离子较多时增加单独的阴阳离子交换树脂。

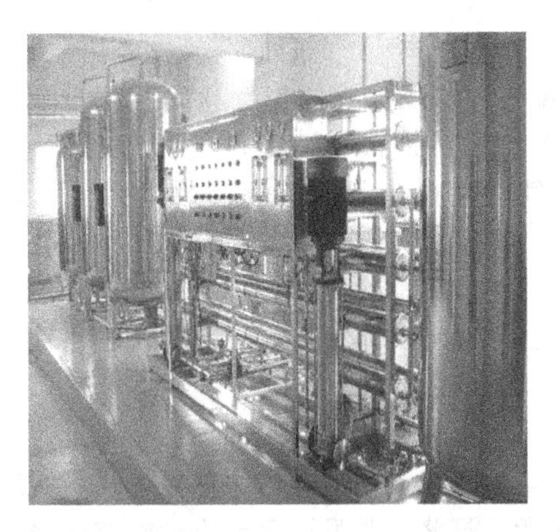

图2-15 制水车间的纯化水生产线

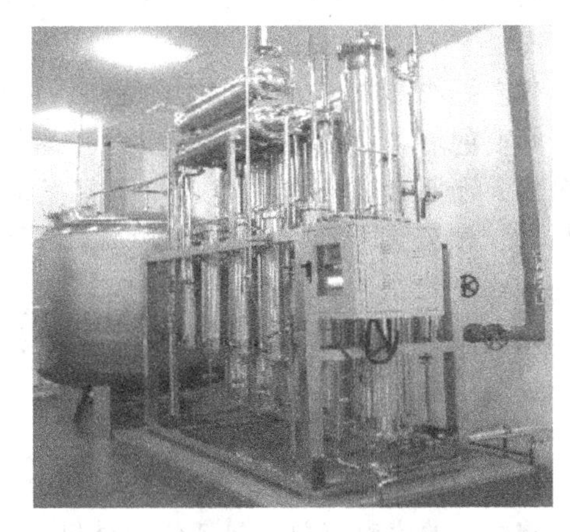

图2-16 制水车间的注射用水生产线

注射用水的制备为蒸馏法，工艺流程为：

纯化水→双效或多效蒸馏→注射用水。制备注射用水的生产线见图2-16，从右向左为红色蒸汽管路→多效蒸馏→注射用水储罐。

纯化水、注射用水的输送管路设计应简洁，应避免盲管和死角。应按照规程定期消毒纯化水、注射用水储罐、管道，并有相关记录。应对制药用水及原水的水质进行定期监测，并有相应的记录。

纯化水宜采用循环管路输送，常温循环，纯化水储存周期不宜大于24h。注射用水采用70℃以上保温循环，从制备到使用一般不超过12h。一般在循环管路的制水车间段会加上一只紫外灯，对循环水进行灭菌。各用水点在当日第一次用水前，应放水1min对出水部分管路进行冲洗。

六、GMP 对文件的要求——法

GMP 所指的文件包括阐明要求的文件和阐明结果或证据的文件。阐明要求的文件：如产品质量标准、工艺规程、操作规程等。阐明结果的文件：如各种记录、报告等。阐明证据的文件：如物料交接单、领料单等。文件的使用要求领用人签名；发放新版文件时收回旧版文件；文件的保管与归档由质量管理部门负责。

生产工艺规程是药品生产企业的重要技术文件，是为生产特定数量的成品而制定的一个或一套文件，包括生产处方、生产操作要求和包装操作要求，规定原辅料和包装材料的数量、工艺参数和条件、加工说明（包括中间控制）、注意事项等内容。生产工艺规程应当根据验证的结果确认。

生产工艺规程编写依据是该产品的国家药品标准和 GMP，是经过验证的技术标准文件，是制定批生产指令、批包装指令、批记录的重要依据。企业必须按生产工艺规程进行生产。生产工艺规程不得任意更改。如需要更改时，应在不违背国家药品标准和 GMP 要求的条件下按程序办理修订、审核、批准手续。每种药品的每个生产批量均应当有经企业批准的工艺规程。

生产工艺规程至少应当包括以下内容。

1. 生产处方

生产处方包括产品名称和产品代码；产品剂型、规格和批量；所用原辅料清单（包括生产过程中使用，但不在成品中出现的物料），阐明每一物料的指定名称、代码和用量；如原辅料的用量需要折算时，还应当说明计算方法。

2. 生产操作要求

生产操作要求包括对生产场所和所用设备的说明（如操作间的位置和编号、洁净度级别、必要的温湿度要求、设备型号和编号等）；关键设备的准备（如清洗、组装、校准、灭菌等）所采用的方法或相应操作规程编号；详细的生产步骤和工艺参数说明（如物料的核对、预处理、加入物料的顺序、混合时间、温度等）；所有中间控制方法及标准；预期的最终产量限度，必要时，还应当说明中间产品的产量限度，以及物料平衡的计算方法和限度；待包装产品的储存要求，包括容器、标签及特殊储存条件；需要说明的注意事项。

3. 包装操作要求

包装操作要求包括以最终包装容器中产品的数量、重量或体积表示的包装形式；所需全部包装材料的完整清单，包括包装材料的名称、数量、规格、类型以及与质量标准有关的每一包装材料的代码；印刷包装材料的实样或复制品，并标明产品批号、有效期打印位置；需要说明的注意事项，包括对生产区和设备进行的检查，在包装操作开始前，确认包装生产线的清场已经完成等；包装操作步骤的说明，包括重要的辅助性操作和所用设备的注意事项、包装材料使用前的核对；中间控制的详细操作，包括取样方法及标准；待包装产品、印刷包装材料的物料平衡计算方法和限度。

标准操作规程（SOP）是药品生产企业的又一重要技术文件，是药品生产员工的操作指南，操作工必须严格按照 SOP 进行操作。标准操作规程不得任意更改。如需要更改时，应按程序办理修订、审批手续。SOP 内容包括目的、适用范围、职责（责任人）、操作步骤（内容）。质量管理部门负责 SOP 的保存、分发和修订管理。标准操作规程的格式及内容见知识链接的 SOP 样稿。

知识链接

SOP样稿

SYH-50型三维运动混合机标准操作程序

目　　的：建立SYH-50型三维运动混合机的标准操作程序，便于设备的安全操作，保持设备最佳工作状态。

适用范围：适用SYH-50型三维运动混合机的操作。

职　　责：操作人员、维修人员对本SOP实施负责。

操作步骤：

1　检查

1.1　检查设备是否完好。是否挂有“已清洁”、“停止运行”等状态标志。

1.2　检查各转动部位的紧固件是否紧固。

1.3　检查变频器开关是否处在关闭档，调速旋钮是否指在零位，如不是请归零后再开机。

1.4　按启动按钮试空机，听声音是否正常，看轴承缝内有无异物渗出，若有要停机清理干净。

2　操作步骤

2.1　开机慢慢旋转变频器旋钮，使混合桶的加料口调至适当位置，停机，关闭电源，打开加料口投入物料，盖紧顶盖，防止松动。

2.2　开机慢慢旋转变频器旋钮，使混合机的物料桶开始转动，直到达到工艺要求的转速。物料三维混合，按工艺要求时间，混合均匀。

2.3　混合均匀后，慢慢旋转变频器旋钮，使混合桶的出料口调至适当位置，停机，关闭电源，打开出料口放出物料于洁净干燥容器中。

2.4　在操作过程中，如发现异常现象，应立即停车检查。

3　工作结束后，停机并关闭电源，按《三维运动混合机清洁规程》对设备进行清洁。

4　按《三维运动混合机维护和保养SOP》对设备进行维护和保养。

5　注意事项

5.1　本机的混合是三维空间混合，故在料筒的有效运转范围内应加安全防护栏或警示标志，以免发生人身安全事故。

5.2　在装卸料时，设备的电动机必须停机，以防电器失灵，造成不必要的事故。

6　使用完后，填写设备运行记录。

批记录是阐明证据的文件中重中之重的文件，是用于记述每批药品生产、质量检验和包装的重要记录。每批产品均应当有相应的批生产记录和批包装记录，可追溯该批产品的生产和包装操作历史以及与质量有关的情况。批生产记录和批包装记录应当依据现行批准的工艺规程的相关内容制定。每批产品的生产和包装只能发放一份原版空白批生产记录和批包装记录的复制件。每个新员工上岗之前必须具备基本的填写批记录的能力。

批生产记录的内容应当包括产品名称、规格、批号；生产以及中间工序开始、结束的日期和时间；每一生产工序的负责人签名；生产步骤操作人员的签名；必要时，还应当有操作（如称量）复核人员的签名；每一原辅料的批号以及实际称量的数量（包括投入的回收或返工处理产品的批号及数量）；相关生产操作或活动、工艺参数及控制范围，以及所用主要生产设备的编号；中间控制结果的记录以及操作人员的签名；不同生产工序所得产量及必要时的物料平衡计算；对特殊问题或异常事件的记录，包括对偏离工艺规程的偏差情况的详细说明或调查报告，并经签字批准。批生产记录样稿见表 2-1。

表 2-1 批生产记录

产品名称		规格		批号			
工序名称	混合	批量		温度	℃	相对湿度	%
班次		生产日期	年 月 日	操作场所			
按产品工艺规程、岗位 SOP 和设备 SOP 进行操作							
使用设备：							
物料名称	领入量/kg	混合时间/min	混合后数量/kg	废料量/kg	产品收率/%	平衡收率/%	
计算产品收率、平衡收率： 产品收率＝混合后数量/领入物料总量×100%(收率限度≥99%) 平衡收率＝(混合后数量＋废料量)/领入物料总量×100%(平衡限度≥99%)							
混合开始时间：							
混合结束时间：							
操作人			复核人				
注：							
QA 签字：							

批包装记录的内容包括产品名称、规格、包装形式、批号、包装生产日期；包装操作负责人签名；包装工序的操作人员签名；每一包装材料的名称、实际使用的数量；根据工艺规程所进行的检查记录，包括中间控制结果；包装操作的详细情况，包括所用设备及包装生产线的编号；所用印刷包装材料的实样，并印有批号、有效期至及其他打印内容；不易随批包装记录归档的印刷包装材料可采用印有上述内容的复制品；对特殊问题或异常事件的记录，包括对偏离工艺规程的偏差情况的详细说明或调查报告，并经签字批准；所有印刷包装材料和待包装产品的名称、代码，以及发放、使用、销毁或退库的数量、实际产量以及物料平衡检查。批包装记录样稿见表 2-2。

表 2-2 批包装记录

品名		规格		批号				
工序	铝塑包装	批量		生产日期	年 月 日			
生产场所		相对湿度	%	温度	℃			
按产品工艺规程、岗位 SOP 操作和设备 SOP 操作								
使用设备：								
领入待包片(胶囊)	报废数	退回半成品数	实际包装半成品数	送检	留样			
约________万片(粒)	kg	kg	万板 计________万片(粒)	板	板			
包材名称	计量单位	领用量	实用量	分装中检出不合格量	追加量	退回量	领用人	发放人

续表

<table>
<tr><td>次数</td><td>时间</td><td>热封温度</td><td>上板温度</td><td>下板温度</td><td>压缩空气</td><td colspan="2">其 他</td></tr>
<tr><td>1</td><td></td><td>℃</td><td>℃</td><td>℃</td><td>MPa</td><td colspan="2" rowspan="4">批号打印:□清晰□不清晰
热封程度:□封严□未封严
切口边缘:□整齐□不整齐
铝膜封装程度:□封严□未封严</td></tr>
<tr><td>2</td><td></td><td>℃</td><td>℃</td><td>℃</td><td>MPa</td></tr>
<tr><td>3</td><td></td><td>℃</td><td>℃</td><td>℃</td><td>MPa</td></tr>
<tr><td>4</td><td></td><td>℃</td><td>℃</td><td>℃</td><td>MPa</td></tr>
<tr><td colspan="8">计算收率:产品收率=实际包装数/领入待包数×100%= (所得数值应≥98%)
平衡收率=(实际包装半成品数+退回半成品数+报废数+送检+留样)/领入待包数×100%=
(所得数值应≥99%)</td></tr>
<tr><td>操作人</td><td colspan="4"></td><td>复核人</td><td colspan="2"></td></tr>
<tr><td colspan="8">注:</td></tr>
<tr><td colspan="8">QA 签字:</td></tr>
</table>

批记录应用蓝色或黑色钢笔或水性笔书写，字迹端正；空格无内容填写时应划横线；错误的用横线划去，并能辨认原来的内容，然后写上正确的，并签名和日期；内容重复的不得用“…”或“同上”表示；不得前后矛盾；保持页面整洁，签名时应写全名，日期要具体至年月日，不得简写。记录内容要真实可靠、填写及时，符合法定计量单位。

生产结束后，操作工将填写好的记录交工艺员初审。工艺员初审后交生产部复核，生产部复核后交 QA 人员进行审核，审核通过方可放行成品进入市场销售。所有工序已完成的完整的批记录由质量管理部门存档，至少保存至该产品有效期后 1 年。

知识链接

一个产品完整的批生产记录和批包装记录包括：

① 封皮；

② 批生产（包装）指令单——生产部负责；

③ 生产前检查记录——QA 人员负责；

④ 允许生产的“生产证”——QA 人员负责；

⑤ 各岗位批生产和批包装记录（附有清场合格证副本或生产前清场记录）——操作工负责；

⑥ 各岗位监控记录——QA 人员负责；

⑦ 各岗位清场记录——操作工负责；

⑧ 各岗位清场合格证——QA 人员负责；

⑨ 产品请验单——操作工负责；

⑩ 产品检验报告单——QC 人员负责；

⑪ 各岗位物料交接单——操作工负责；

⑫ 成品放行单——QA 人员负责；

⑬ 入库单——包装班长负责。

七、GMP 对生产过程管理的要求——法

生产计划应按销售部销售计划，并核对仓库的成品库存后，由生产管理部门编制。经生产管理部门批准后下达至质量管理部门、生产车间、仓库。

生产车间根据生产计划，进行生产前准备、开始生产、生产结束清场等一系列工作，方

能完成一个产品的生产过程。

1. 生产前准备

包括准备文件、准备物料、准备生产。

准备文件：包括准备需要填写的空白文件和需要执行的SOP文件。

需要填写的空白文件包括批生产指令、批生产记录、批包装指令、批包装记录、清场记录、设备运行记录、物料标签、物料交接单等。其中批生产指令、批包装指令由生产管理部门填写，经QA人员审核，生产管理部门签字批准，并提前1～3天下发至生产车间，同时履行收发手续。生产车间工艺员依据批生产指令，填写批生产/批包装记录中第一道工序的批量、批号等项后，将批生产/批包装记录下发至操作者手中。

需要执行的SOP文件包括岗位标准操作程序、清场标准操作程序、设备标准操作程序、设备清洁标准操作程序、设备维护保养标准操作程序、物料管理文件、卫生管理文件、生产管理文件等。这些文件均是质量管理部门已批准的下发至生产车间的文件，使用时由操作工根据岗位生产要求有选择地在本岗位准备好。

文件一经发布，必须严格遵照执行，不得随意变更，对违反文件的指令，操作人员应拒绝执行。

准备物料：车间领料人员从仓库保管员处领料。物料按"物料进入生产区标准操作程序"送入车间原辅料暂存室。岗位操作工按要求到暂存室领取需要的物料。

准备生产：生产现场（操作间）有"清场合格证"，并在有效期内。设备有"停止运行"、"设备完好"、"已清洁"的状态标志。计量器具与称量范围相符，有"检定合格证"，并在检定有效期内。所有各种物料、中间产品均有"检验合格报告单"。经QA检查员核对无误，发"生产证"准许生产。

2. 开始生产

生产全过程必须严格执行以下各项要求。

称量配料的各种物料与批生产指令一致无误。装物料的容器外挂物料标签，内容完整，准确无误。

不同品种、规格的制剂生产或包装不得同时在同一室内进行。品种、规格相同而批号不同的产品，在同一室内进行生产或包装操作时，必须采取有效的隔离措施。

各工序，每台设备、容器及各种物料、产品都有明显的状态标志，防止混淆和差错。

生产过程必须在QA检查员的严格监控下进行，QA检查员要执行各工序生产过程监控标准操作程序。各操作人员要严格执行生产品种的工艺规程及其相应的标准操作程序。

生产车间的产品需按内控质量标准或现行版《中国药典》相关内容进行质量检验，并由班组长或操作工填写产品请验单。各工序移交产品（或工序与中间站之间移交产品）应填写物料交接单，接收双方签字。

生产过程中操作工要真实、详细、准确、及时地写好批生产记录。生产过程的各关键工序要严格进行收率、物料平衡计算，符合规定范围的方可递交到下道工序继续操作或放行；超出规定范围，要按偏差处理工作程序进行分析调查，经质量管理部门批准后采取必要措施，在有关人员严格控制下实施。生产过程中产生的需要销毁的不合格品，严格按照"不合格品处理程序"进行处理。

暂存间储存的产品要严格管理，防止混淆、差错。产品进出暂存间要严格履行递交手续，认真复核，详细记录。物料、中间产品储存要有明显的状态标记，放置要整齐、规范。

生产结束时，要严格执行结退料程序，认真核对无误，并详细记录。

3. 清场

每批药品的每一生产阶段完成后必须由生产操作人员按清场标准操作程序进行清场，填写清场记录。清场记录内容包括：操作间名称或编号、产品名称、生产批号、生产工序、清场日期、检查项目及结果、清场负责人及复核人签名。清场记录见表 2-3。

表 2-3 清场记录

产品名称		产品批号	
工序名称		清场日期	年 月 日
房间名称		房间编号	
清场原因	□更换批号或规格 □更换品种 □停产(或连续生产)超过有效期(一般生产区 5 天,D 级洁净区 3 天)		
清场项目	清场要求	完成情况	检查情况
文件整理	将结束产品的相关文件整理好、现场无遗留;批生产记录整理好,上交工艺员	□完成	□合格 □不合格
物料清理	加工后物料转交中间站或下道工序;尾料、剩余物料退中间站或暂存室;废弃物料清离现场,放置到规定地点。操作室无遗留物	□完成	□合格 □不合格
工器具、器具	送至清洗室清洁,操作室无遗留	□完成	□合格 □不合格
设备清洁	按各设备清洁 SOP 清洁	□完成	□合格 □不合格
卫生清洁	操作室各部位无浮尘,无污迹,无积水,无不洁痕迹;地漏应无味,表面应清洁,无可见异物或污迹,无不洁痕迹	□完成	□合格 □不合格
更换设备、房间、容器及本批产品使用的状态标志	与更换后的状态相符	□完成	□合格 □不合格
备注:			
操作者	工序班长	QA 检查员	

4. 产品回收和重新加工

不合格的制剂中间产品、待包装产品和成品一般不得进行返工。只有不影响产品质量、符合相应质量标准，且根据预定、经批准的操作规程以及对相关风险充分评估后，才允许返工处理。返工应当有相应记录。

对返工或重新加工或回收合并后生产的成品，质量管理部门应当考虑需要进行额外相关项目的检验和稳定性考察。

退货时只有经检查、检验和调查后，有证据证明其质量未受影响，且经质量管理部门根据操作规程评价后，方可考虑将退货重新包装、重新发运销售。评价考虑的因素至少应当包括药品的性质、所需的储存条件、药品的现状、历史，以及发运与退货之间的间隔时间等因素。不符合储存和运输要求的退货，应当在质量管理部门监督下予以销毁。对退货质量存有怀疑时，不得重新发运。

退货产品回收应当按照预定的操作规程进行，回收处理后的产品应当按照回收处理中最早批次产品的生产日期确定有效期，退货处理的过程和结果应当有相应记录。回收后的产品应当符合预定的质量标准。

八、GMP 对验证的要求——法

验证是指证明任何操作规程（或方法）、生产工艺或系统能够达到预期结果的一系列活动。

制药企业应当确定需要进行的确认或验证工作，以证明有关操作的关键要素能够得到有效控制。制药企业的厂房、设施、设备和检验仪器应当经过确认，制药企业应当采用经过验证的生产工艺、操作规程和检验方法进行生产、操作和检验，并保持持续的验证状态。应当建立确认与验证的文件和记录，并能以文件和记录证明达到以下预定的目标。

① 应当证明厂房、设施、设备的设计符合预定用途和本规范要求（设计确认）；应当证明厂房、设施、设备的建造和安装符合设计标准（安装确认）；应当证明厂房、设施、设备的运行符合设计标准（运行确认）；应当证明厂房、设施、设备在正常操作方法和工艺条件下能够持续符合标准（性能确认）。

② 应当进行工艺验证，证明一个生产工艺按照规定的工艺参数能够持续生产出符合预定用途和注册要求的产品。采用新的生产处方或生产工艺前，应当验证其常规生产的适用性。生产工艺在使用规定的原辅料和设备条件下，应当能够始终生产出符合预定用途和注册要求的产品。当影响产品质量的主要因素，如原辅料、与药品直接接触的包装材料、生产设备、生产环境（或厂房）、生产工艺、检验方法等发生变更时，应当进行确认或验证。必要时，还应当经药品监督管理部门批准。

③ 清洁方法应当经过验证，证实其清洁的效果，以有效防止污染和交叉污染。清洁验证应当综合考虑设备使用情况、所使用的清洁剂和消毒剂、取样方法和位置以及相应的取样回收率、残留物的性质和限度、残留物检验方法的灵敏度等因素。

④ 确认和验证不是一次性的行为。首次确认或验证后，应当根据产品质量回顾分析情况进行再确认或再验证。关键的生产工艺和操作规程应当定期进行再验证，确保其能够达到预期结果。确认或验证应当按照预先确定和批准的方案实施，并有记录。确认或验证工作完成后，应当写出报告，并经审核、批准。确认或验证的结果和结论（包括评价和建议）应当有记录并存档。

九、GMP 对厂房与设施的要求——环

厂房：主要指生产、储存、检验所需的空间场所。

设施：是指向该空间场所提供条件并使其状态符合要求的装置或措施。

1. 厂区环境

药品生产企业必须有整洁的生产环境，不起尘，不宜种花，绿化面积最好在50%以上。生产、行政、生活和辅助区不得互相妨碍。有严重污染的区域，应置于厂区全年最大频率风向的下风侧。图 2-17 为某药厂的厂区环境。

厂区和厂房内的人流、物流走向应合理。生产厂房应仅限于经批准的人员出入。厂房的设计和安装的设施应能有效防止昆虫或其他动物进入。有“五防”（防蝇、防虫、防鼠、防火、防潮）措施，如纱窗、电猫、鼠夹器、灭蝇灯、风幕、空调、风机。有消防器材，防火标记或警示牌。

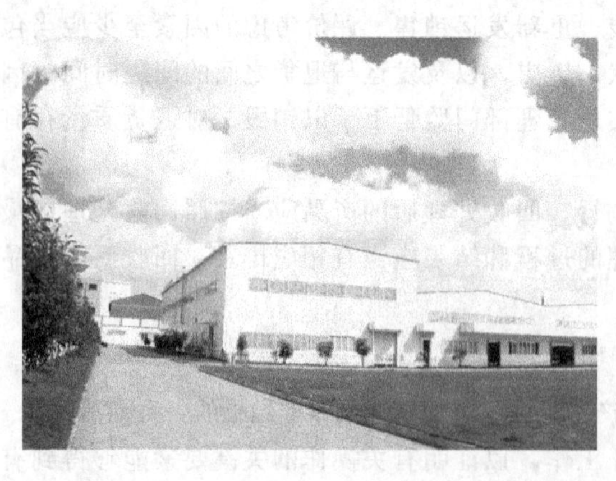

图 2-17 药品生产企业厂区环境

2. 生产区

是指药品生产的区域，分为一般生产区和洁净（室）区。

生产厂房应按生产工艺流程及相应洁净级别要求合理布局，洁净区洁净级别按空气悬浮粒子和微生物动态监测数量分类为 A、B、C、D 四级（新颁布 GMP）（原 GMP 为 100、10000、100000、300000 四级）。洁净室（区）内空气的微生物数和悬浮粒子应定期监测，监测结果应记录存档。A、B、C、D 四个级别空气悬浮粒子的标准规定见表

2-4，A、B、C、D四个级别微生物监测的动态标准见表2-5。

表2-4 A、B、C、D四个级别空气悬浮粒子的标准规定

洁净度级别	每立方米悬浮粒子最大允许数/个			
	静态		动态①	
	≥0.5μm	≥5μm	≥0.5μm	≥5μm
A级	3520	20	3520	20
B级	3520	29	352000	2900
C级	352000	2900	3520000	29000
D级	3520000	29000	不作规定	不作规定

① 可在常规操作、培养基模拟灌装过程中进行测试，证明达到了动态的级别，但培养基模拟试验要求在“最差状况”下进行动态测试。

表2-5 A、B、C、D四个级别洁净区微生物监测的动态标准

洁净度级别	浮游菌/(cfu/m³)	沉降菌(ϕ90mm)/(cfu/4h)	表面微生物	
			接触碟(ϕ55mm)/(cfu/碟)	5指手套/(cfu/手套)
A级	<1	<1	<1	<1
B级	10	5	5	5
C级	100	50	25	—
D级	200	100	50	—

注：cfu指样品中含有的细菌群落总数。

知识链接

最终灭菌无菌药品的生产操作对应的洁净度级别

洁净度级别	最终灭菌产品生产操作示例
C级背景下的局部A级	高污染风险的产品灌装（或灌封）
C级	①产品灌装（或灌封）。 ②高污染风险产品的配制和过滤。 ③眼用制剂、无菌软膏剂、无菌混悬剂等的配制、灌装（或灌封）。 ④直接接触药品的包装材料和器具最终清洗后的处理。
D级	①轧盖。 ②灌装前物料的准备。 ③产品配制和过滤（指浓配或采用密闭系统的稀配）。 ④直接接触药品的包装材料和器具的最终清洗。

知识链接

非最终灭菌无菌药品的生产操作对应的洁净度级别

洁净度级别	非最终灭菌产品的无菌生产示例
B级背景下的A级	①处于未完全密封状态下产品的操作和转运，如产品灌装（或灌封）、分装、压塞、轧盖等。 ②灌装前无法除菌过滤的药液或产品的配制。 ③直接接触药品的包装材料、器具灭菌后的装配以及处于未完全密封状态下的转运和存放。 ④无菌原料药的粉碎、过筛、混合、分装。
B级	①处于未完全密封状态下的产品置于完全密封容器内的转运。 ②直接接触药品的包装材料、器具灭菌后处于完全密封容器内的转运和存放。
C级	①灌装前可除菌过滤的药液或产品的配制。 ②产品的过滤。
D级	直接接触药品的包装材料、器具的最终清洗、装配或包装、灭菌。

洁净区应配置空调净化系统，进行通风和净化过滤空气，控制温度和湿度，保证药品的生产环境，图 2-18 为洁净区，其棚上有经过空调过滤后的进风口，离地面较近的墙上有回风口。图 2-19 是镶在顶棚的进风口的外形。洁净室（区）无特殊要求时，温度应控制在 18～26℃，相对湿度控制在 45%～65%，温湿度表见图 2-13。洁净区的内表面（墙壁、地面、天棚）应平整光滑，无裂缝，接口严密，无颗粒物脱落，便于清洁和消毒。从图 2-20 可以看出洁净区的彩钢板墙面、环氧树脂材质的自流平地面和 U 形接缝均可达到上述要求。洁净室（区）应密封，洁净区与非洁净区之间、不同等级洁净区之间的压差应不低于 10Pa，相同洁净度等级不同功能的操作间之间，一般静压差应大于 5Pa，并应有指示压差的装置，每日进行压差监测，压差表见图 2-9。产尘操作间应保持相对负压，应采取专门的措施防止尘埃扩散、避免交叉污染并便于清洁。排至室外的废气应当经过净化处理并符合要求，排风口应当远离其他空气净化系统的进风口。洁净室要定期进行风速、换气次数的检测。

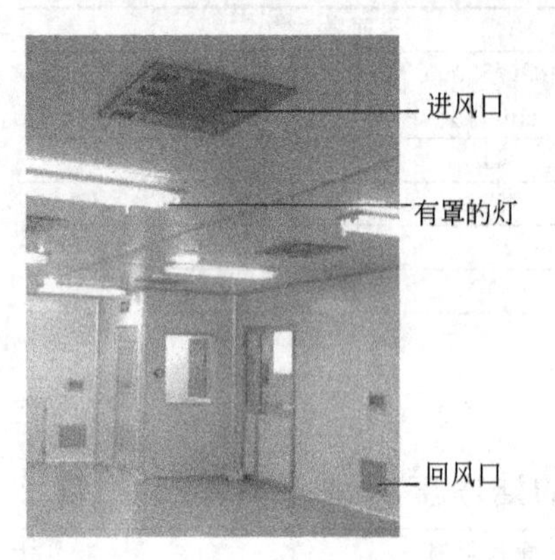

图 2-18 洁净区

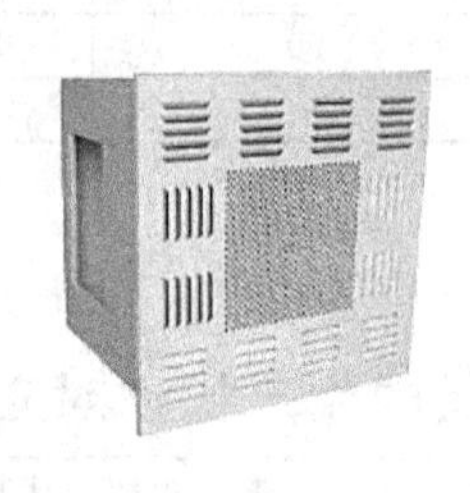
图 2-19 镶在顶棚的进风口

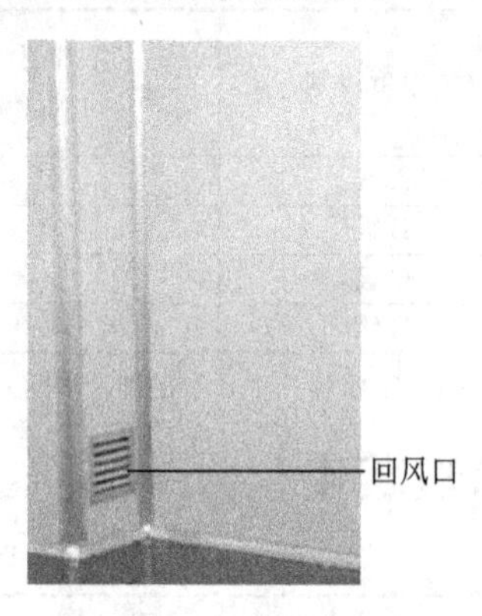

图 2-20 洁净区的自流平地面与彩钢板墙面及二者的弧形接缝

生产区应有适度的照明，一般情况下，洁净室（区）的照度不低于 300lx，从图 2-18 可以看出，洁净区的灯均有罩，且接口严密，光线充足。厂房应有应急照明设施。排水设施应安装防止倒灌的装置，见图 2-21。不用时，下水口由不锈钢碗扣上，并用消毒剂或纯化水或注射用水密封，再将盖盖好，用时再打开，用后要及时清洁干净。生产区应尽可能避免明沟排水。

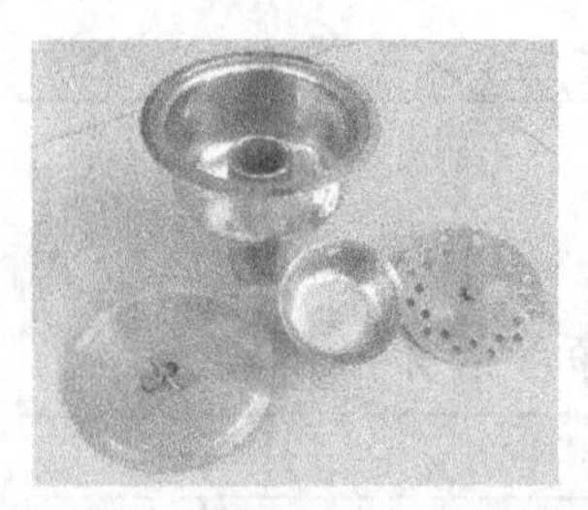
图 2-21 防倒灌地漏

口服液体和固体、腔道用药（含直肠用药）、表皮外用药品生产的暴露工序区域及其直接接触药品的包装材料最终处理的暴露工序区域，应参照 D 级洁净区的要求设置，企业可根据产品的标准要求和特性需要采取适宜的微生物监控措施。

中药提取、浓缩、收膏工序，采用密闭系统生产的，其操作环境可在非洁净区。采用敞口方式生产的，其操作环境应与其制剂的配制岗位的洁净度级别相适应。浸膏的配料、粉碎、混合、过筛等操作，其洁净级别应与其制剂的配制岗位的洁净度级别一致。用于直接入药净药材的粉碎、混合、过筛等厂房应能密闭，有良好的通风、除尘等设施。人员、物料进出及生产操作应参照洁净区管理。

3. 仓储区

包括存放原辅料、包装材料、成品的综合仓库和生产车间的原辅料、包装材料、中间产品、待包装品等的暂存室，应有足够的空间，确保有序存放待验、合格、不合格、退货或召回的原辅料、包装材料、中间产品、待包装产品和成品等各类物料和产品。并有通风和照明设施，应能够满足物料或产品的储存条件（如温湿度、避光）和安全储存的要求，并进行检查和监控。综合仓库通常应当有单独的物料取样区，取样区的空气洁净度级别应当与生产要求一致。如在其他区域或采用其他方式取样，应当能够防止污染或交叉污染。

4. 质量控制实验室（化验室等）

通常应当与生产区分开。

5. 辅助区

休息室的设置不应当对生产区、仓储区和质量控制区造成不良影响。更衣室和盥洗室应当方便人员进出，并与使用人数相适应。盥洗室不得与生产区和仓储区直接相通。维修间应当尽可能远离生产区。存放在洁净区内的维修用备件和工具，应当放置在专门的房间或工具柜中。

十、GMP 对空气及工艺用气的要求——环

1. 空气

进入洁净室（区）的空气必须净化，并根据生产工艺要求划分空气洁净级别。空气的净化是通过空气净化系统完成的。空气净化系统的组成一般由管道、风机、空气过滤装置、空气湿热处理设备等组成。

空气过滤器一般采用三级过滤装置，第一级使用初效过滤器，第二级使用中效过滤器，第三级使用高效过滤器。要定期进行高效过滤器的泄露性检查。除初效过滤器可拆洗更换外，中效和高效过滤器一般只换不洗。

通过冷却器、加热器、增湿器和去湿器等空气热湿处理设备来实现温湿度的控制，这些设备一般放置在初效过滤器之后、中效过滤器之前。

2. 工艺用气

与药品直接接触的干燥用空气、压缩空气和惰性气体（如氮气）等应经净化处理。其净化处理一般采用多效过滤的方式。

十一、GMP 对卫生管理的要求——法

1. 人员卫生

除前述要求外（见本节“GMP 对人员的要求——人”），应严格控制使洁净室人数尽量少；工作服穿着合格、符合人员卫生要求；不大声喧哗，不跑动等。

2. 设备及容器具卫生

使用的设备、管道、容器具、工具均应保持清洁，使用后及时进行清洗，必要时进行消毒灭菌，并定期进行微生物检查。设备的清洗原则是每一台设备均应建立清洁操作规程，关键设备清洗和消毒方法要经过验证。设备的清洗方法是无菌设备清洗后消毒灭菌。能移动的设备、配件，在洗涤间进行清洗，不能移动的应在线清洗。

进入无菌操作间的设备零部件、容器经过双菲式灭菌干燥箱干燥灭菌，无菌侧取出。

3. 物料卫生

原辅料及直接接触药品的包装材料经微生物检测合格后方可使用。中药材清洗应用饮用水、流动水、单独洗涤，洗后及净饮片不得露天、着地存放，应置于洁净容器中专库存放（净料库）。物料进入 D 级洁净区和 C 级及以上区的程序见本节“GMP 对物料和产品管理的要求——料”。

4. 生产工艺卫生

工序连接合理，即相邻工序距离最短和生产时间最短原则。生产前对文件、物料、卫生

（超过有效期的应重新进行清洁或消毒）、状态标志四方面进行检查。操作间要标明“停产”或“生产”状态；设备要标明“设备完好”或“维修中”或“等待维修”、“正在运行”或“停止运行”等状态。空的容器应注明“未清洁”或“已清洁”，装物料容器应有物料标签，注明内容物及用于生产产品的名称、规格、数量、批号、操作工、日期等。操作间、设备、容器均应标明卫生状态，如未清洁、已清洁。生产结束，及时清洁。

5. 洁净室卫生

棚、墙、台面、地面要按要求定期彻底清洁，并用液体消毒剂消毒，环境空气要用灭菌气体定期消毒。

常用清洁剂及其使用范围如下。

洗衣粉：一般生产区卫生工具、工作服的清洗。

液体洗涤剂：去油污及洁净区服装清洗。

饮用水：一般生产区各种用水和洁净区粗洗用水。

纯化水：D级洁净区的终洗用水和D级洁净区制剂用水，C级及以上区粗洗用水。

注射用水：C级及以上区的终洗用水和C级及以上区制剂用水。

6. 清洁工具

要求不易脱落纤维与微粒。不同生产区清洁工具不得混用。清洁工具储藏在本生产区专用室。

7. 消毒

消毒剂应无毒，易于清洗至无残留。消毒剂配制要用纯化水或注射用水，有配制记录，在规定时间内使用完毕。消毒剂应每月轮换使用，以防止产生耐药菌株。需消毒的物体应先清洁（一般生产区饮用水清洁、D级洁净区先饮用水再纯化水清洁、C级及以上洁净区先纯化水后注射用水清洁），洗净以后，再使用消毒剂消毒。消毒时应先擦拭台面、墙面，最后擦地面。消毒后用终洗用水清除消毒剂的残留。

空间消毒熏蒸时人员要撤出，熏蒸结束后，应排除消毒的气体，达到消毒空间内基本无气体残留。消毒操作人员工作时要注意劳动保护。

消毒的频次根据具体情况确定。

清洁和消毒效果的评价方法有目检法、棉签擦拭取样法、淋洗水法。

目检法是通过肉眼观察，无可见的残留物或残留气味。

棉签擦拭取样法是用浸湿的无菌棉签在清洁消毒后的设备上取样（主要取最难清洗的部位），进行微生物检测。

淋洗水法是用无菌水在清洁消毒后的设备上淋洗，取该淋洗水进行残留物和微生物检测。

练 习 题

一、单选题

1. 中药制剂的原料是指（　　）。

A. 中药材

B. 中药饮片

C. 中药材、中药饮片和外购中药提取物

D. 中药材和中药饮片

E. 外购中药提取物

2. 直接接触药品的生产人员上岗前应当接受健康检查，以后每（　　）年至少进行一次健康检查。

A. 一 B. 二 C. 三 D. 四 E. 五

3. 进入洁净生产区的人员不得（ ）。

A. 化妆

B. 裸手直接接触与药品直接接触的包装材料和设备的表面

C. 裸手直接接触药品

D. 佩戴饰物

E. 以上都是

4. 生产设备应有的状态标识是（ ）。

A. 设备完好 B. 等待维修，维修中 C. 正在运行，停止运行 D. 已清洁，未清洁

E. 以上都是

5. 产生噪声、振动的设备，采用消声、隔振装置，室内噪声一般控制在（ ）以下。

A. 55dB B. 65dB C. 75dB D. 85dB E. 95dB

6. 设备日常润滑由（ ）负责。

A. QC 化验员 B. QA 检查员 C. 车间工艺员 D. 车间主任 E. 生产操作人员

7. 物料质量状态正确的是（ ）。

A. 待验

B. 合格、不合格

C. 待验、合格、不合格

D. 待验、合格

E. 待验、不合格

8. 对来货进行取样的是（ ）。

A. QA 人员 B. QC 人员 C. 保管员 D. 车间主任 E. 工艺员

9. 对进厂的不合格的印刷文字包装材料处理正确的是（ ）。

A. 返厂处理 B. 退货 C. 办理手续就地销毁 D. 改作他用 E. 以上都不对

10. 各类中药材和中药饮片应当（ ）。

A. 放在一个库中的不同区域 B. 分库储存 C. 混合存放 D. 没有特殊要求

E. 以上都不对

11. 在库养护不包括（ ）。

A. 定置管理

B. 仓库的账、物、卡必须一致

C. 物料储存执行有效期管理的原则

D. 特殊管理的物料应双人双锁管理，分别设置专库或专柜

E. 仓库保管人员必须随时在岗

12. 物料发放的管理正确的是（ ）。

A. 先进先出 B. 近效期先出 C. 双人发料，复核 D. 发料人、领料人均在收发料凭证上签字 E. 以上都正确

13. 待验物料要放（ ）待验标志。

A. 绿色 B. 红色 C. 黄色 D. 蓝色 E. 白色

14. 合格物料放（ ）合格标志。

A. 绿色 B. 红色 C. 黄色 D. 蓝色 E. 白色

15. 不合格物料放（ ）不合格标志。

A. 绿色 B. 红色 C. 黄色 D. 蓝色 E. 白色

16. 仓库的（ ）必须一致。

A. 账、物、卡 B. 原料和辅料 C. 原料、辅料、包装材料 D. 各种标签 E. 各种标志

17. 原辅料储存执行（ ）管理原则，不合格或超过有效期的原辅料不得使用。

A. 生产日期　B. 批号　C. 进货日期　D. 出库日期　E. 有效期

18. 2009年10月8日生产，有效期2年，则有效期至（　）。

A. 2011年10月　B. 2011年9月　C. 2011年10月8日　D. 2010年9月　E. 2012年9月

19. 包装结束，清点贴签数量，其物料平衡计算正确的是（　）。

A. 使用数、残损数和领用数相符

B. 使用数、残损数、剩余数和领用数相符

C. 使用数和领用数相符

D. 使用数、剩余数和领用数相符

E. 以上都不对

20. 制药用水不包括（　）。

A. 饮用水　B. 纯化水　C. 注射用水　D. 灭菌注射用水　E. 天然水

21. 注射用水为（　）经蒸馏所得的制药用水。

A. 饮用水　B. 纯化水　C. 天然水　D. 苏打水　E. 矿物水

22. 物料进入D级洁净区的一般程序为脱去外包装或将包装物擦拭干净，经紫外线灯照射后，从（　）侧取出物料。

A. 一般生产区　B. 洁净区　C. 人流区　D. 物流区　E. 以上都不对

23. 纯化水应符合（　）规定。

A. 中华人民共和国生活饮用水卫生标准

B. 《中国药典》现行版纯化水项下

C. 《中国药典》现行版注射用水项下

D. 《中国药典》现行版灭菌注射用水项下

E. 以上都不对

24. 纯化水宜采用常温循环，储存周期不宜大于（　）。

A. 8h　B. 12h　C. 16h　D. 24h　E. 48h

25. 注射用水采用（　）保温循环。

A. 30℃以上　B. 40℃以上　C. 50℃以上　D. 60℃以上　E. 70℃以上

26. 注射用水从制备到使用一般不超过（　）。

A. 8h　B. 12h　C. 16h　D. 24h　E. 48h

27. 各用水点在当日第一次用水前，应放水（　）对出水部分管路进行冲洗。

A. 1min　B. 2min　C. 3min　D. 4min　E. 5min

28. 记录用笔正确的是（　）。

A. 铅笔　B. 毛笔　C. 白板笔　D. 油笔　E. 蓝色或黑色钢笔或水性笔

29. 生产过程必须在（　）的严格监控下进行。

A. QC人员　B. QA人员　C. 车间工艺员　D. 车间主任　E. 生产厂长

30. 各工序移交产品（或工序与中间站之间移交产品）应填写（　），接收双方签字。

A. 请验单　B. 物料交接单　C. 入库单　D. 物料标签　E. 检验报告单

31. 洁净区洁净级别按（　）动态监测数量分类为A、B、C、D四级。

A. 空气悬浮粒子　B. 微生物　C. 细菌　D. 霉菌　E. 空气悬浮粒子和微生物

32. 洁净室（区）无特殊要求时，温度应控制在（　）。

A. 10～20℃　B. 20～28℃　C. 22～30℃　D. 16～24℃　E. 18～26℃

33. 洁净室（区）无特殊要求时，相对湿度应控制在（　）。

A. 40%～60%　B. 41%～61%　C. 42%～62%　D. 43%～63%　E. 45%～65%

34. GMP意思正确的是（　）。

A. 中药材生产质量管理规范

B. 药品临床试验管理规范

C. 药品生产质量管理规范
D. 药品经营质量管理规范
E. 药物非临床研究质量管理规范
35. 洁净室（区）应密封，洁净区与非洁净区之间、不同等级洁净区之间的压差应不低于（ ）。
A. 7Pa B. 8Pa C. 9Pa D. 10Pa E. 11Pa
36. 相同洁净度等级不同功能的操作间之间应保持适当的压差梯度，一般静压差应大于（ ）。
A. 2Pa B. 3Pa C. 4Pa D. 5Pa E. 6Pa
37. 企业必须按（ ）进行生产。
A. 最低成本原则 B. 适宜成本原则 C. 生产工艺规程 D. 企业认为正确的方法
E. 企业研究数据
38. 产尘操作间应保持（ ），应采取专门的措施防止尘埃扩散、避免交叉污染并便于清洁。
A. 相对正压 B. 相对负压 C. 没有压差 D. 没有特殊要求 E. 以上都不对
39. 生产区应有适度的照明，一般情况下，洁净室（区）的照度不低于（ ）。
A. 100lx B. 200lx C. 300lx D. 400lx E. 500lx
40. 进入洁净室（区）的空气（ ）。
A. 自由进出 B. 加热进入 C. 冷却进入 D. 必须净化 E. 以上都不对
41. 空气过滤器一般采用（ ）装置。
A. 初效过滤 B. 中效过滤 C. 高效过滤 D. 初效、中效、高效三级过滤
E. 以上都不对
42. 生产前检查包括（ ）。
A. 文件 B. 物料 C. 卫生 D. 状态标志 E. 以上都包括
43. 设备状态标志包括（ ）。
A. 设备完好 B. 维修中、等待维修 C. 已清洁、未清洁 D. 正在运行、停止运行
E. 以上都包括
44. 以下属于饮用水使用范围的是（ ）。
A. D级洁净区粗洗用水
B. D级洁净区的终洗用水
C. D级洁净区制剂用水
D. C级及以上区粗洗用水
E. C级及以上区的终洗用水
45. 以下不属于纯化水使用范围的是（ ）。
A. 一般生产区各种用水
B. D级洁净区的终洗用水
C. D级洁净区制剂用水
D. C级及以上区粗洗用水
E. 注射剂提取用水

二、填空题

1.（ ）是指产品或物料实际产量或实际用量及收集到的损耗之和与理论产量或理论用量之间的比较，并考虑可允许的偏差范围。

2.（ ）是一种反映生产过程中投入物料的利用程度的技术经济指标。根据验证结果设定合理的（ ）范围。

3.（ ）是经一个或若干加工过程生产的、具有预期均一质量和特性的一定数量的原辅料、包装材料或成品。

4. GMP的核心是为了三防，即防（ ）、防（ ）、防（ ）。

5. GMP的实施原则，即“一切（ ），一切（ ），一切（ ），一切

（　　　　）”。

6. 计量装置、计量器具要定期（　　　），并在（　　　）期内使用。

7. 使用设备要填写（　　　　）记录，内容包括使用、清洁、维护和维修情况以及日期、时间、所生产的药品名称、规格和批号等。

8.（　　　　）是用于记述每批药品生产、质量检验和放行审核的所有文件和记录，可追溯所有与成品质量有关的历史信息。

9. 批记录包括（　　　　）记录和（　　　　）记录。

10.（　　　）是指证明任何操作规程（或方法）、生产工艺或系统能够达到预期结果的一系列活动。

三、判断题

1. 批号是用于识别一个特定批的具有唯一性的数字和（或）字母的组合。（　　）

2. 批号的前二位或四位为年份，中间二位为月份，后二位为日期。（　　）

3. 药品的质量不是检验出来的，而是设计和生产出来的。（　　）

4. SOP是药品生产员工的操作指南，操作工必须严格按照SOP进行操作。（　　）

5. 每个新员工上岗之前必须具备基本的填写批记录的能力。（　　）

6. 填写记录时写错了可用涂改液涂改后再写。（　　）

7. 填写记录时内容重复的可用“…”或“同上”表示。（　　）

8. 生产结束后，操作工将填写好的记录交工艺员初审。（　　）

9. 不同品种、规格的制剂生产或包装不得同时在同一室内进行。（　　）

10. 品种、规格相同而批号不同的产品，可以在同一室内进行生产或包装操作，但必须采取有效的隔离措施。（　　）

11. 生产过程的各关键工序要严格进行收率、物料平衡计算，符合规定范围的方可递交到下道工序继续操作或放行。（　　）

12. 不合格的制剂中间产品、待包装产品和成品可以进行返工。（　　）

13. 洁净室对人数没有要求。（　　）

14. 洁净区根据工作需要可以大声喧哗和跑动等。（　　）

15. 不同生产区清洁工具可以混用。（　　）

16. 配制消毒剂的水用饮用水即可。（　　）

17. 灭菌注射用水为注射用水按照注射剂生产工艺制备所得，是经灭菌所得的制药用水。（　　）

四、简答题

1. 简述人员进入一般生产区的程序。

2. 简述人员进入D级洁净区的程序。

3. 简述人员进入C级及以上洁净区的程序。

第三章 灭菌防腐技术

教学目的

- 掌握灭菌、防腐常用术语，掌握灭菌、防腐技术及无菌生产工艺。
- 熟悉《中国药典》微生物限度标准。
- 了解《中国药典》微生物限度检查结果判断。

第一节 基本知识

药品不仅要有确切的疗效，而且必须安全可靠，便于长期保存。当药品被微生物污染后，在适宜条件下微生物就会生长繁殖，使药品变质、腐败，降低疗效或完全失效，甚至有可能产生一些对人体有害的物质。给药后，不仅不能起到预期的治疗作用，还往往引起机体发热、感染，甚至中毒等不良反应。因此，防止药剂被微生物污染，抑制微生物在药剂中的生长繁殖，除去或杀灭药剂中的微生物，确保药剂质量，是制药工作的重要任务。

一、《中国药典》微生物限度检查要求

微生物限度检查应在环境洁净度10000级（相当于C级）下的局部洁净度100级（相当于A级）的单向流空气区域内进行。检验全过程必须严格遵守无菌操作，防止再污染。除另有规定外，细菌及控制菌培养温度为30～35℃；霉菌、酵母菌培养温度为23～28℃。

微生物限度检查项目包括细菌数、霉菌数、酵母菌数、控制菌检查。其微生物限度均应符合《中国药典》的限度标准，并不得检出致病菌（控制菌）。

《中国药典》制剂通则、品种项下要求无菌的制剂及标示无菌的制剂，用于手术、烧伤及严重创伤的局部给药制剂应符合无菌检查法规定。

含药材原粉的口服给药制剂除检查细菌数、霉菌数、酵母菌数、控制菌外，还要检查大肠菌群数。

不论口服还是局部给药制剂，均不得检出致病菌。口服和直肠、眼部、鼻及呼吸道给药的制剂不得检出大肠杆菌。局部给药制剂不得检出金黄色葡萄球菌、铜绿假单胞菌。含动物组织（包括提取物）及动物类原药材粉（蜂蜜、王浆、动物角、阿胶除外）的口服给药制剂不得检出沙门菌。阴道、尿道给药制剂不得检出梭菌。

霉变、长螨者以不合格论。中药提取物及辅料参照相应制剂的微生物限度标准执行。

知识链接　《中国药典》2010年版一部微生物限度标准

制剂类别		微生物限度标准		
		细菌数	霉菌和酵母菌数	其他菌
口服给药制剂	不含药材原粉的制剂	每1g不得过1000cfu。 每1ml不得过100cfu	每1g或1ml不得过100cfu	大肠杆菌：每1g或1ml不得检出

续表

制剂类别		微生物限度标准		
		细菌数	霉菌和酵母菌数	其他菌
口服给药制剂	含药材原粉的制剂	每 1g 不得过 10000cfu（丸剂每 1g 不得过 30000cfu）。每 1ml 不得过 500cfu	每 1g 或 1ml 不得过 100cfu	大肠菌群：每 1g 应小于 100 个。每 1ml 应小于 10 个。大肠杆菌：每 1g 或 1ml 不得检出
	含豆豉、神曲等发酵成分的制剂	每 1g 不得过 100000cfu。每 1ml 不得过 1000cfu	每 1g 不得过 500cfu。每 1ml 不得过 100cfu	大肠菌群：每 1g 应小于 100 个。每 1ml 应小于 10 个 大肠杆菌：每 1g 或 1ml 不得检出
局部给药制剂	用于表皮或黏膜不完整的含药材原粉的局部给药制剂	每 1g 或 $10cm^2$ 不得过 1000cfu。每 1ml 不得过 100cfu	每 1g、1ml 或 $10cm^2$ 不得过 100cfu	金黄色葡萄球菌、铜绿假单胞菌：每 1g、1ml 或 $10cm^2$ 不得检出
	用于表皮或黏膜完整的含药材原粉的局部给药制剂	每 1g 或 $10cm^2$ 不得过 10000cfu。每 1ml 不得过 100cfu	每 1g、1ml 或 $10cm^2$ 不得过 100cfu	金黄色葡萄球菌、铜绿假单胞菌：每 1g、1ml 或 $10cm^2$ 不得检出
	眼部给药制剂	每 1g 或 1ml 不得过 10cfu	每 1g、1ml 或 $10cm^2$ 不得检出	金黄色葡萄球菌、铜绿假单胞菌、大肠杆菌：每 1g、1ml 不得检出
	耳、鼻及呼吸道吸入给药制剂	每 1g、1ml 或 $10cm^2$ 不得过 100cfu	每 1g、1ml 或 $10cm^2$ 不得过 10cfu	金黄色葡萄球菌、铜绿假单胞菌：每 1g、1ml 或 $10cm^2$ 不得检出。大肠杆菌：鼻及呼吸道给药的制剂，每 1g、1ml 或 $10cm^2$ 不得检出
	阴道、尿道给药制剂	每 1g 或 1ml 不得过 100cfu	每 1g 或 1ml 应小于 10cfu	金黄色葡萄球菌、铜绿假单胞菌、梭菌、白色念珠菌：每 1g 或 1ml 不得检出
	直肠给药制剂	每 1g 不得过 1000cfu。每 1ml 不得过 100cfu	每 1g 或 1ml 不得过 100 个	金黄色葡萄球菌、铜绿假单胞菌、大肠杆菌：每 1g 或 1ml 不得检出
	其他局部给药制剂	每 1g、1ml 或 $10cm^2$ 不得过 100cfu	每 1g、1ml 或 $10cm^2$ 不得过 100cfu	金黄色葡萄球菌、铜绿假单胞菌：每 1g、1ml 或 $10cm^2$ 不得检出
	用于手术、烧伤及严重创伤的局部给药制剂	—	—	应符合无菌检查法规定

二、微生物限度检查结果判定

非无菌制剂：细菌培养 48h，报告菌落数；霉菌、酵母菌培养 72h，报告菌落数。

若供试品的细菌数、霉菌和酵母菌数及控制菌三项检验结果均符合该品种项下的规定，判供试品符合规定；若其中任何一项不符合该品种项下的规定，判供试品不符合规定。

无菌制剂：无菌性检查，培养 14 天，应无菌生长。

三、灭菌防腐的常用术语

无菌：指没有任何活微生物存在。

灭菌：指杀死所有微生物的繁殖体及其芽孢，获得无菌状态的过程。

消毒：指杀灭或去除病原性微生物的过程。

防腐：指抑制微生物的生长、繁殖，亦称抑菌。

第二节 灭菌技术

灭菌法是指用适当的物理或化学手段将物品中活的微生物杀灭或除去，从而使物品残存活微生物的概率下降至预期的无菌保证水平的方法。包括物理灭菌法和化学灭菌法。细菌的芽孢具有较强的抗热力，不易杀死，因此灭菌效果，应以杀死芽孢为标准。在药剂中选择灭菌方法时，不但要达到灭菌的目的，而且要保证药物的稳定性。

灭菌产品达到的无菌保证不能依赖于最终产品的无菌检验，而是取决于生产过程中采用合格的灭菌工艺、严格的GMP管理和良好的无菌保证体系。灭菌工艺的确定应综合考虑被灭菌物品的性质、灭菌方法的有效性和经济性、灭菌后物品的完整性等因素。

灭菌程序经验证后，方可交付正式使用。日常生产中，应对灭菌程序的运行情况进行监控，确认关键参数（如温度、压力、时间、湿度、灭菌气体浓度及吸收的辐照剂量等）均在验证确定的范围内。药品生产中应采取措施防止已灭菌物品被再次污染。

灭菌程序应定期进行再验证。当灭菌设备或程序发生变更（包括灭菌物品装载方式和数量的改变）时，也必须进行再验证。

一、物理灭菌法

物理灭菌法系指采用加热、干燥、辐射、声波等物理手段达到灭菌目的的方法。常用的物理灭菌法包括如下几种。

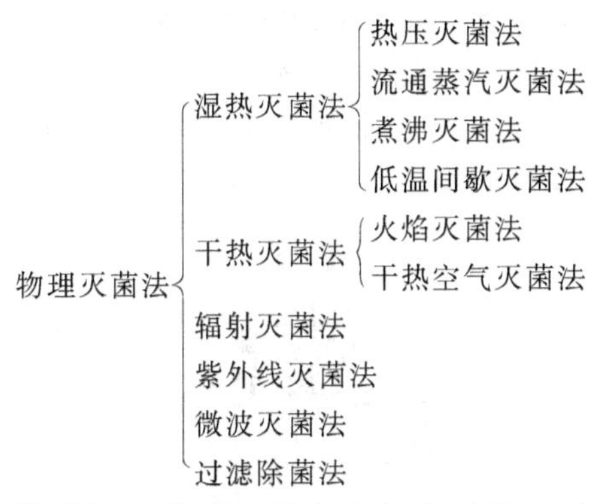

可根据被灭菌物品的特性采用一种或多种方法组合灭菌。只要产品允许，应尽可能选用最终灭菌法灭菌。若产品不适合采用最终灭菌法，可选用过滤除菌法或无菌生产工艺达到无菌保证要求，只要可能，应对非最终灭菌的产品做补充性灭菌处理（如流通蒸汽灭菌）。

（一）湿热灭菌法

湿热灭菌法是利用饱和水蒸气或沸水来杀灭微生物的方法。由于蒸汽穿透力强，容易使蛋白质变性，同时还有作用可靠、操作简便等优点，是制剂生产中应用最广泛的一种灭菌方法。湿热灭菌法包括热压灭菌法、流通蒸汽灭菌法、煮沸灭菌法、低温间歇灭菌法。生产中可根据药品性质进行选用。

1. 热压灭菌法（高压蒸汽灭菌）

热压灭菌法是指在密闭的热压灭菌器内，以高压饱和蒸汽杀灭微生物的方法。该法灭菌能力强，为热力灭菌中最有效、应用最广泛的灭菌方法。

热压灭菌法适用于药品、容器、培养基、无菌衣、胶塞等遇高温和潮湿不发生变化或损坏的物品。灭菌条件通常采用121℃ 15min、121℃ 30min或116℃ 40min的程序，也可采用其他温度和时间参数，但必须确保被灭菌产品达到无菌保证要求。

常用的热压灭菌器有手提式热压灭菌器、直立式热压灭菌器、卧式热压灭菌器等，图3-1、图3-2为手提式灭菌器及其示意图。凡热压灭菌器均应密封耐压，有排气口、安全阀、压力表和温度计等部件。目前国内生产的最新型的热压灭菌器，已实现灭菌温度与时间程序控制，并具有冷却水喷淋装置。

热压灭菌器属于压力设备，操作时应先检查灭菌设备是否完好，确保压力表与温度计灵敏，安全阀正常，排气畅通。设备内加有足够水。加压前要排除设备内的冷空气，即待设备有白色蒸汽持续冒出时再关闭放气阀，使压力与温度相符。灭菌设备内物品排列要疏松。灭菌时间应以全部药物温度达到要求温度时开始计时，并维持规定时间。一般先预热15～20min，再升压和升温，达到预定压力和温度后开始计时。操作过程注意压力变化及安全。

灭菌完毕后，停止加热，开始冷却，缓缓放气（骤然减压会导致容器爆裂和药液外溢），待压力表指针逐渐下降为零，放出设备内蒸汽，使锅内压力与大气压相等后，稍稍打开灭菌锅待10～15min，再全部打开。这样可避免内外压力差太大而使物品冲出锅外和使玻璃瓶炸裂，以免发生工伤事故。为了缩短灭菌周期，也有对灭菌器内盛有溶液的容器采用喷雾水冷却，以加速冷却速度。实验表明用温度18℃的水进行细喷雾时，冷却效果最大，过冷、过粗的喷雾将引起瓶子的爆破。也可用逐渐降温的喷雾水冷却。对于灭菌后要求干燥但又不易破损的物料，灭菌后立即放出灭菌器内的蒸汽，以利干燥。

2. 流通蒸汽灭菌法

流通蒸汽灭菌法是将待灭菌物品置于蒸锅或蒸笼的蒸屉上，盖好盖，待气体均匀冒出后，持续15～30min。少量灭菌可用蒸锅或蒸笼，大生产可采用能通入蒸汽的箱式灭菌柜，见图3-3。一般可作为不耐热无菌产品的辅助灭菌手段。本法可杀死细菌的营养体，不能完全杀灭芽孢 。故制备过程中要尽可能避免污染。

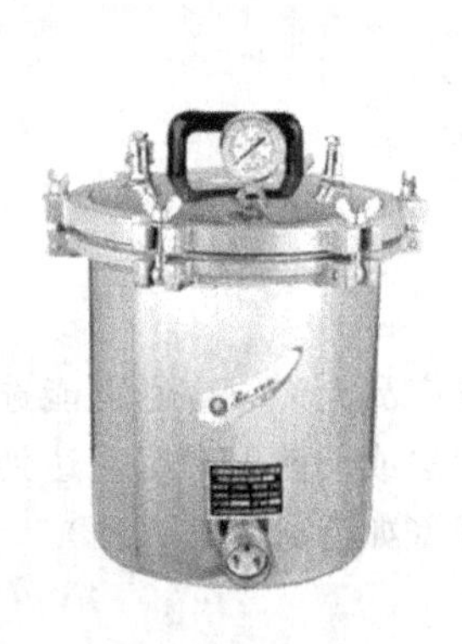

图3-1 手提式热压灭菌器

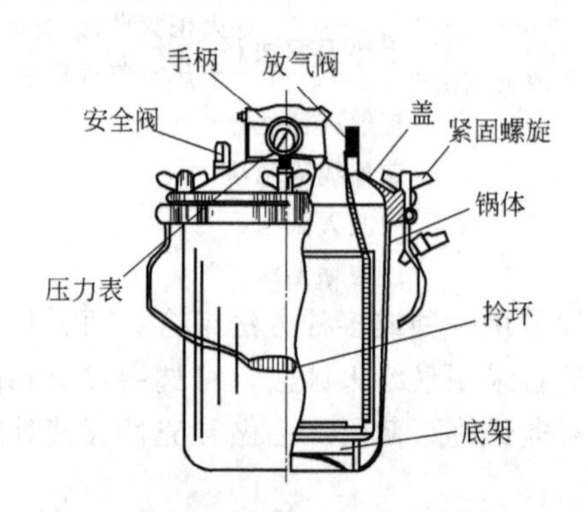

图3-2 手提式热压灭菌器示意图

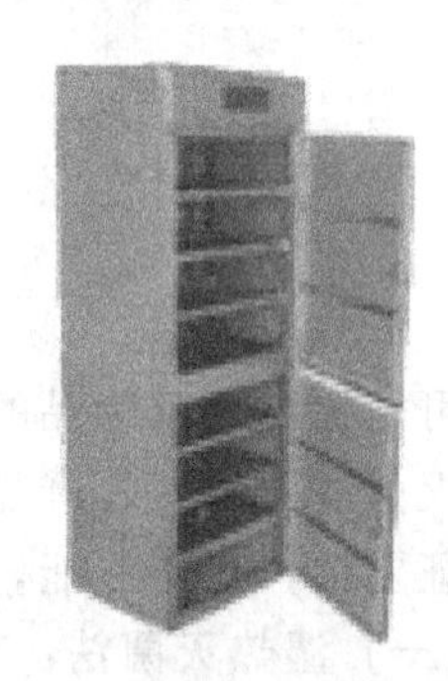

图3-3 可通入蒸汽的箱式灭菌器

3. 煮沸灭菌法

煮沸灭菌法是将灭菌物品全部浸于水中，煮沸15～30min，可杀死细菌的营养体。杀芽孢则需煮沸1～2h。为了保证灭菌效果，可在水中加入其他物质如1%～2%碳酸钠、2%～3%煤酚皂溶液、5%苯酚或适量甘油等，以提高水的沸点，提高灭菌效果。本法适用于金属器械及病人食具等的消毒。

4. 低温间歇灭菌法

低温间歇灭菌法是将灭菌物品在60～80℃的水或流通蒸汽中加热1h，杀灭其中细菌的繁殖体，然后在室温或37℃恒温箱中放置24h，让其中的芽孢发育成为繁殖体，再二次加热将其消灭。加热和放置需连续操作三次以上，至全部芽孢消灭为止。此法适用于必须用湿热法灭菌但又不耐较高温度的制剂或药品。本法的缺点是不仅需要时间长，并且消灭芽孢的效果常不够完全，应用本法灭菌的药品，除本身具有抑菌力外，须加适量抑菌剂，以增加灭菌效力。本法不得用于静脉或椎管注射用制剂的灭菌。

采用湿热灭菌时必须注意被灭菌物品不能排列过密；生物指示剂进一步确认灭菌效果时，应将其置于冷点处。

知识链接

生物指示剂是一类特殊的活微生物制品，可用于确认灭菌设备的性能、灭菌程序的验证、生产过程灭菌效果的监控等。用于灭菌验证中的生物指示剂一般是细菌的孢子。

某些细菌在生长后期能够形成一种特有的休眠状态的细胞，称为内生孢子，亦称芽孢。对高温、紫外线、干燥、电离辐射和很多有毒的化学物质都有很强的抗性。自由存在的芽孢没有明显的代谢作用，只保持潜在的萌发力，称为隐藏的生命。一旦环境条件合适，芽孢便可以萌发成营养细胞。

影响湿热灭菌的因素包括如下方面。

（1）微生物的种类和数量　各种细菌对热的抵抗力相差很大，处于不同发育阶段，所需灭菌的温度与时间也不相同，繁殖期的微生物对高温的抵抗力比衰老时期小得多。最初菌数愈少，达到灭菌时间愈短。同时，最初菌数增多也增加了耐热个体出现的概率。即使细菌全部杀灭，而注射液中细菌体过多，亦会引起临床上的不良反应，所以整个生产过程应尽可能避免微生物污染，尽可能缩短生产过程。

（2）灭菌物品的性质　药液若含有营养物质，如糖类、蛋白质等，对微生物可能有一种保护作用，能增强其抗热性。此外，药液 pH 对细菌的活性也有影响。一般微生物在中性液中耐热性最大，在碱性溶液中次之，酸性不利于微生物的发育。所以，一般在生物碱盐类的注射液，因 pH 值较低，用流通蒸汽灭菌即可。加有适当抑菌剂时，药液经 100℃ 30min 加热，可杀死抵抗力强的芽孢。采用此种灭菌方法常用的抑菌剂有甲酚（0.1%～0.3%）、氯甲酚（0.05%～0.1%）、苯酚（0.1%～0.5%）、三氯叔丁醇（0.2%～0.5%）、硝酸苯汞或醋酸苯汞（0.001%～0.002%）。

（3）药物的稳定性　温度增高，化学反应速度增加，时间愈长，起反应的物质愈多。因此，不能只看到灭菌杀死细菌的一面，也要看到保证药物有效性的一面。为此在能达到灭菌的前提下，可适当降低温度或缩短时间。

（二）干热灭菌法

是利用火焰或干热空气杀灭微生物的方法。除少数药物采用此法外，大多用于器皿及用具的灭菌。包括火焰灭菌法和干热空气灭菌法。

1. 干热空气灭菌法

本法系指将物品置于干热灭菌柜、隧道灭菌器等设备中，利用干热空气达到杀灭微生物或消除热原物质的方法。适用于耐高温但不宜用湿热灭菌法灭菌的物品灭菌，如玻璃器具、金属材质容器、纤维制品、固体试药、液状石蜡等均可采用本法灭菌。

干热空气灭菌法的灭菌条件一般为 160～170℃ 120min 以上、170～180℃ 60min 以上或 250℃ 45min 以上，也可采用其他温度和时间参数，但必须确保被灭菌产品达到无菌保证要求。250℃ 45min 的干热灭菌也可除去无菌产品包装容器及有关生产灌装用具中的热原物质。

知识链接

热原是指能引起恒温动物体温异常升高的致热物质。药剂学上的“热原”通常指细菌性热原，是微生物产生的代谢产物。含有热原的注射剂进入体内即产生“热原反应”，如高热、呕吐、寒战等。

灭菌设备主要有干热灭菌柜、隧道灭菌器等，图 3-4、图 3-5 分别是干热灭菌柜和隧道灭菌器。固体制剂车间常用前后两面开门的灭菌烘箱，一侧在一般生产区，一侧在洁净区；注射剂车间常用隧道灭菌器，前段与洗瓶机相连，后端设在无菌区，出口至灌装机之间的传送带均在 B 级层流保护下。

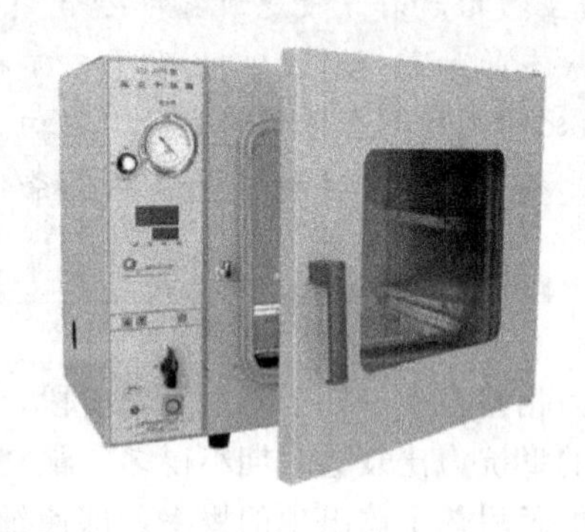

图 3-4 干热灭菌柜

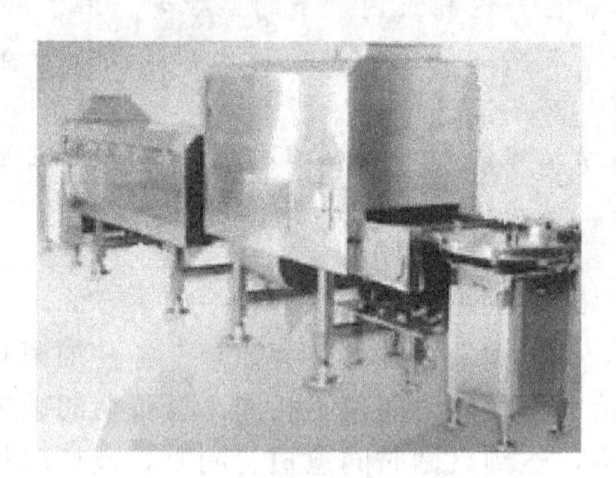

图 3-5 隧道灭菌器

采用干热空气灭菌法必须注意被灭菌物品不能排列过密；生物指示剂进一步确认灭菌效果时，应将其置于冷点处。

2. 火焰灭菌法

火焰灭菌法是将被灭菌物品置于火焰上直接灼烧达到灭菌目的的方法。通常是将需灭菌的器具在火焰上往返通过，加热 20s 以上，或注入少量乙醇摇动使之沾满容器内壁，点火燃烧，即可达到灭菌效果。本法适用于不易被火焰损伤的瓷器、玻璃、金属制品等器具的灭菌。

采用干热空气灭菌法必须注意玻璃与搪瓷制品操作前应充分干燥，以免灼烧时炸裂。

在同一温度下湿热灭菌的效果比干热灭菌的效果好。

（三）辐射灭菌法

辐射灭菌法系指灭菌物品置于适宜放射源辐射的γ射线中进行电离辐射而达到杀灭微生物的方法。本法最常用的是用金属钴 59 的放射性同位素钴 60 产生的γ射线辐射灭菌。本法穿透力强，可穿透较厚物品，特别是已包装密封的物品，灭菌过程中温度变化很小，只升高 2～3℃，可有效防止“二次污染”。本法适用于医疗器械、容器、生产辅助用品、不受辐射破坏的原料药及成品等。应用必须注意防护（如穿铅服），以免伤害工作人员。

γ射线辐射灭菌所控制的参数主要是辐射剂量（指灭菌物品的吸收剂量）。该剂量的制定应考虑灭菌物品的适应性及可能污染的微生物最大数量及最强抗辐射力，事先应验证所使用的剂量不影响被灭菌物品的安全性、有效性及稳定性。中药原料、半产成品、制剂常用的辐射灭菌吸收剂量为 10kGy。

采用辐射灭菌法，灭菌前，应对被灭菌物品微生物污染的数量和抗辐射强度进行测定，以评价灭菌过程赋予该灭菌物品的无菌保证水平。最终产品、原料药、某些医疗器材应尽可能采用低辐射剂量灭菌。某些药品经辐射灭菌后，有可能效力降低，产生毒性物质或发热性物质，且溶液不如固体稳定，同时要注意安全防护问题。

（四）紫外线灭菌法

波长为 200～300nm 的紫外线有杀菌能力，其中 254nm 的紫外线杀菌力最强。紫外灭菌法的设备主要是紫外灭菌灯（见图 3-6），是一种低压汞灯，采用石英玻璃制作。紫外线穿透力弱，只能穿透洁净空气和洁净的水，故广泛用于空气和物体表面灭菌。6～15m^3空间可装 30W 紫外灯一只，灯距地面 2～3m，相对湿度 45%～60%，温度 10～55℃杀菌效果比较好。照射时间一般为 0.5～1h。

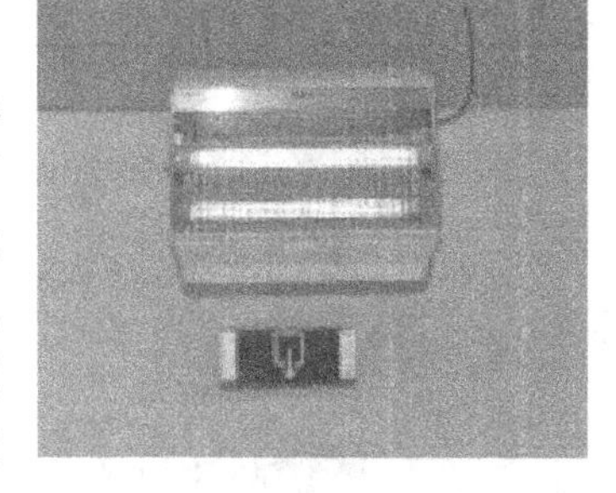

图 3-6　紫外灭菌灯

石英玻璃是用二氧化硅制造的特种玻璃，硬度和透明度更高，耐高温，耐磨损，抗氧化，而普通玻璃没有这些优点。石英玻璃对紫外线各波段都有很高的透过率，达 80%～90%，是作杀菌灯的最佳材料。

紫外灭菌灯使用时必须注意紫外灯管要保持洁净。灭菌过程中人不能在照射现场，紫外线对人体如照射过久，能产生结膜炎及皮肤烧灼等现象。紫外灯的使用有效期一般为 3000h，故每次使用要登记时间，并定期检查灭菌效果。也可用具有对 254nm 灵敏的照度计，来测定其辐射强度。

（五）微波灭菌法

微波通常指频率在 300～300000MHz 的电磁波。水可强烈吸收微波，同时高速转动，产生热效应，从而杀菌。微波可穿透到介质的深部，具有升温迅速、加热均匀的特点，灭菌作用可靠，灭菌时间短，仅需几十秒钟。本法适用于有一定含水量的物品灭菌。灭菌物品数量及灭菌时间要经过验证，防止灭菌不完全或物品温度过高、时间过长造成物品损坏。使用中应防止泄露。

知识链接

电磁波又称电磁辐射，是能量的一种。电磁波是电磁场的一种运动形态。变化的电场会产生磁场（即电流会产生磁场），变化的磁场则会产生电场。变化的电场和变化的磁场构成了一个不可分离的统一的场，这就是电磁场，而变化的电磁场在空间的传播形成了电磁波。按照频率或波长（频率等于光速除以波长）分为无线电波、红外线、可见光波、紫外线、X 射线、γ 射线。其中的无线电波按照波长分为长波、中波、短波、超短波、微波。

（六）过滤除菌法

本法系利用细菌不能通过致密具孔滤材的原理以除去气体或液体中微生物的方法。适用于不耐热的药物溶液。常用于热不稳定的药品溶液或原料的除菌，可同时滤除药液中的活菌、死菌和一些微粒杂质。

使用过滤除菌法要求过滤器不得对被滤过成分有吸附作用，也不能释放、脱落物质。滤器和滤膜在使用前应进行洁净处理，并用高压蒸汽进行灭菌或做在线灭菌。更换品种和批次应先清洗滤器，再更换滤膜。在每一次过滤除菌前后均应做滤器的完整性试验，即气泡点试验或压力维持试验或气体扩散流量试验，确认滤膜在除菌过滤过程中的有效性和完整性。除菌过滤器的使用时间一般不应超过一个工作日，否则应进行验证。过滤除菌法必须配合无菌操作技术，即在无菌环境下进行过滤操作。相关的设备、物品应采用适当的方法进行灭菌，并防止再污染。

过滤除菌设备见图 3-7、图 3-8。除菌过滤器常采用孔径分布均匀的微孔滤膜作过滤材料，微孔滤膜分亲水性和疏水性。除菌滤膜孔径一般不超过 0.22μm。

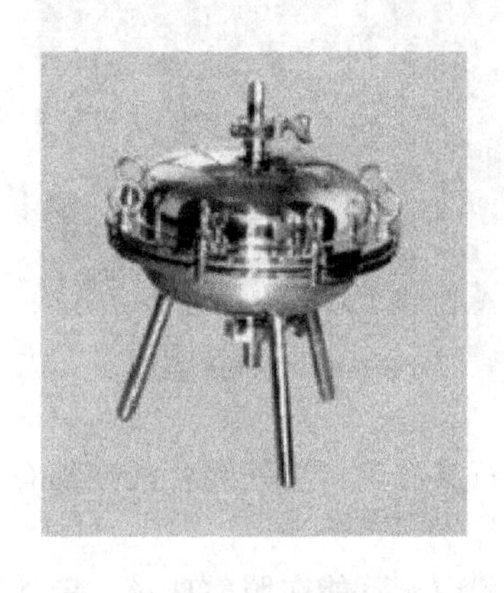

图 3-7　过滤除菌滤器（平板微孔滤膜）

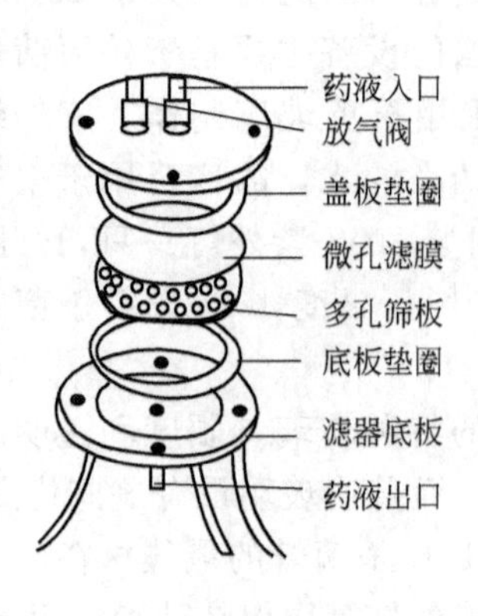

图 3-8　过滤除菌滤器示意图（平板微孔滤膜）

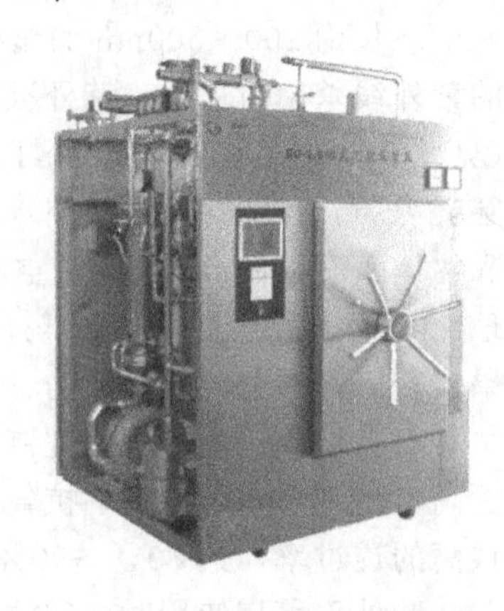

图 3-9　环氧乙烷灭菌器

二、化学灭菌法

化学灭菌法是使用化学药品杀灭微生物，达到灭菌目的的方法。

(一) 气体灭菌法

本法系指用化学消毒剂形成的气体杀灭微生物的方法。常用的化学消毒剂有环氧乙烷、气态过氧化氢、甲醛蒸气、臭氧（O_3）等。

1. 环氧乙烷

沸点为 10.9℃，气体灭菌法中最常用的气体。环氧乙烷具有可燃性，与空气混合，空气含量达 3.0%（体积分数）即可爆炸，一般与 80%～90%的惰性气体（90%二氧化碳或 88%氟利昂）混合使用，在充有灭菌气体的高压腔室内进行。本法可用于医疗器械、塑料制品等不能采用高温灭菌的物品灭菌。含氯的物品及能吸附环氧乙烷的物品则不宜使用本法灭菌。环氧乙烷气体的灭菌条件一般采用温度（54±10)℃，相对湿度（60±10)%，灭菌压力 8×10^5 Pa，灭菌时间 90min。灭菌条件应予验证。

灭菌设备常用环氧乙烷灭菌器，见图 3-9。灭菌前应进行泄露试验，以确认灭菌腔室的密闭性。灭菌时，将灭菌腔室先抽成真空，然后通入蒸汽使腔室内达到设定的温湿度平衡的额定值，再通入经过滤和预热的环氧乙烷气体。灭菌过程中，应严密监控腔室的温度、湿度、压力、环氧乙烷浓度及灭菌时间。必要时使用生物指示剂监控灭菌效果。

灭菌后，应采取新鲜空气置换，使残留环氧乙烷和其他易挥发性残留物消散。并对灭菌物品中的环氧乙烷残留物和反应产物进行监控，以证明其不超过规定的限度，避免产生毒性。一些塑料、皮革及橡胶与环氧乙烷有强亲和力，故需长达 12～24h 通空气驱除。

环氧乙烷的吸入毒性较大与氨相近，无氨样的刺激臭味，损害皮肤及眼黏膜，可产生水泡或结膜炎，故应用时要注意。

2. 甲醛

甲醛蒸气比环氧乙烷杀菌力更大，但穿透力差，只能用于空气杀菌。纯的甲醛在室温下是气体，但本品很容易聚合，通常以白色固体聚合物存在。甲醛蒸气可由固体聚合物或以液体状态存在的甲醛溶液产生，一般采用气体发生装置，每立方米空间用 40%甲醛溶液 30ml。加热后产生甲醛蒸气，经蒸气出口送入总进风道，由鼓风机吹入无菌操作室，连续 3h 后，一般即可将鼓风机关闭。室温应保持 25℃以上，以免室温过低甲醛蒸气聚合而附着于冷表面，湿度应保持在 60%以上，以 75%为宜。密闭熏蒸 12～24h 以后，再将 25%氨水加热（每立方米用 8～10ml），从总风道送入氨气约 15min，以吸收甲醛蒸气，然后开启总出口排风，并通入经处理过的无菌空气直到室内无臭气为止。

甲醛对黏膜有强刺激性，使用时应注意。

3. 臭氧

臭氧是一种氧化剂，不稳定，易分解，被认为是一种高效广谱的杀菌剂，主要用于空气杀菌。臭氧主要通过臭氧发生器制备，见图 3-10，采用空气或氧气为原料，利用高频高压放电生产臭氧。灭菌时将臭氧通入灭菌房间，维持通气 1～2h，密闭一定时间，通入新风即可。如果密闭时间较长，臭氧可全部自行分解变成氧气。

臭氧对眼睛、呼吸道等有侵蚀和损害作用，对那些患有气喘病、肺气肿和慢性支气管炎的人来说，臭氧的危害更为明显。灭菌操作时人员必须离开灭菌现场。

4. 其他灭菌气体

丙二醇、乳酸也具有杀菌作用，杀菌力不及甲醛，但安全无害。灭菌时将丙二醇置于蒸发器中，放入无菌操作室内，加热汽化，丙二醇用量为每立方米空间 1ml。乳酸用量为每立方米空间 2ml。

（二）浸泡及表面消毒法

浸泡及表面消毒法是以化学药品作为消毒剂，配成有效浓度的液体，采用喷雾、涂抹或浸泡的方法达到消毒的目的。本法适用于搪瓷、不锈钢、房间墙壁和门窗及地面、衣服、皮肤等的消毒。多数化学消毒剂仅对病原微生物的繁殖体有效，不能杀死芽孢。化学杀菌剂的效果，依赖于微生物的种类及数目、物体表面光滑或多孔与否，以及化学杀菌剂的性质。要注意化学杀菌剂其浓度不要过高，以防其化学腐蚀作用。

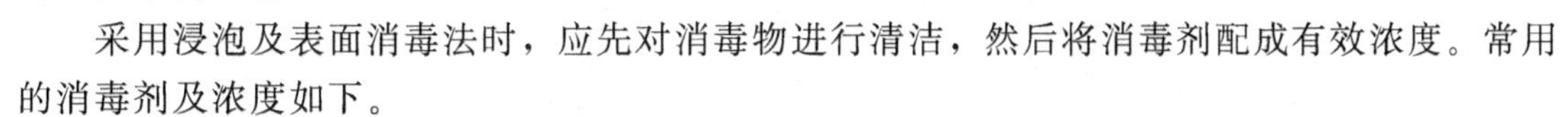

图 3-10　臭氧发生器

采用浸泡及表面消毒法时，应先对消毒物进行清洁，然后将消毒剂配成有效浓度。常用的消毒剂及浓度如下。

醇类：乙醇、异丙醇等。常用 75%乙醇。

酚类：苯酚、甲酚（甲基苯酚）等。常用 2%～5%甲酚肥皂溶液，也称来苏尔。

表面活性剂：洁尔灭、新洁尔灭等。常用 0.1%～0.2%新洁尔灭溶液。

氧化剂：过氧乙酸、过氧化氢、臭氧。如 3%双氧水（过氧化氢）、臭氧水。

采用浸泡及表面消毒法时必须注意配好的消毒剂应在规定期限内使用，有的消毒剂不稳定，需要现用现配。消毒结束后，应根据不同区域，使用纯化水或注射用水除去消毒剂。

第三节　无菌生产工艺

无菌生产工艺系指必须在无菌控制条件下生产无菌制剂的方法。对于不能用加热灭菌或不宜采用其他方法的灭菌制剂制备，均需采用无菌生产工艺。少量无菌制剂生产可在无菌操作柜内进行，大量生产在无菌室内进行，无菌分装及无菌冻干是最常见的无菌生产工艺。无菌冻干在工艺过程中须采用过滤除菌法。

1. 无菌室要求

无菌室环境洁净度必须达到相应的级别要求（详见第二章第二节中 GMP 对厂房与设施的要求相关内容）。

相关的设备、包装容器等物品应采用适当的方法进行灭菌，并防止被再次污染。

人员要按进入 C 级及以上级别洁净区标准操作程序进行更衣消毒后进入。

2. 无菌室灭菌

早晨、中午生产前要用紫外灯照射至少 60min。每日下班后用臭氧气体灭菌，也可用其他灭菌气体，如甲醛、丙二醇、乳酸、三甘醇等。

无菌室墙、地面、用具等的表面每日用消毒剂擦拭、喷洒。

室外进入洁净室的用具应灭菌进入，并定期检测灭菌效果。

3. 验证

无菌生产工艺过程的无菌保证应通过培养基无菌灌装模拟试验验证。

无菌生产工艺应定期进行验证，包括对环境空气过滤系统有效性验证及培养基模拟灌装试验。

知识链接

小量无菌制剂的制备，可在无菌操作柜中进行，见图 3-11。无菌操作柜分小型无菌操作与联合无菌操作两种。小型无菌操作柜又称单人无菌柜。式样有单面式与双面式两种。操作柜的四周配以玻璃，操作台有两个圆孔，孔内密接橡皮手套或袖套。药品及用具等，由侧门送入柜内后关闭。操作时可完全与外界空气隔绝。柜内空气的灭菌，可在柜中央上方装一小型紫外灯，使用前 1h 启灯灭菌，或用化学杀菌剂喷雾灭菌。联合无菌操作柜是由几个小型操作柜联合制成，以使原料的精制、传递分装及成品暂时存放等工作全部在柜内进行。近年来，采用层流洁净工作台进行无菌操作，使用方便，效果可靠。

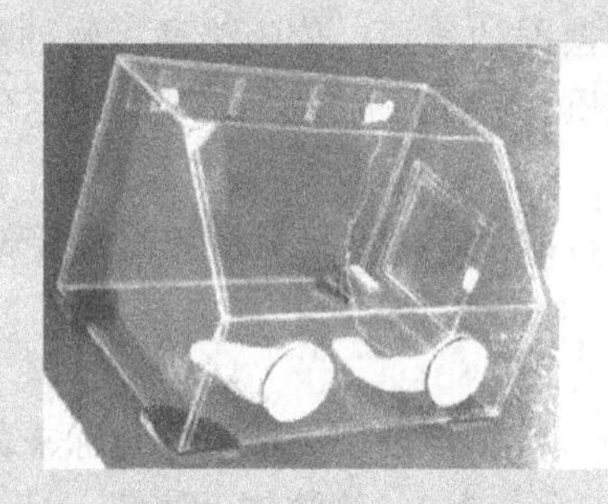
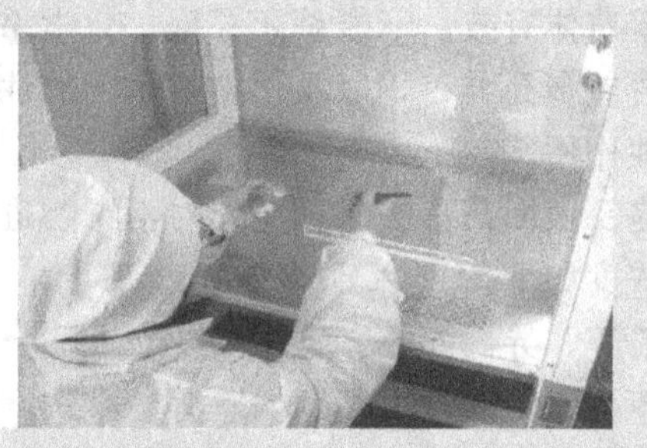

图 3-11 无菌操作柜

第四节 防腐技术

防止微生物污染的措施，已在第二章第二节中从人、机、料、法、环五方面进行了论述。但在实际生产中，往往不能完全杜绝微生物的污染，制剂中常常因为少量微生物的存在，导致制剂霉败变质，因此在制剂中有针对性地选择应用防腐剂，也是中药制剂防腐的重要手段。

一、防腐剂

1. 苯甲酸与苯甲酸钠

苯甲酸与苯甲酸钠为常用的有效防腐剂，适用于内服和外用制剂作防腐剂，在 pH4 以下的介质中作用好。一般用量为0.1%～0.25%。《中国药典》2010年版规定糖浆剂、合剂的用量不得超过0.3%（其钠盐的用量按酸计）。苯甲酸在水中的溶解度低，仅为0.29%，而苯甲酸钠则可达到5%（20℃），故常用其钠盐。本品价廉，成本较低。

2. 山梨酸及山梨酸钾

山梨酸及山梨酸钾为常用的有效防腐剂，适用于内服和外用制剂作防腐剂，特别适用于含有吐温的液体药剂防腐。对霉菌和细菌的抑制作用均较好，pH4.5左右为宜。一般用量为0.15%～0.2%。《中国药典》2010年版规定糖浆剂、合剂的用量不得超过0.3%（其钾盐的用量按酸计）。山梨酸在水中的溶解度低，仅为0.2%，而山梨酸钾则易溶于水，故常用其钾盐。

3. 对羟基苯甲酸酯类

对羟基苯甲酸酯类亦称尼泊金类，有甲、乙、丙、丁四种酯，无毒、无味、无臭，不挥发，性质稳定，应用于内服药液作防腐剂。在酸性条件下作用最强，中性条件亦可用，几种酯合用效果更佳。对羟基苯甲酸酯类对霉菌的抑菌效能较强，对细菌较弱，在含吐温的药液中不宜选用对羟基苯甲酸酯类作防腐剂。常用量为0.01%～0.025%。《中国药典》2010年版规定糖浆剂、合剂的羟苯甲酯类的用量不得超过0.05%。本类防腐剂在水中溶解度较小，配制方法为：先将水加热到80℃左右，再加入尼泊金搅拌使溶解。也可以将尼泊金先溶于少量乙醇中，再进行配制。

4. 醇类

20%的乙醇制剂即有防腐作用。0.25%～0.5%的三氯叔丁醇兼有局麻作用。1%～3%的苯甲醇用于注射剂防腐兼有局部止痛作用。

5. 酚类

常用于注射剂的防腐。常用的有0.5%苯酚、0.25%～0.3%的甲酚、0.25%～0.5%的氯甲酚等。

其他还有0.01%的醋酸、甲酸、植物挥发油等均可作防腐剂使用。

二、防腐剂使用时的注意事项

防腐剂使用时应严格控制原辅料质量，严格执行工艺卫生，尽量缩短生产周期，调整好制剂的pH值。

练　习　题

一、单选题

1. 微生物限度检查项目包括（　　）。

A. 细菌数、霉菌数　　B. 细菌数、霉菌数、酵母菌数　　C. 霉菌数、酵母菌数

D. 细菌数、霉菌数、酵母菌数、控制菌　　E. 以上都不对

2. 不论口服还是局部给药制剂，均不得检出（　　）。

A. 细菌　B. 霉菌　C. 酵母菌　D. 致病菌　E. 以上都不对

3. 非无菌制剂霉菌、酵母菌培养（　　），报告菌落数。

A. 12h　B. 24h　C. 48h　D. 72h　E. 96h

4. 无菌制剂无菌性检查，培养（　　）天，应无菌生长。

A. 10　B. 11　C. 12　D. 13　E. 14

5. 灭菌效果，应以杀死（　　）为标准。

A. 大肠杆菌　B. 大肠菌群　C. 沙门菌　D. 梭菌　E. 芽孢

6. 以下不属于湿热灭菌法的是（　　）。

A. 热压灭菌法　B. 流通蒸汽灭菌法　C. 煮沸灭菌法

D. 低温间歇灭菌法　E. 紫外线灭菌法

7. 灭菌能力强，为热力灭菌中最有效、应用最广泛的灭菌方法是（　）。

A. 热压灭菌法　B. 流通蒸汽灭菌法　C. 煮沸灭菌法

D. 低温间歇灭菌法　E. 紫外线灭菌法

8. 遇高温或潮湿发生变化或损坏的物品，不宜选择的灭菌方法是（　）。

A. 湿热灭菌法　B. 辐射灭菌法　C. 化学气体熏蒸灭菌法

D. 紫外线灭菌法　E. 以上都不是

9. 物理灭菌法不包括（　）。

A. 干热灭菌法　B. 湿热灭菌法　C. 紫外线灭菌法　D. 辐射灭菌法　E. 消毒剂灭菌法

10. 热压灭菌的注意事项错误的是（　）。

A. 检查灭菌设备是否完好

B. 设备内水要加足够

C. 灭菌设备内物品排列要紧凑

D. 操作过程注意压力变化及安全

E. 加压前要排除设备内的冷空气，使压力与温度相符

11. 以下属于干热灭菌法的是（　）。

A. 火焰灭菌法　B. 辐射灭菌法　C. 化学气体熏蒸灭菌法

D. 紫外线灭菌法　E. 低温间歇灭菌法

12. 可除去无菌产品包装容器及有关生产灌装用具中的热原物质的条件是（　）。

A. 121℃　15min　B. 121℃　30min　C. 160～170℃　120min

D. 170～180℃　60min　E. 250℃　45min

13. 辐射灭菌法最常用的是用（　）产生的 γ 射线辐射灭菌。

A. 钴 59　B. 钴 60　C. 碳 12　D. 镭　E. 溴

14. 穿透力强，可穿透较厚物品，特别是已包装密封的物品，可有效防止“二次污染”的灭菌方法是（　）。

A. 火焰灭菌法　B. 辐射灭菌法　C. 化学气体熏蒸灭菌法　D. 紫外线灭菌法

E. 过滤除菌法

15. 穿透力弱，只能穿透洁净空气和洁净的水，广泛用于空气和物体表面灭菌的灭菌方法是（　）。

A. 火焰灭菌法　B. 辐射灭菌法　C. 化学气体熏蒸灭菌法　D. 紫外线灭菌法

E. 低温间歇灭菌法

16. 不属于紫外线灭菌注意事项的是（　）。

A. 紫外灯管保持洁净　B. 人不能在照射现场　C. 使用有效期一般为 3000h

D. 要定期检查灭菌效果　E. 注意压力变化

17. 适用于有一定含水量的物品灭菌的灭菌方法是（　）。

A. 火焰灭菌法　B. 辐射灭菌法　C. 微波灭菌法　D. 紫外线灭菌法　E. 低温间歇灭菌法

18. 常用于热不稳定的药品溶液或原料的除菌，可同时滤除药液中的活菌、死菌和一些微粒杂质的方法是（　）。

A. 火焰灭菌法　B. 辐射灭菌法　C. 微波灭菌法　D. 紫外线灭菌法　E. 过滤除菌法

19. 药品生产中采用的除菌滤膜孔径一般不超过（　）。

A. 0.20μm　B. 0.21μm　C. 0.22μm　D. 0.23μm　E. 0.24μm

20. 不属于过滤除菌法注意事项的是（　）。

A. 在每一次过滤除菌前后均应做滤器的完整性试验

B. 过滤除菌法必须配合无菌操作技术

C. 除菌过滤器的使用时间一般不应超过一个工作日

D. 防止二次污染

E. 药液不能有活菌

21. 与空气混合含量达3.0%（体积分数）即可爆炸，一般与80%～90%的惰性气体混合使用的灭菌气体是（　）。

A. 环氧乙烷　B. 气态过氧化氢　C. 甲醛　D. 丙酮　E. 臭氧

22. 杀菌力很强，容易聚合，通常以白色固体聚合物存在的化学消毒剂是（　）。

A. 环氧乙烷　B. 气态过氧化氢　C. 甲醛　D. 丙酮　E. 臭氧

23. 对黏膜有强刺激性，灭菌结束需要通入氨气吸收灭菌气体的化学消毒剂是（　）。

A. 环氧乙烷　B. 气态过氧化氢　C. 甲醛　D. 丙酮　E. 臭氧

24. 不稳定，易分解成氧气的高效广谱杀菌剂是（　）。

A. 环氧乙烷　B. 气态过氧化氢　C. 甲醛　D. 丙酮　E. 臭氧

25. 不属于化学杀菌剂的是（　）。

A. 0.1%～0.2%新洁尔灭　B. 2%甲酚皂　C. 3%双氧水　D. 75%的乙醇　E. 聚乙二醇

26. 使用消毒剂应注意的事项是（　）。

A. 先对消毒物进行清洁　B. 将消毒剂配成有效浓度　C. 配好的消毒剂应在规定期限内使用

D. 消毒结束后，应根据不同区域，使用纯化水或注射用水除去消毒剂　E. 以上都包括

27. 不属于防腐剂的是（　）。

A. 苯甲酸　B. 苯甲酸钠　C. 山梨酸　D. 尼泊金类　E. 纯化水

28. 常用的防腐剂中（　）对霉菌和细菌的抑制作用均较好，特别适用于含有吐温的液体药剂防腐。

A. 苯甲酸　B. 苯甲酸钠　C. 山梨酸　D. 对羟基苯甲酸甲酯　E. 聚乙二醇

29. 《中国药典》2010年版规定糖浆剂、合剂中山梨酸的用量不得超过（　）（其钾盐的用量分别按酸计）。

A. 0.05%　B. 0.1%　C. 0.2%　D. 0.3%　E. 0.4%

30. 苯甲酸、山梨酸、尼泊金均适用的液体环境是（　）。

A. 酸性　B. 碱性　C. 中性　D. 没有特殊要求　E. 以上都不对

31. 以下对尼泊金类防腐剂叙述不正确的是（　）。

A. 易溶于80℃左右的热水中　B. 易溶于乙醇中

C. 对霉菌的抑菌效能较强，对细菌较弱　D. 含吐温的药液中不宜选用

E. 几种酯合用效能降低

二、填空题

1. 无菌是指没有任何（　　　　）存在。

2. 消毒是指杀灭或去除（　　　　）的过程。

3. （　）是指抑制微生物的生长、繁殖，亦称抑菌。

三、判断题

1. 对于任何制剂而言致病菌不得检出。（　）

2. 霉变的药材洗干净后可以使用。（　）

3. 灭菌程序不经验证，即可交付正式使用。（　）

4. 应采取措施防止已灭菌物品被再次污染。（　）

5. 被灭菌物品只能选择一种灭菌方式。（　）

6. 只要产品允许，应尽可能选用最终灭菌法灭菌。（　）

7. 只要可能，应对非最终灭菌的产品做补充性灭菌处理。（　）

8. 流通蒸汽灭菌法可杀死细菌的营养体，不能完全杀灭细菌孢子，一般可作为不耐热无菌产品的辅助灭菌手段。（　）

9. 无论干热和湿热灭菌，用生物指示剂进一步确认灭菌效果时，应将其置于冷点处。（　）

10. 在同一温度下湿热灭菌的效果比干热灭菌的效果好。（　）

11. 无菌生产工艺系指必须在无菌控制条件下生产无菌制剂的方法。（　）

12. 无菌生产工艺过程的无菌保证应通过培养基无菌灌装模拟试验验证。（　）

第四章　中药的浸提、分离与精制技术

教学目的

- 掌握中药的浸提、分离。
- 熟悉浸提、分离的常用设备及其使用方法。
- 了解浸提常用溶剂、影响因素；现代浸提技术；影响过滤速度的因素；精制技术。

第一节　基本知识

一、药材成分与疗效

为制成适宜的药物剂型或减少服药量等，大多数中药材需要进行浸提，而药材浸提过程中所浸出的药材成分的种类或性质与中药制剂的疗效具有密切的关系。药材成分概括说来可以分为四类，即有效成分（包括有效部位）、辅助成分、无效成分和组织物质。

有效成分是起主要药效的物质，一般指化学上的单体化合物，能用分子式和结构式表示，并具有一定的理化性质，如某种生物碱、苷、挥发油、有机酸等。一种中药往往含有多种有效成分，例如甘草的有效成分已知的有甘草酸、甘草次酸、甘草苷、异甘草苷等。其中甘草酸就具有肾上腺皮质激素样作用、抗变态反应作用、抗溃疡作用、抗动脉硬化作用、抗HIV作用和解毒作用。

辅助成分是指本身无特殊疗效，但能增强或缓和有效成分作用的物质，或有利于有效成分的浸出或增强制剂稳定性的物质。如大黄中所含的鞣质能缓和大黄的泻下作用，黄连流浸膏中小檗碱的含量大大超过小檗碱的溶解限度，也是由于辅助成分存在所致。

无效成分是指无生物活性，不起药效的物质。有的甚至会影响浸出效能、制剂的稳定性及外观和药效，如蛋白质、鞣质、脂肪、淀粉、黏液质、果胶等。

组织物质是指一些构成药材细胞或其他不溶性物质，如纤维素、栓皮、石细胞等。

二、浸提、分离与精制的目的

① 尽可能浸出有效成分或有效部位，尽可能减少无效或有害物质浸出。

② 减少服药量。

③ 增加制剂的稳定性。

④ 提高疗效。

第二节　中药的浸提技术

浸提是采用适当的溶剂和方法使中药材中所含的有效成分浸出的操作。

浸提的原料药材包括植物药、矿物药和动物药。浸提的有效成分性质不同，所用的溶剂和浸提方法也不同。

一、浸提常用溶剂

水：价廉，溶解范围广。可溶解生物碱盐、苷、有机酸盐、鞣质、蛋白质、糖、树胶、色素、多糖类（果胶、黏液质、菊糖、淀粉等）及少量挥发油。

缺点是浸出范围广，选择性差，容易浸出大量无效成分，过滤和分离困难，无防腐能力，药液易霉变。

乙醇：可与水任意混溶。20％乙醇即有防腐作用，不同浓度乙醇溶解的有效成分不同。90％以上乙醇适用于浸提挥发油、有机酸、树脂、叶绿素等；50％～70％乙醇适用于浸提生物碱、苷类；50％以下乙醇适用于浸提蒽醌苷等。

缺点是价贵，易燃，有药理作用。

其他溶剂：有丙酮、乙醚、氯仿、石油醚、植物油等，一般仅用于某些有效成分的纯化精制。

二、影响浸提因素

药材粉末的粒度：植物药材一般粒度要适宜，根据具体浸提方法采用粉、片、段、丝、块，以利于浸提和分离有效成分为准；动物药要达到破坏组织；矿物药要粉碎成细粉。

温度：温度提高利于药材成分的浸出，但不能破坏有效成分。

时间：在扩散达平衡前，浸出时间长，浸出量增加；扩散达平衡后，时间不起作用。

浓度差：浓度差大利于药材成分的浸出。

压力：药材组织坚硬，施加压力利于浸出；组织松软和容易润湿的药材，施加压力对浸出影响不大。

新技术的运用：超声波浸提、胶体磨浸提等都极大地缩短了浸提时间。

三、浸提方法

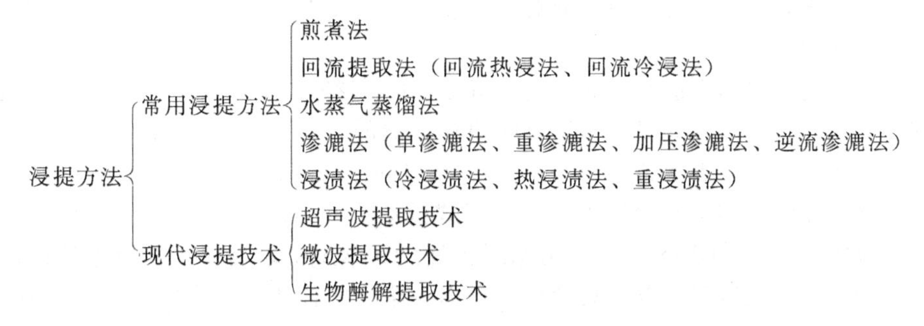

（一）常用浸提方法

1. 煎煮法

是将药材加水煎煮取汁的方法。适用于有效成分溶于水，对热稳定的药材成分的提取。不适于挥发性和对热不稳定成分的提取。水提液杂质多，精制麻烦。

操作方法：饮片或粗粉（注意先煎、后下、包煎等）→置提取容器中→加水浸没药材→浸泡 15～30min→加热沸腾→微沸至规定时间→过滤→滤液另存，药渣继续煎煮 1～2 次，操作同前→滤液合并→得浸提液→药渣弃去。

常用设备如下。

煎煮法小量生产常用不锈钢罐或夹层锅，密闭或不密闭。有的在内部加搅拌器和假底，强化提取和便于除渣。

煎煮法大生产采用多功能提取罐密闭循环提取（回流提取，可同时收集挥发油）。如图4-1为多功能提取设备，操作时将放渣口关好，从上部加料口投入提取的药材饮片，加入规定量的水，关好上盖，打开冷凝水，打开加热开关，开始加温。一些先进的多功能提取罐可进行常温常压、高温加压、低温减压提取；也可进行水提、醇提、提挥发油（吊油）等。多功能提取罐具有自动管道过滤、自动除渣功能。提取过程中要注意观察开始沸腾的时间，一般提取时间计时是从沸腾开始计，到规定时间及时关闭加热阀门，及时放出提取液，不要随意延长时间，否则会造成出膏率不稳定（焐罐出膏率高）。提取过程中还要密切注意压力的变化，压力超过规定范围时，要及时停止加热，检查冷凝水等是否正常，以免出现安全事故。

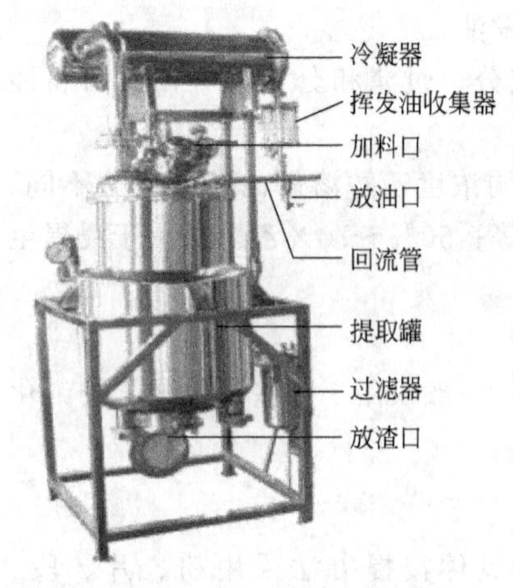

图 4-1 多功能提取罐

2. 回流提取法

回流提取法是指乙醇等易挥发的有机溶剂提取药材成分时，将浸出液加热蒸馏，其中挥发性溶剂馏出后又被冷凝，重复流回浸出器中浸提药材，这样周而复始，直至有效成分回流提取完全的方法。适用于遇热稳定药材成分的提取。缺点是浸提液在提取器中受热时间较长，不适于受热易破坏成分的提取。

（1）回流热浸法 实验室少量提取用回流提取装置，需用仪器及装置见图 4-3、图 4-4、图 4-6。提取时，将药材放入三角瓶或圆底烧瓶中，加入定量溶剂，插接好冷凝管，用铁架台固定好，接好进水和出水管，通入冷凝水，然后加热，如果热源为电炉子等火力猛的加热器，要在加热器和瓶之间放一块石棉网，以免由于局部温度过高造成瓶破裂。提取过程中，溶剂受热变成蒸汽，蒸汽上升至冷凝管处被冷凝水冷凝又变成液态回流到瓶中，如此循环往复，直至提取完成。

大生产回流提取操作方法及设备可用煎煮法使用的多能提取罐密闭循环提取，也可使用专用的回流提取设备（即多能提取罐没有收集挥发油的装置）。该法溶剂可循环使用，但不能更新溶剂，生产中需要更换新溶剂 2～3 次，溶剂用量较多。

（2）回流冷浸法 实验室少量提取采用索式提取器，需用仪器及装置见图 4-2～图 4-5 和图4-7。提取时，将药材粉碎成粗粉用滤纸包好放入索式提取器中，与瓶连接好，从索式提取器上部加入定量的溶剂（以虹吸管最高点为一个加入体积，定量加入几个体积），溶剂顺虹吸管进入瓶中，接好冷凝管，通入冷凝水，打开加热开关，开始提取。提取过程中，瓶中溶剂被加热变成蒸汽经过连接管上升至冷凝管中被冷凝水冷却变成液体流入索式提取器中，当液体累积至虹吸管最高点时，由于虹吸作用流入瓶中，瓶中溶剂被加热变成蒸汽上升再被冷凝流回索式提取器中，如此循环往复。索式提取器中的提取溶剂一直是被蒸发冷凝后回流的溶剂，基本不含有或含很少的提取成分，与药材之间可以保持良好的浓度差，溶剂可循环使用，又能不断更新溶剂，溶剂用量少，浸提更完全。

大量生产采用循环回流冷浸装置。

3. 水蒸气蒸馏法

水蒸气蒸馏法适用于具有挥发性，能随水蒸气蒸馏而不被破坏，与水不发生反应，又难溶于水的化学成分的提取、分离，如挥发油提取。

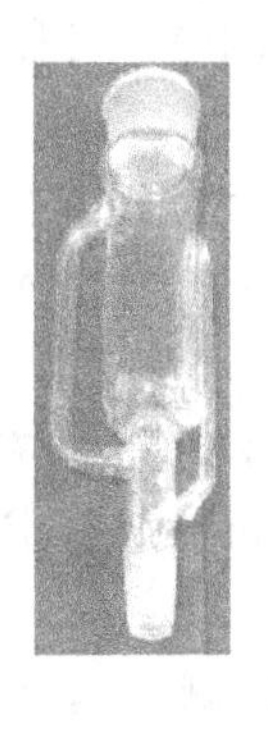

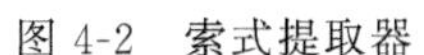

图 4-2 索式提取器

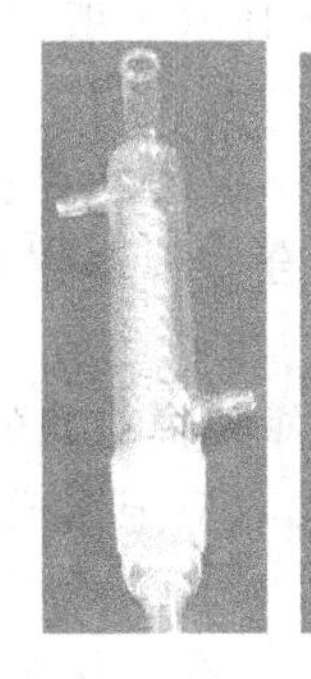

图 4-3 冷凝管

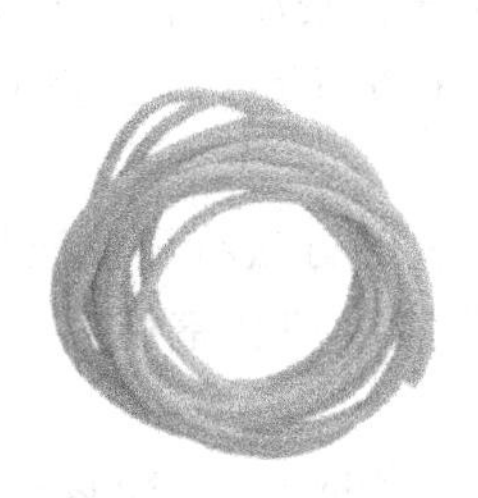

图 4-4 乳胶管

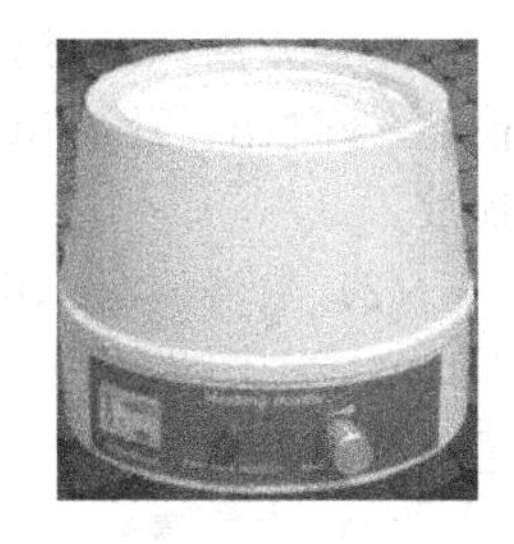

图 4-5 电热套

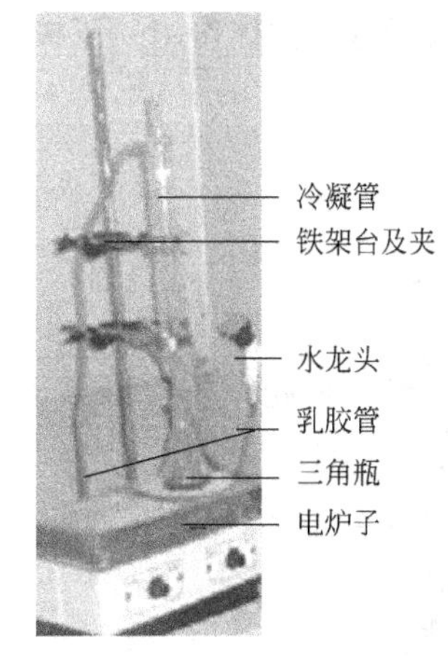

图 4-6 回流热浸装置图

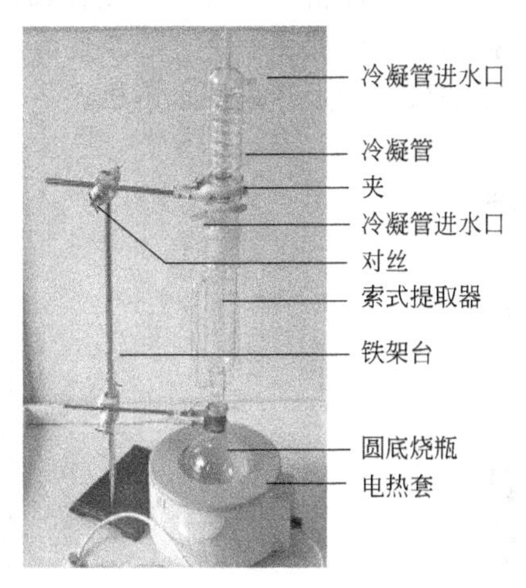

图 4-7 回流冷浸装置图

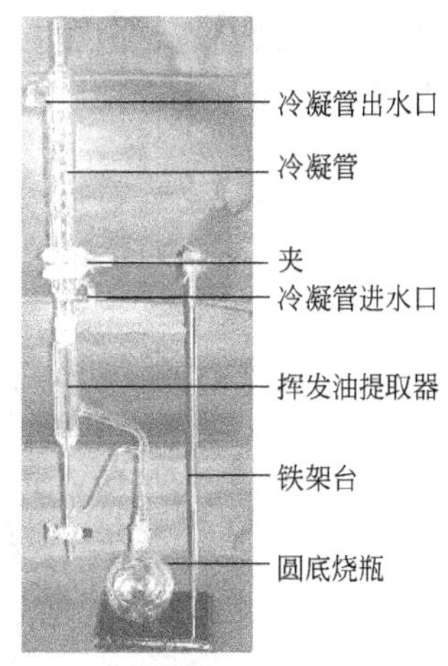

图 4-8 挥发油提取装置

水蒸气蒸馏法分为共水蒸馏法、通水蒸气蒸馏法、水上蒸馏法。图 4-8 是实验室共水蒸馏装置。提取操作时，将药材饮片放入瓶中，放在加热器上，接上挥发油提取器，其上接冷凝管，用铁架台固定好。关闭挥发油提取器的阀门，自冷凝管顶端开口处加入定量的水使充满挥发油提取器的刻度部分，并溢流入烧瓶。将冷凝管通入冷凝水，接通电源开始加热。当水沸腾时，药材中挥发性成分随水蒸气一起上升至冷凝管中被冷凝水冷凝，流入挥发油提取器的接收管中，含油的水在管中由于密度不同而分层，一般油在上方（如果油密度比水大，则在下方，要用另一种提取器），随着冷凝液增多至支管最高点时，在下方的水即流入瓶中。如此往复，直至基本提尽挥发油，一般需要 4h 左右。油由阀门放出，接收至洁净干燥的带盖容器中保存。含量较高者可直接分离出挥发油。在阀门上方的细管有刻度，可直接读出挥发油的体积。含量较低者可能仅获得芳香水，为提高流出液的纯度或浓度，可进行重蒸馏。目前企业多采用多能提取罐提取挥发油。

4. 浸渍法

是将药材饮片用适宜的溶剂在常温（10～30℃）或温热（40～60℃）条件下浸泡，浸出有效成分的方法。适用于溶剂具有防腐能力的酒剂、酊剂等。不适于贵重药材、毒性药材及高浓度的制剂。一些不适用于其他提取方法的黏性药材、无组织结构药材、新鲜及易于膨胀药材、有效成分遇热易挥发或易破坏的药材均可使用本浸提方法。缺点是溶剂的用量大，多呈静止状态，溶剂的利用率较低，有效成分浸出不完全。

（1）冷浸渍法　是在室温（10～30℃）下进行的操作（一般在14天以上）。可制得酒剂、酊剂；药液进一步浓缩，可制得流浸膏、浸膏。

操作方法：药材饮片→置浸渍容器中→加定量溶剂→密闭浸渍至规定时间（经常振摇或搅拌）→过滤，药渣压榨（药渣弃去）→滤液和压榨液合并→静置规定时间→过滤→得浸提液。

（2）热浸渍法　用适宜的方法将浸渍液加温，以缩短浸提时间的操作方法（一般在3～7天）。余同冷浸法。浸渍液冷却至室温时，有沉淀析出，应根据成分性质和制剂要求考虑是否分离除去。

（3）重浸渍法　即多次浸渍法，即将溶剂分成2～3份，分次浸渍，以减少有效成分损失。

传统浸渍设备一般用罐、坛等，上面密封。大生产用浸渍罐，见图4-9。从上面加料和溶剂，下面放药液，内装有搅拌装置或外部加一个离心泵使溶剂循环达到搅拌作用。压榨使用压榨器，小量生产采用螺旋压榨机，大生产采用水压机。

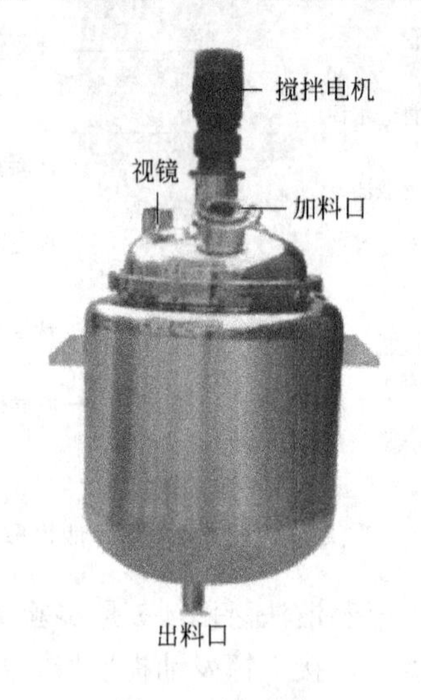

图4-9　浸渍罐

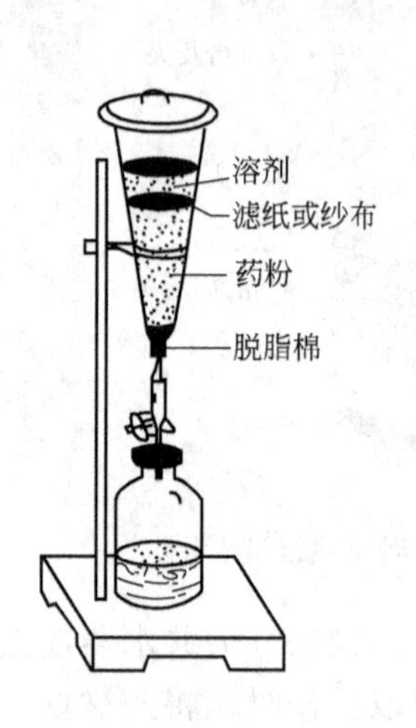

图4-10　单渗漉装置

5. 渗漉法

是将药材粗粉置于渗漉器内，将溶剂连续地从渗漉器的上部加入，令渗漉液不断地从下部流出，从而浸出药材中有效成分的一种方法。所得浸出液叫渗漉液。适用于溶剂具有防腐能力的酒剂、酊剂等，溶剂一般用不同浓度乙醇或白酒。不适于新鲜的、易膨胀的药材，无组织结构的药材。一些不适用于其他提取方法的贵重药材、毒性药材、高浓度制剂及有效成分含量较低的药材、有效成分遇热易挥发或易破坏的药材均可使用本浸提方法。

由于渗漉法在浸出过程中始终有新溶剂加入，因此药材的浸提过程能一直保持良好的浓度差，有效成分提取完全，溶剂用量较少，省略了药渣与浸出液的分离操作。优于浸渍法。

（1）单渗漉法　见图4-10，是实验室单渗漉装置。

操作方法：粉碎药材→润湿药材→药材装筒→排除气泡→浸渍药材→渗漉并收集渗漉液。

粉碎：药材的粒度应适宜，过细易堵塞，吸附性增强，浸出效果差；过粗不易压紧，溶剂与药材的接触面小，皆不利于浸出。大量渗漉时一般药材切成0.5cm左右的块、段、片为宜，小量渗漉粉碎成5～10目的粗粉。

润湿：药粉在装渗漉筒前应先用浸提溶剂润湿，避免在渗漉筒中膨胀造成堵塞，影响渗漉操作的进行。所加溶剂的量和放置的时间视药材种类、粉碎度和溶剂而定。一般加药粉 1 倍量左右的溶剂，拌匀后视药材质地，密闭放置 15min～6h，以药粉充分地均匀润湿和膨胀为度。

装筒：筒底部放一块脱脂棉防止药粉堵住出液口，脱脂棉不可过厚以免造成堵塞。将浸渍好的药材装入渗漉筒，边加边轻压，使平整均匀，松紧适宜。装得过松，溶剂很快流过药粉，浸出不完全；反之，又会使出液口堵塞，无法进行渗漉。一般溶剂含醇量低的宜松些，含醇量高宜紧些。装量一般为筒的 2/3。

排气：药粉填装完毕，用滤纸或纱布盖在上面，并压上玻璃珠或瓷块。打开出液阀门，加入溶剂，最大限度地排除药粉间隙中的空气，溶剂始终浸没药粉表面，否则药粉干涸开裂，再加溶剂时，溶剂易从裂隙间流过而影响浸出。待渗漉液自出口处排除时，关闭阀门。

浸渍：一般加盖放置 24～48h，使溶剂充分渗透扩散，特别是制备高浓度制剂时更显得重要。此步也可与润湿步骤合并一起，这样可减少占用渗漉筒的时间，提高设备利用率。

渗漉：渗漉时要控制渗漉速度，根据药材质地坚硬与否选择快渗漉还是慢渗漉，一般每 1000g 药材每分钟流出 3～5ml（也有 1～3ml）。大量生产时，每小时流出液相当于渗漉容器被利用容积的 1/48～1/24。浸出溶剂用量为药材量的 4～8 倍。设备有连续渗漉装置。

（2）重渗漉法　是将渗漉液重复用作新药粉溶剂，进行多次渗漉以提高浸出液浓度的方法。操作时将药粉分成重量递减的三份，分别装于三个渗漉筒内，重量由大到小进行串联排列，先用溶剂渗漉第一个渗漉筒，将最初的浓渗漉液保存，余渗漉液进入第二个渗漉筒，将最初的浓渗漉液保存，余渗漉液进入第三个渗漉筒，收集全部渗漉液，并与第一次和第二次的浓渗漉液合并，即得。

（3）加压渗漉法　即对渗漉系统施加一定的压力，使流速加快，利于有效成分浸出，提高生产效率。常用于多级渗漉。设备有加压式多级渗漉装置。

（4）逆流渗漉法　是利用静压或泵的强制作用，使溶剂由渗漉筒的底部进入从上部流出的渗漉方法。设备有螺旋式连续逆流提取器。

（二）现代浸提技术

1. 超声波提取技术

超声波是一种机械波，振动在介质中传导，振动频率大于 20000Hz，其每秒的振动次数（频率）超出了人耳听觉的上限（20000Hz），人们将这种听不见的声波叫做超声波。通常用于医学诊断的超声波频率为 1～5MHz，即每秒振动 100 万次。

超声提取是利用超声波具有的机械效应、空化效应及热效应，通过增大介质分子的运动速度，增大介质的穿透力以提取中药有效成分的方法。

知识链接

空化效应是指当超声波在液体中传播时，由于液体微粒的剧烈振动，会在液体内部产生小空洞（气泡）。这些小空洞迅速胀大和闭合，会使液体微粒之间发生猛烈的撞击，起到了很好的搅拌作用，也会使液体的温度骤然升高，从而使两种不相溶的液体（如水和油）发生乳化，并且加速溶质的溶解，加速化学反应。这种由超声波作用在液体中所引起的各种效应称为超声波的空化作用。

超声波提取不需加热，本身的热效应可使药液有小幅升温，不会破坏中药材中某些具有热不稳定、易水解或氧化特性的药效成分；超声波能促使植物细胞破壁，提高中药的疗效；提取有效成分时间短、效率高，20～40min 即可获最佳提取率，溶剂用量少，大大降低能耗。缺点是超声波提取设备的噪声刺耳。

实验室提取少量样品常用超声波清洗器，见图 4-11。操作时将样品放入瓶中，加入定量溶剂，盖上盖（不可盖严），放入网筐，将网筐放入装有一定量水的清洗器槽中，接通电源，开始提取至规定时间，关闭电源。大量生产可用超声波提取机组进行，见图 4-12。操作同多功能提取机组，只是能源为超声波。

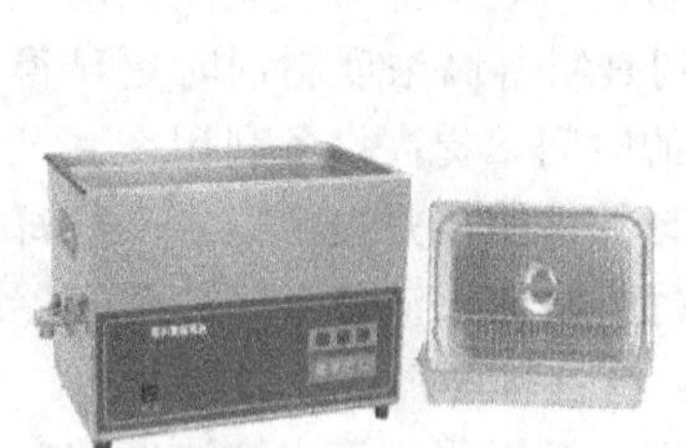
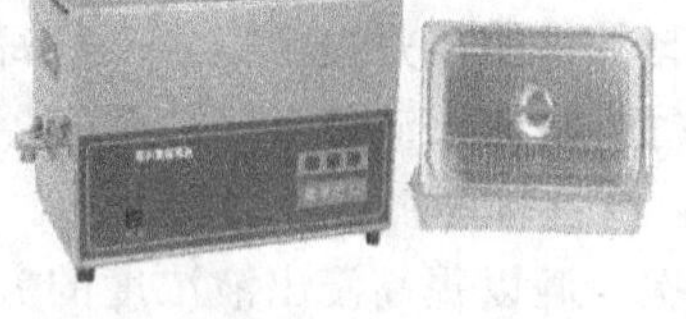

图 4-11 超声波清洗器

图 4-12 超声波提取机组

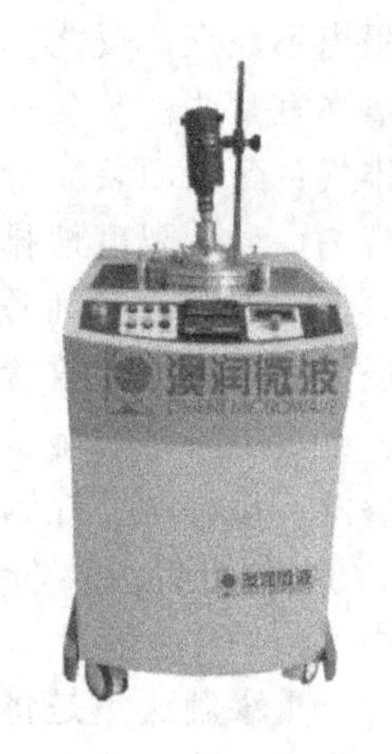

图 4-13 微波提取设备

2. 微波提取技术

微波提取技术是利用波长介于 0.1～100cm（频率介于 300×10^6～300×10^9 Hz）的电磁波辅助提取药材有效成分的方法。作为一种电磁波，微波具有吸收性、穿透性、反射性，即：它可被极性物质如水等选择性吸收，从而被加热；而不被玻璃、陶瓷等非极性物质吸收，具穿透性。金属则反射微波。在微波场中，吸收微波能力的差异使得萃取药材中的某些组分被选择性加热，从而使得被萃取物质从药材中分离，进入到萃取剂中。设备见图 4-13。

微波提取技术与传统煎煮法相比，克服了药材细粉易凝聚易焦化的弊病，具有以下特点：

① 穿透式加热，提取效率高；

② 适用多种溶剂提取，溶剂用量少；

③ 提取温度低，保护成分，易于分离，节省能源；

④ 生产线简单，投资少。

操作时，先将出料口关好，将药材加入提取容器中，加入定量溶剂，关好上盖，接通电源，开始提取。提取结束，关闭电源，放出药液，取出药渣，清洗容器及管路。

操作注意事项：

① 保持炉门和门框清洁，不要在门和门框之间夹带抹布或纸张的情况下使炉子启动工作，以免造成微波泄漏。微波泄漏损害人体健康。

② 不要随意启动微波炉，以免空载运行损害仪器。

③ 微波炉内不得使用金属容器，否则会减弱加热效果，甚至引起炉内放电或损坏磁控管。

④ 进出排气孔要保持畅通，以免炉子过热，引起热保护装置动作，关闭炉子；微波加热的时间不宜过长，要多加观察，防止过热起火，尤其是对易燃的溶剂。

⑤ 万一炉内起火，请勿打开炉门，应立即切断电源，即可自然熄灭。

⑥ 如果炉子跌落，引起门或外壳损坏，应立即修理，否则可能引起微波过量外泄。

⑦ 勿将普通的水银温度计放入炉中测定温度，以免引起打火或损坏。

3. 生物酶解提取技术

中药生物酶解提取技术是在传统的溶剂提取方法的基础上，根据植物药材细胞壁的构成，利用酶反应所具有的高度专一性等特点，选择相应的酶，将细胞壁的组成成分水解或降解，破坏细胞壁结构，使有效成分充分暴露出来，溶解、混悬或胶溶于溶剂中，从而达到提取细胞内有效成分的目的的一种新型提取方法。目前，用于中药提取方面研究较多的是纤维素酶，大部分中药材的细胞壁是由纤维素构成，植物的有效成分往往包裹在细胞壁内，用纤维素酶酶解可以破坏植物细胞壁，有利于提取有效成分。常用的酶有纤维素酶、半纤维素酶、果胶酶、多酶复合体等。另外还有蛋白酶用于水解蛋白质，以食用木瓜蛋白酶的使用较多。

操作时将药物同相应的酶液混合，在合适的温度和 pH 值条件下充分搅拌并使之酶解，之后再按照常规提取办法提取。大多数酶在 40～50℃时活力最大。一般由动物组织提取的酶最适 pH 值为 6.5～8.0，从植物中提取的酶最适 pH 值为 4.0～6.5。但中药材的品种不同，所使用的酶的种类不同，酶解的最佳 pH 值也会不同。

注意事项如下。

① 酶解对有效成分提取的影响。虽然酶的催化反应具有专一性，但大多数具有相对性，即酶可以催化一类物质或一类化学键，如纤维素酶能水解葡萄糖键，当有效成分是多糖类物质时，由于其也含有葡萄糖苷键而被水解成低分子单糖而失去药效。另外，中药的苷类成分也存在葡萄糖苷键，也有可能会将其水解成苷元。

② 酶解对中药药效及毒理的影响。在提取分离过程中使用生物酶解技术会将大量的不溶的纤维素水解成为可溶的葡萄糖，果胶被分解成甲酸、果胶酸、半乳糖醛酸等，蛋白质水解为氨基酸、多肽，会使出膏率提高，不利于除杂处理。更为重要的是，可能将一些多糖和蛋白质降解，其提取的成分可能与传统的提取成分有质的差别，其药效毒理作用是否会发生质的改变将难以预料。

因此，在中药提取过程中不能单纯为了提高某一指标的提取率而盲目使用酶解技术，特别是在有效成分和作用机理不明确的复方制剂中。

③ 酶的残留。酶作为催化剂在反应过程中本身是应该不发生改变的，但在后续工艺过程中因加热或有机溶剂的处理等原因可能使其变性而残留在提取物中，故有必要注意到以下问题：a. 是否与提取物发生相互作用，如降解有效成分、沉淀或发生络合反应等；b. 是否影响提取液的质量和疗效；c. 是否影响对其进行质量检测和控制；d. 是对提取液后期的剂型选择的干扰，因为酶作为蛋白质对注射剂影响很大。

4. 超临界流体提取技术

超临界流体提取通常称为超临界流体萃取（简称 SCFE），是一种以超临界流体（简称 SCF）代替常规有机溶剂对中草药有效成分进行萃取和分离的新型技术。

任何一种物质都存在三种相态——气相、液相、固相。三相呈平衡态共存的点叫三相点。液、气两相呈平衡状态的点叫临界点。在临界点时的温度和压力称为临界温度和临界压力。不同的物质其临界点所要求的压力和温度各不相同。超临界流体（SCF）是指在临界温度和临界压力以上的流体。高于临界温度和临界压力而接近临界点的状态称为超临界状态。超临界流体的密度接近液体，故对物质溶解度大；黏度接近气体，故传质快。其原理是流体（溶剂）在临界点（临界温度与临界压力）附近某区域（超临界区）内对待分离混合物中的溶质的溶解能力随压力和温度的改变而在相当宽的范围内变动，利用这种 SCF 作溶剂，可以从多种液态或固态混合物中萃取出待分离组分。常用的 SCF 为 CO_2，因为 CO_2 无毒，不易燃易爆，价廉，有较低的临界压力和温度，易于安全地从混合物中分离出来。

SCFE 设备是由高压萃取器、分离器、精馏柱、换热器、高压泵（压缩机）以及连接这些设备的管道、阀门和接头等构成，见图 4-14、图 4-15。操作时，将原料粉碎成粗粉，装入萃取器中，由高压泵加压，经过换热器升温使 CO_2 成为超临界流体，进入萃取器，萃取出有效成分后，经减压升温进入分离器 1 进行第一次成分分离。经进一步减压进入分离器 2 和精馏塔进行第二次分离和进一步纯化。纯 CO_2 由冷凝器冷凝再由高压泵加压，在萃取器、分离器和精馏柱之间循环，提取、分离和纯化有效成分。

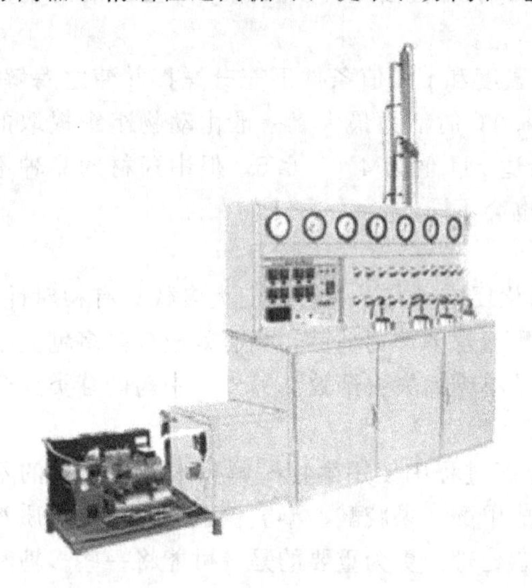

图 4-14　CO_2 超临界流体萃取设备

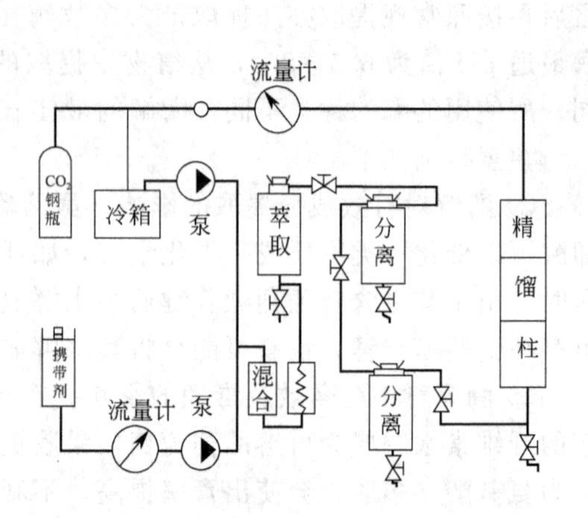

图 4-15　CO_2 超临界流体萃取示意图

与传统提取方法相比，超临界二氧化碳萃取法最大的优点是可以在近常温的条件下提取分离，几乎保留产品中全部有效成分，无有机溶剂残留，产品纯度高，操作简单，节能。用不同浓度的乙醇作夹带剂，可增加超临界流体的极性，用于萃取极性成分。超临界流体萃取技术对于提取分离挥发性成分、脂溶性物质、高热敏性物质以及贵重药材的有效成分显示出独特的优点，但设备属高压设备，一次性投资较大，运行成本高。

影响超临界萃取的主要因素如下：

① 密度。温度一定时，密度（压力）增加，可使溶剂强度增加，溶质的溶解度增加。

② 夹带剂。在这些 SCF-CO_2 中加入少量夹带剂（如乙醇等）以改变溶剂的极性，创造一般溶剂达不到的萃取条件，大幅度提高收率。

③ 粒度。粒度小有利于 SCF-CO_2 萃取。

④ 流体体积。增大流体的体积能提高回收率。

第三节　中药的分离与精制技术

一、分离

药材中的成分被溶剂提取后，由于各种原因会含有一定量的固体物需要除去。将固体和液体用适当的方法分开的过程称为固-液分离。常用的分离方法一般有三类：沉降法、过滤法、离心法。

（一）沉降法

利用固体物与液体介质密度相差悬殊，固体物靠自身重量自然下沉，使固体与液体分离的一种方法。适用于粗悬浮体系，即固体颗粒大而沉者易于沉降；不适用浸提液中固体物含量少、粒子细而轻者。沉降分离的力为重力。

沉降法的缺点是分离不完全，需进一步滤过或离心分离；但已除去了大量杂质，利于进一步分离。

（二）过滤法

指将固体和液体的混合物强制通过多孔性介质，使固体沉积或截留在多孔介质上，液体通过介质，从而使固体与液体得到分离的操作。

过滤用的多孔材料称为过滤介质或滤材，是用于支撑滤饼、阻留颗粒的一些材料的总称。常用的过滤介质包括织物介质，如棉布、帆布、纱布、丝织物、合成纤维（耐酸碱，耐腐蚀）；粒状介质，如石砾、细沙、碎玻璃、骨炭、木炭、白陶土等；多孔介质，如滤纸、垂熔玻璃滤器、微孔滤膜、超滤膜等。

安装过滤介质的装置叫滤器。截留于过滤介质上的固体称滤饼或滤渣。通过过滤介质的液体叫滤液。

滤过目的视有效成分的物态而定，有效成分为可溶性成分时取滤液，有效成分为固体沉淀物或结晶时取滤渣（滤饼）。

影响过滤速度的因素包括如下。

① 滤器的面积。过滤初期，过滤速度与滤器面积成正比。

② 滤液的黏度。滤速与料液黏度成反比，黏稠性愈大，滤速愈慢。常趁热过滤或保温过滤，同时应先滤稀液后滤稠液；对黏性物料或胶体物料常在料液中加助滤剂，以降低黏度。

③ 助滤剂。活性炭、滑石粉、硅藻土、滤纸浆等。

使用助滤剂的方法是先在滤材上铺一层助滤剂，然后过滤料液；或将助滤剂混入待滤液中，搅拌均匀后再过滤料液。

④ 滤渣层和滤材的阻力。阻力增大，滤速变慢。加助滤剂降低滤渣的阻力。

⑤ 滤器两侧的压力差。压力差越大滤速越快。

过滤的方法及设备包括常压过滤、减压过滤、加压过滤、薄膜过滤。

1. 常压过滤

常用玻璃、搪瓷、金属制的漏斗，见图 4-16。此类滤器常用滤纸或脱脂棉作过滤介质。

操作时，将过滤介质放在滤器上，并用适宜溶剂润湿，使过滤介质紧贴在漏斗上并不得超过漏斗边缘，漏斗下放一个接收滤液的容器，需要过滤的液体倒在过滤介质上，注意液体不要超过过滤介质的边界。当滤渣较多会造成过滤速度变慢，此时需要更换过滤介质，但频繁更换会造成液体损失和过滤介质损耗过大。

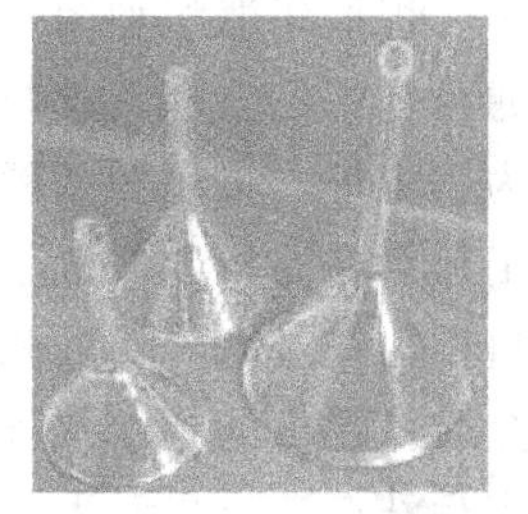

图 4-16　玻璃漏斗

2. 减压过滤

布氏漏斗：适于非黏性料液和含不可压缩性滤渣的料液，常用于注射剂生产中滤除活性炭，见图 4-17。

垂熔玻璃滤器：包括漏斗、滤球和滤棒，如图 4-18～图 4-20。

常用于精滤。

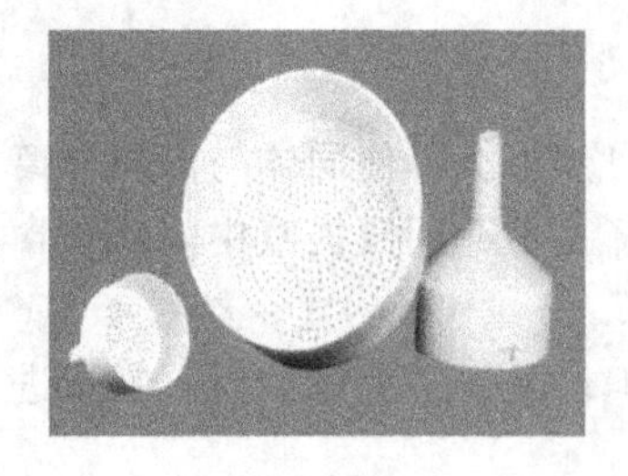

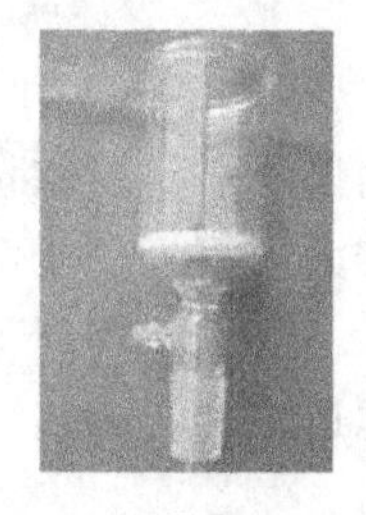

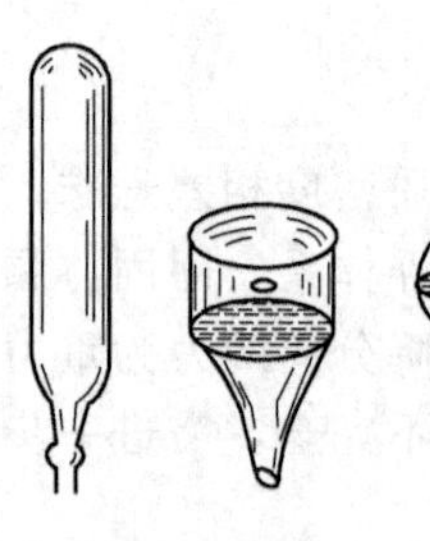

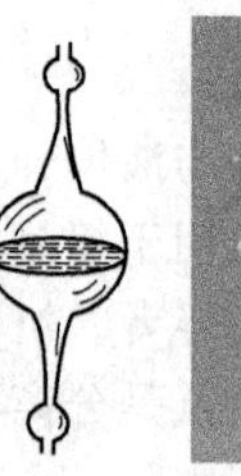

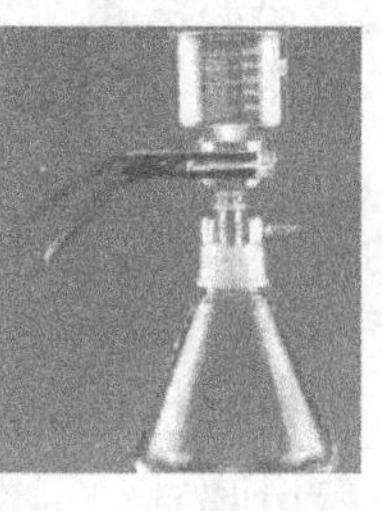

图 4-17　布氏漏斗　　图 4-18　垂熔玻璃滤器　图 4-19　垂熔玻璃滤器　图 4-20　减压过滤装置

操作同常压过滤，只是在滤器与接收器连接处要密闭，并在其下部适宜位置设置一个支口，接抽气泵，使接收器内形成负压状态，以加快过滤速度。减压过滤装置见图 4-20。

3. 加压过滤

常用压滤器、板框式压滤机、钛滤器（钛粉末烧结滤芯）等。

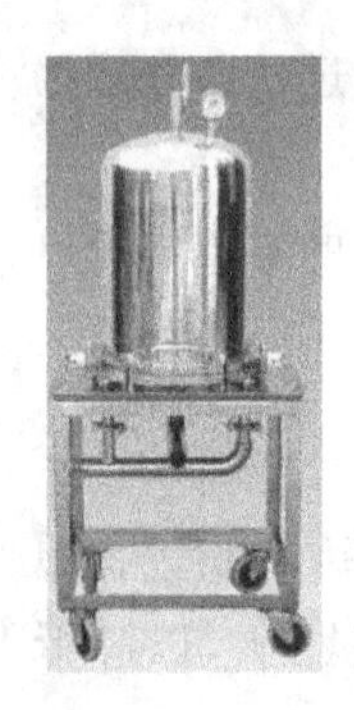

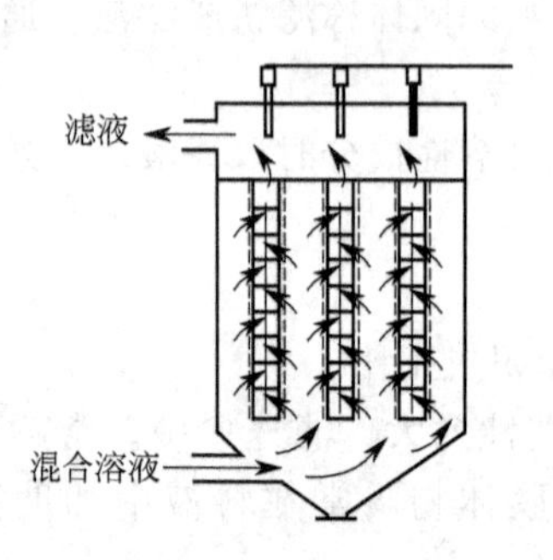

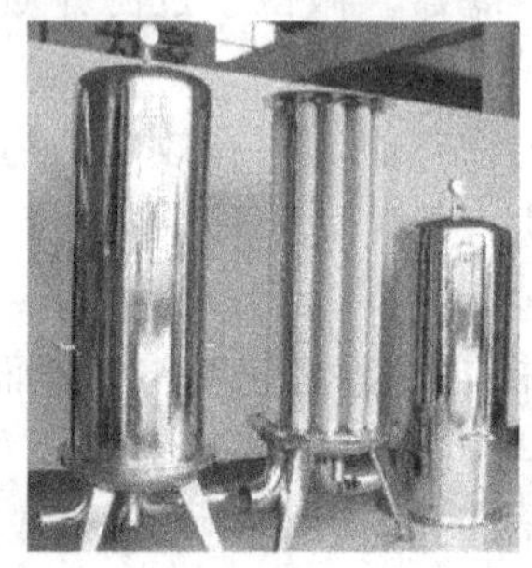

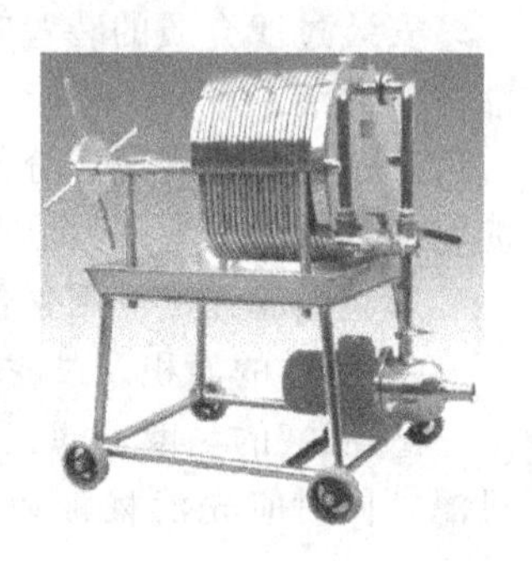

图 4-21　压滤器　图 4-22　压滤器工作示意图　　图 4-23　钛棒过滤器　　图 4-24　板框压滤机

压滤器如图 4-21、图 4-22 所示。可用加压（或减压）的方法将料液压入滤器内，通过包有滤布或滤纸的多孔空心的圆钢柱滤过。固体被截留在柱外滤材上，滤液经柱内从滤器上端压出。滤器下端进口处可接洗液管，滤过结束后即可将洗液压入，冲洗器壁，钢柱可取出刷洗。实际生产中可用多根钢柱并列组成，以提高过滤速度。

钛棒过滤器如图 4-23 所示。使用钛粉末烧结滤芯，一般用于粗滤或中间过滤。此滤芯有精度高、耐高温、耐腐蚀、机械强度高等优点。本设备外壳材料为 304 或 316L 不锈钢。钛棒过滤器广泛应用于药液脱炭及气体过滤，已经取代大输液生产线惯用的砂棒过滤器。

板框压滤机如图 4-24 所示。适用于黏度低、含渣较少的药液，属于预滤或粗滤过滤器。滤板与滤框合在一起叫滤板，由数块至数十块滤板组成一套，滤板之间加置滤材。滤板一般为正方形，采用凹凸网式结构，进料管与通孔相连，出料管也与另一通孔相连，但进料管与出料管在滤板上位置不同。料液经进料泵以一定压力从进料孔进入各滤室，借助进料泵的给料压力在过滤介质两侧形成的压力差实现固液分离，固体颗粒滞留在滤室内，滤液透过过滤介质从滤板的导水孔排出后被接收。经过一段时间后，滤饼层变厚，滤速变慢，停止进料，进行洗涤。也可卸下滤板，取下滤饼，洗净。滤板可重复使用。本机应用加压过滤，效率高，药液损耗小。

4．薄膜过滤

微孔滤膜过滤：微孔滤膜孔径为0.05～14μm，分亲水膜和疏水膜。常用于澄明度要求高的制剂的微粒过滤和无菌制剂的除菌过滤。缺点是易堵塞，药液必须预滤。滤器分平板式膜滤器和筒式膜滤器。

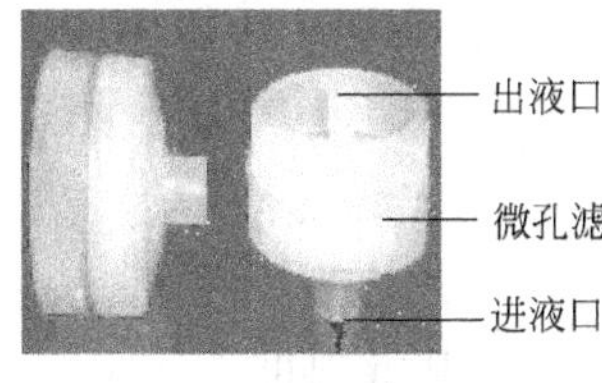

图4-25　微孔滤膜滤器

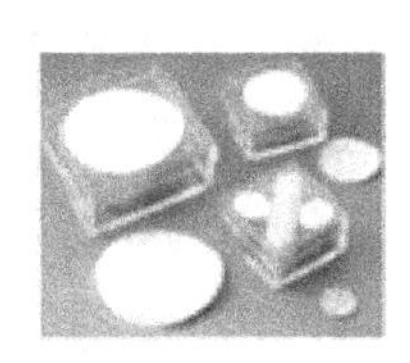

图4-26　微孔滤膜

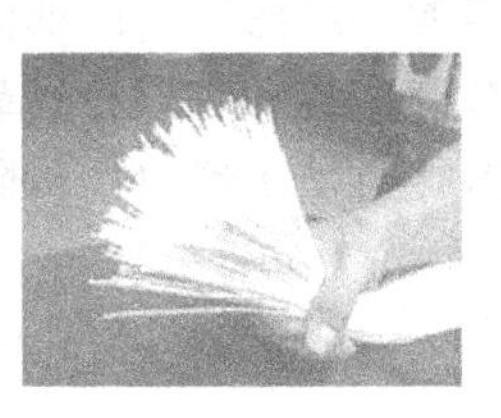

图4-27　中空纤维

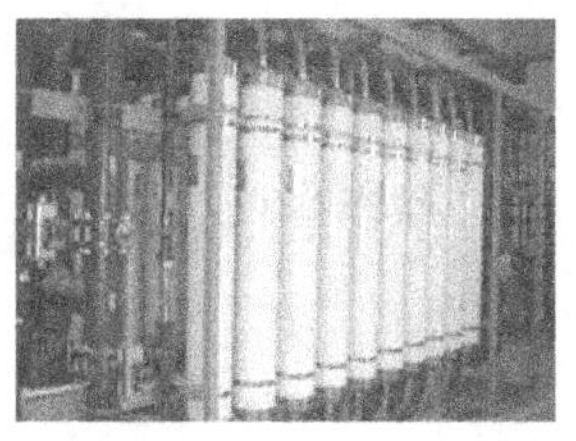

图4-28　中空纤维超滤系统

平板式膜滤器如图4-25、图4-26所示，适用于含少量沉淀的料液过滤。较大量料液用的滤器见图3-7、图3-8（第三章），操作时，将微孔滤膜置于多孔筛板上，将上盖与底盘借螺丝固定，料液用泵从上部压入，滤液从下口流出进入接收容器中。

工业大生产一般使用过滤面积更大的筒式膜滤器，是将数只微孔滤膜筒直接装在耐压的过滤器内，过滤面积大。

超滤：超滤膜孔径为1～20nm，主要滤除5～10nm的颗粒。超滤膜组件有平板膜、中空纤维膜等。中空纤维、中空纤维超滤组件、中空纤维超滤系统见图4-27、图4-28所示。操作时，药液从上部压入进入中空纤维管中，能透过管壁小孔的溶剂和分子流出到下部侧面出口被收集，不能流出的含颗粒液体从管内流出到下部出口被收集。

（三）离心法

利用混合液中不同物质密度差来分离料液的一种方法。离心分离的力为离心力。作用原理有离心过滤和离心沉降两种。一般固体和液体进行分离的离心机转速在3000r/min以下；颗粒更细、密度差更小的混合液则需要用转速在8000～30000r/min的离心机进行分离；而像铀的浓缩分离则需要更高转速的离心机。离心分离法适用于含有不溶性微粒的粒径很小或黏度很大的药液。

1．离心沉淀机

实验室常用离心机，见图4-29。主要由数个对称的离心管组成，离心管内装重量对称的药液，可设定离心的时间。离心结束，取下离心管，倒出药液，然后取出固体物。

操作特点：间歇操作。

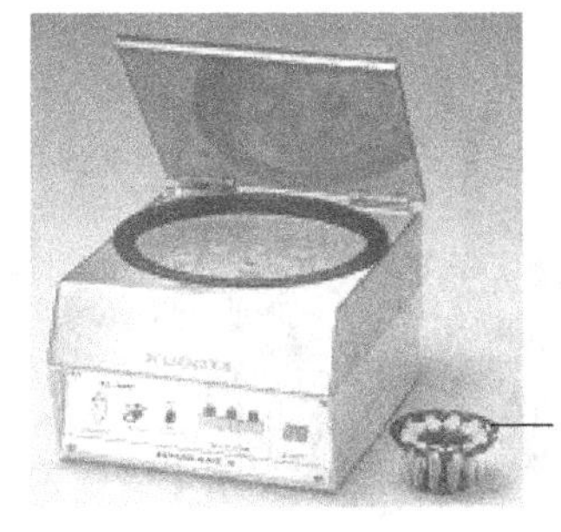

图4-29　离心沉淀机

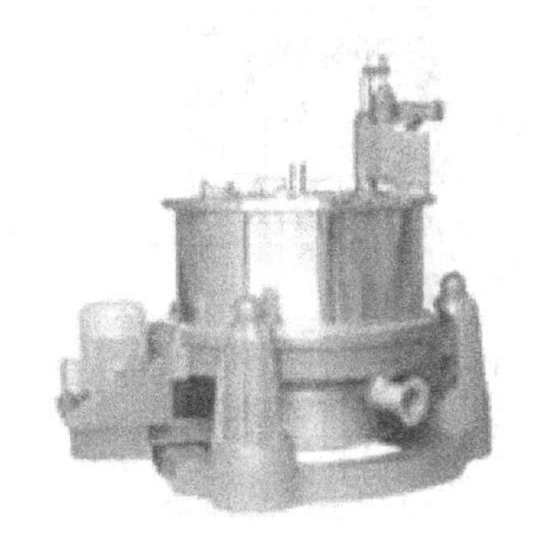

图4-30　三足式离心机设备外形

2. 三足式离心机

见图 4-30～图 4-32，为生产型固液分离设备，适用于混悬液中固体和液体的分离。操作时，先将滤布或滤网安装好，盖好上盖，启动设备运转，然后从上部加入料液，借高速旋转产生的离心力，使混悬液中的固体被截留在滤布上，滤液通过滤布在外壳中收集，从而使固体和液体得到分离。当滤布或滤网上的滤渣达到一定厚度时，需要取下滤布进行清洗，再安装上使用。该设备的缺点是传动装置在转鼓下方，检修不便。

操作特点：自动进料，自动出料，停机除渣。

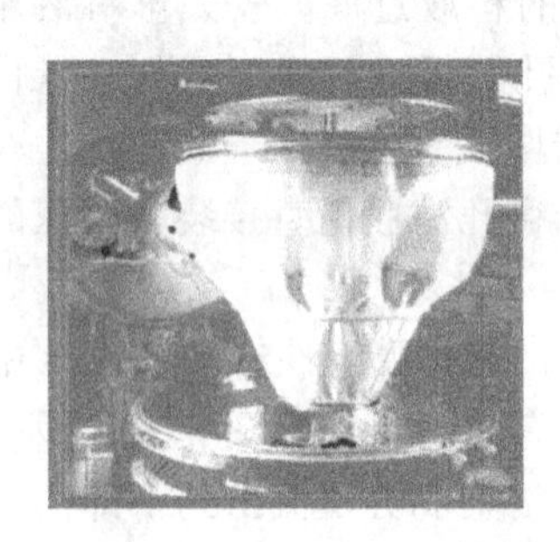

图 4-31 三足式离心机滤袋

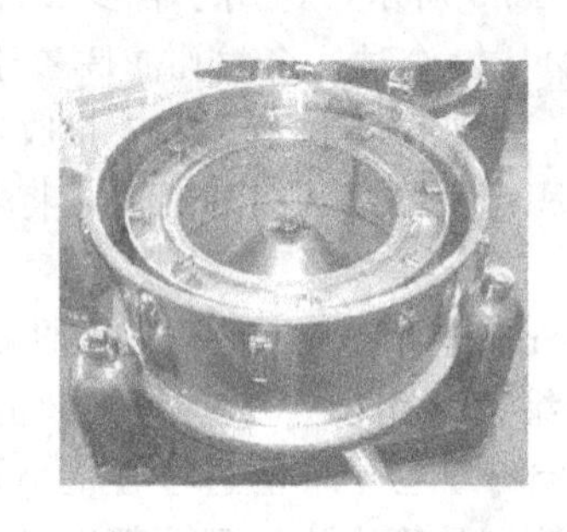

图 4-32 三足式离心机内部

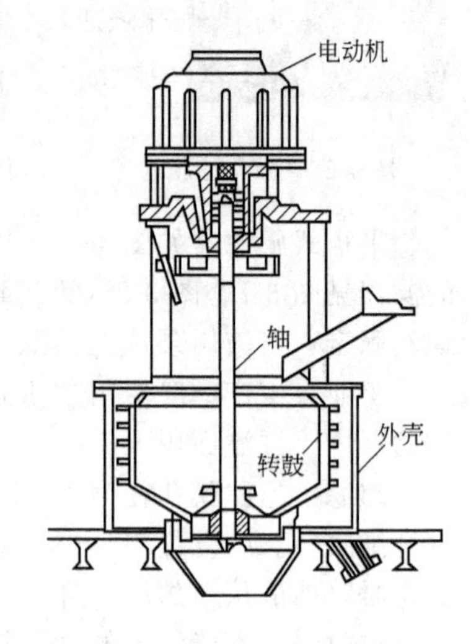

图 4-33 上悬式离心机示意图

3. 上悬式离心机

见图 4-33，原理及适用范围同三足式离心机，优点是克服了三足式离心机的缺点。该设备传动装置在转鼓上方，检修方便。

操作特点：自动进料，自动出料，停机除渣。

4. 卧式自动离心机

见图 4-34、图 4-35，卧式离心机种类较多，性能及外形各异。在转鼓内装有刮刀，与转鼓不接触，且不随转鼓转动，但可上下移动，而将滤渣刮除。操作时，料液从悬浮液进口进入，滤液从下方收集，滤渣从滤渣出口接收。

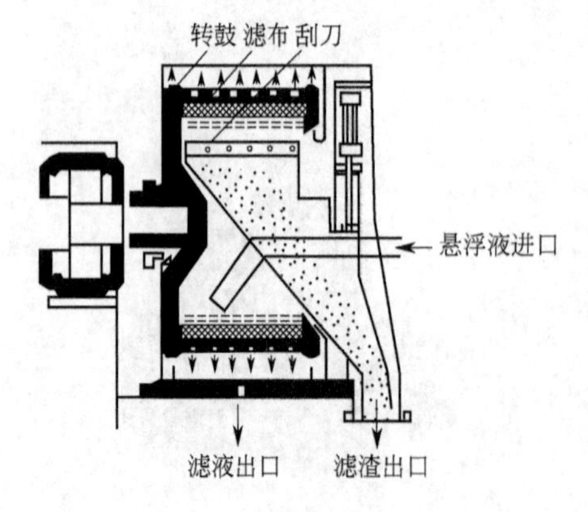

图 4-34 卧式自动离心机示意图

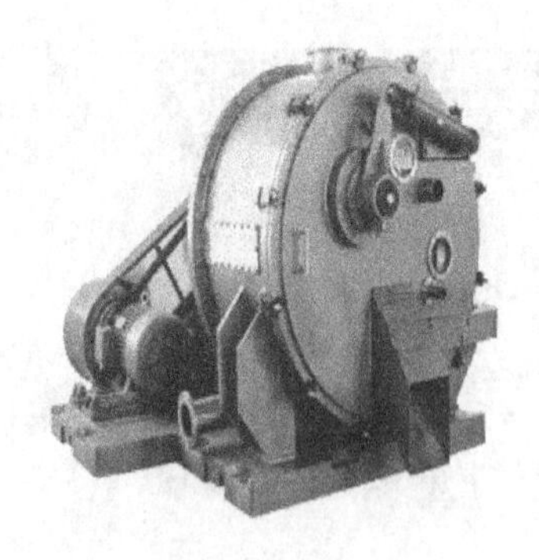

图 4-35 卧式自动离心机

操作特点：加料、出料、除渣自动完成，无需停车或降低转速。

5. 管式超速离心机

见图 4-36、图 4-37，转速可达 8000～50000r/min，具有很高的分离效果，能分离一般离心机难以分离的物料，特别适用于分离乳浊液、细粒子悬浮液、不同密度液体。操作时，料液从下部进入，在高速旋转下，密度大的沉渣沉积在转鼓的壁上，液体则沿着转鼓的空间上升至上部流出。

操作特点：自动进料，自动出料，固体物附在转鼓内壁上，需停机除渣。

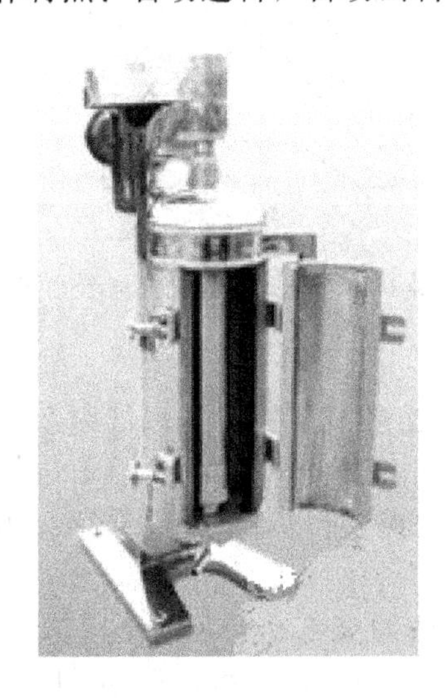

图 4-36　管式超速离心机

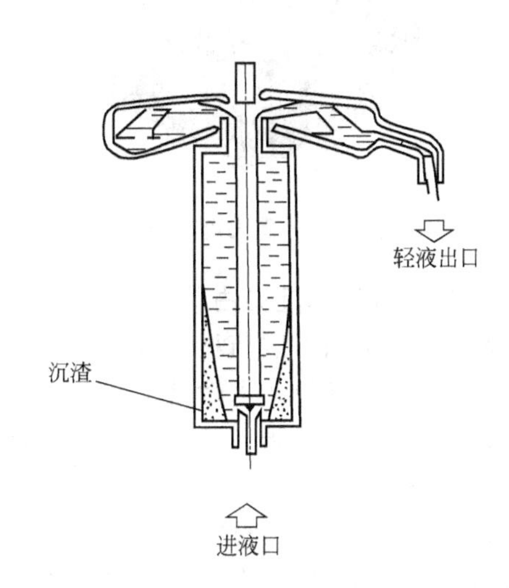

图 4-37　管式超速离心机示意图

使用时注意如下方面。

进入管式离心机前的液料应预先经过澄清或预滤处理，去除大粒径杂质或沉淀，使其含固量减少，否则需常停机清渣，将会降低分离效果和延长分离时间。使用时可根据物料的特性及工艺条件采用高位槽进料或用泵进料。流速越小，离心机的产量越小，而料液的分离效果越好。随着沉渣的增加而转鼓内径的中空直径越来越小，料液所受的离心力也随着减小，分离效果随之下降，所以为了保持同一分离效果，分离操作时的进料量应该在开始较大，而最后较小。应尽量减少中途停机，在分离操作中，除因转鼓沉淀太多，离心机已不能继续分离而必须停机清渣外，一般情况下，不要中途停机，否则会影响分离效果。

6. 碟式离心机

见图 4-38、图 4-39。原理与管式超速离心机相似。碟式离心机以轴带动复叠的钢制碟盘，每个碟上有数个孔眼，物料从下面通过碟上的孔向上移动，经离心力的作用将轻、重液分离。重液沿机壁出口流出，轻液沿内侧的出口流出。其转速一般为 10000r/min 以上，使用时应注意管内重量对称，以免损坏设备。

操作特点：自动进料，自动出料，自动除渣。

二、常用精制技术

精制是采用适当的方法和设备除去中药提取液中杂质的操作。

常用的精制方法有：水提取醇沉淀法、醇提取水沉淀法、大孔树脂吸附法、澄清剂吸附法等。

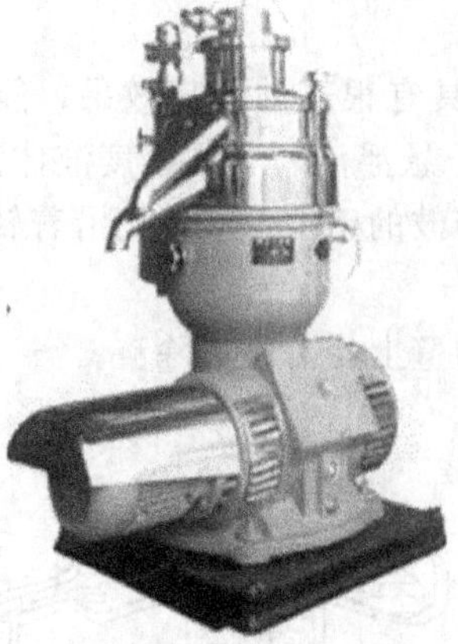

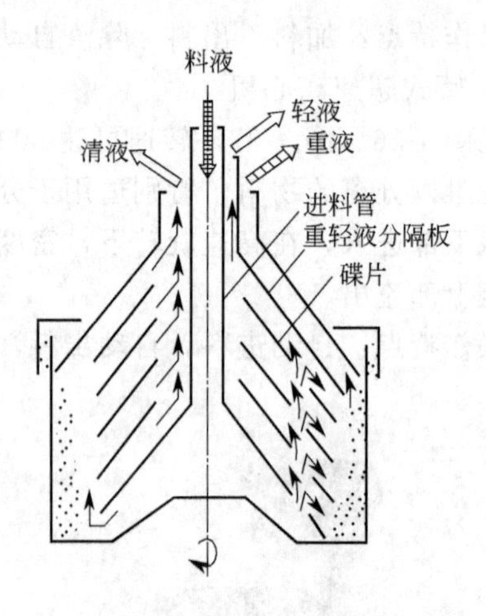

图 4-38 碟式离心机

图 4-39 碟式离心机分离示意图

（一）水提取醇沉淀法

先以水为溶剂提取药材有效成分，再用不同浓度的乙醇沉淀去除提取液中杂质（蛋白质、黏液质、多糖等亲水性杂质）的方法。其提取的有效成分既溶于水又溶于该浓度的乙醇。适用于树脂、油脂、色素等亲脂性杂质较多的药材的提取和精制，使它们不易被水提取出来。

操作要点：将中药材饮片先用水提取，再将提取液浓缩至每毫升相当于原药材 1～2g，加入适量乙醇，静置冷藏适当时间，分离去除沉淀，回收乙醇，最后制成澄清的液体。

加醇的方式为将乙醇慢慢地加入到浓缩药液中，边加边搅拌，使含醇量逐步提高，利于除去杂质，减少杂质对有效成分的包裹而被一起沉出造成损失。加乙醇时药液的温度不能太高，加至所需含醇量后，将容器口盖严，以防止乙醇挥发，一般静置 12～24h。待静置结束后，先吸上清液，可顺利滤过，下层稠液再慢慢抽滤，必要时以同浓度乙醇适量洗涤沉淀，以减少药液成分的损失。

醇量的计算：

$$V_1 \times c_1 = c_2 \times (V_1 + V_2)$$

式中 V_1——需加入高浓度乙醇体积，ml；

V_2——浓缩药液的体积，ml；

c_1——高浓度乙醇的浓度，%；

c_2——药液所需达到的含醇量，%。

注：酒精计的标准温度为 20℃，测量乙醇本身的浓度时，如果温度不是 20℃，应做温度校正，得出准确浓度。

$$c_{实} = c_{测} + (20 - t) \times 0.4$$

式中 $c_{实}$——乙醇的实际浓度，%；

$c_{测}$——酒精计测得的浓度，%；

t——测定时乙醇本身的温度，℃。

（二）醇提取水沉淀法

先以适宜浓度的乙醇提取药材有效成分，再用水沉淀去除提取液中杂质（树脂、油脂、色素等亲脂性杂质）的方法。其提取的有效成分既溶于该浓度的乙醇又溶于水。

适用于蛋白质、黏液质、多糖等杂质较多的药材的提取和精制，使它们不易被醇提取出来。

操作要点：先用乙醇提取，树脂、油脂、色素等杂质可溶于乙醇而被提出，然后将醇提取液回收乙醇，再加水搅拌，静置冷藏一定时间，待这些杂质完全沉淀后滤过去除。

（三）大孔树脂吸附法

大孔吸附树脂一般为白色的球状颗粒，粒度为20～60目，见图4-40，其内部具有大大小小、形状各异、互相贯通的孔穴，且孔径较大，在100～1000nm，故称为大孔吸附树脂。适用于中药有效成分的提纯。图4-41是多个装有树脂的树脂柱。

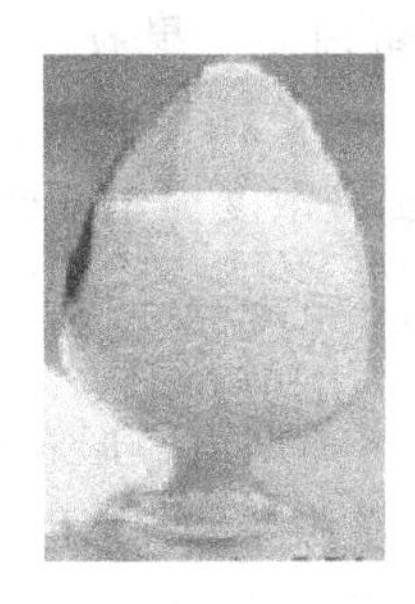

图4-40 大孔吸附树脂

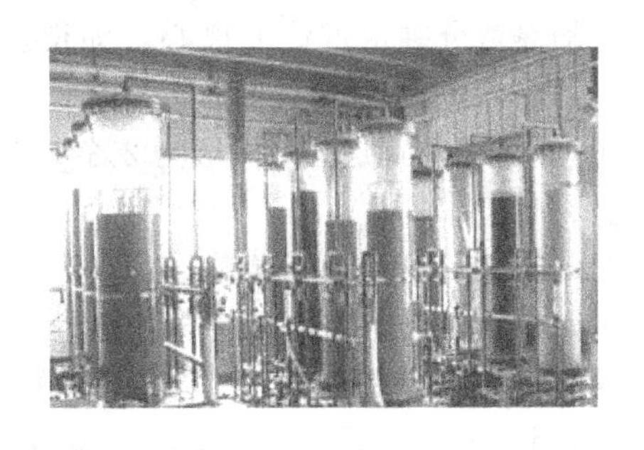

图4-41 装有树脂的树脂柱

操作要点如下。

树脂一般装填于有机玻璃或不锈钢柱内，可单柱使用，也可多个柱并联使用。操作时先将柱内树脂用95%乙醇反复浸泡清洗至无致孔剂等残留，再用水反复洗至无乙醇残留。然后按以下步骤操作。

吸附：酸性化合物在酸性液中易于吸附，碱性化合物在碱性液中易于吸附，中性化合物在中性液中易于吸附。一般上样液浓度越低越利于吸附。上样结束后，要用水冲洗去掉没有被吸附的成分。

洗脱：洗脱剂可用甲醇、乙醇、丙酮、乙酸乙酯等，应根据不同物质在树脂上吸附力的强弱，选择不同的洗脱剂和不同的洗脱剂浓度进行洗脱。洗脱流速一般控制在0.5～5ml/min。

再生：树脂柱经反复使用后，树脂表面及内部残留许多非吸附性成分或杂质使柱颜色变深，柱效降低，因而需要再生，一般用95%乙醇洗至无色后用大量水洗去醇即可。如树脂颜色变深可用稀酸或稀碱洗脱后水洗。如柱上方有悬浮物可用水、醇从柱下进行反洗，将悬浮物洗出，经多次使用有时柱床挤压过紧或树脂颗粒破碎影响流速，可从柱中取出树脂，盛于一较大容器中用水漂洗除去小颗粒或悬浮物，再重新装柱使用。一般情况下，当树脂的吸附容量下降30%左右，应进行再生处理；当再生后的树脂的吸附容量下降至原树脂吸附容量的50%时，则不宜再使用。

（四）澄清剂吸附法

吸附澄清是在中药提取液或提取浓缩液中加入一种吸附澄清剂，以吸附的方式除去药液中粒度较大及有沉淀趋势的悬浮粒子，以获得澄清的药液，达到精制和提高制剂澄明度目的的一种精制方法。常用的吸附澄清剂有如下几种。

1. 壳聚糖

是节肢动物虾蟹壳经稀酸处理后得到的物质，属天然阳离子絮凝剂，为白色或灰白色，不溶于水和碱溶液，可溶于大多数稀酸，无毒无味，可生物降解。据报道对人体多种疾病具有保健功能。

操作要点：取壳聚糖，用1%醋酸加热配成1%的溶液，加入热的药液中（应边加边搅拌），静置一定时间，过滤或离心，即得。主要去除药液中的蛋白质、果胶等成分。

壳聚糖的加入量一般为药液量的0.03%～0.3%，药液浓度为1ml药液含0.5～1g药材，药液温度为40～50℃。一般不适用于水溶性较小的脂溶性成分。

2. 101果汁澄清剂

主要成分是变性淀粉，为水溶性胶状物质，无毒无味。

操作要点：使用时配成5%水溶液，加入药液中，搅拌均匀，静置一定时间，或在80℃水浴上加热数分钟，过滤或离心，即得。主要去除药液中的蛋白质、果胶、鞣质、色素等成分。

101果汁澄清剂加入量一般为2%～20%，常用量为8%。药液浓度为1ml药液含1.5～2g药材。

3. ZTC 1+1天然澄清剂

由A、B两个组分组成。通过与大分子架桥的方式使分子迅速增大，形成絮凝物。

操作要点：使用时将A、B两组分按说明书配成溶液。先加入第一组分再加第二组分，搅拌均匀，静置一定时间，过滤或离心，即得。通常第二组分加入量为第一组分的一半。

（五）盐析法

是在含有某些高分子物质的溶液中加入大量的无机盐，使其溶解度降低而沉淀析出，而与其他成分分离的一种方法。主要用于蛋白质的分离纯化，也用于挥发油与水的分离纯化。

常用盐有硫酸铵、硫酸钠、氯化钠等。使用时常将盐制成饱和溶液。

操作要点：盐析蛋白质时，溶液含蛋白质浓度最好在2.5%～3.0%，加入饱和盐溶液，加入量视蛋白质不同而异，一般用量为20%～50%，甚至更多，常温操作即可。蛋白质中混入的盐可用透析法或离子交换法脱盐处理。

盐析挥发油时，常用氯化钠，用量一般为20%～25%，加入溶剂水中或蒸馏液中进行重蒸馏。

练习题

一、单选题

1. 药材成分概括说来不包括（　　）。

A. 有效成分（包括有效部位）　B. 辅助成分　C. 无效成分　D. 组织物质　E. 微生物

2. 有效成分是指（　　）。

A. 起主要药效的物质

B. 本身无特殊疗效，但能增强或缓和有效成分作用的物质

C. 无生物活性，不起药效的物质

D. 一些构成药材细胞或其他不溶性物质，如纤维素

E. 以上都不是

3. 不是浸提常用溶剂的是（　　）。

A. 水　B. 乙醇　C. 丙酮　D. 乙醚　E. 糊精

4. 浸出方法不包括（　　）。

A. 煎煮法　B. 浸渍法　C. 渗滤法　D. 回流提取法　E. 减压蒸馏法

5. 不属于渗漉法的是（　）。

A. 单渗漉法　B. 重渗漉法　C. 加压渗漉法　D. 回流热浸法　E. 逆流渗漉法

6. 一般提取时间计时是从（　）开始计。

A. 加水　B. 加热　C. 沸腾　D. 固定时间　E. 以上都不是

7. 提取过程中还要密切注意压力的变化，压力超过规定范围时，要及时（　）。

A. 关掉冷凝水　B. 停止加热　C. 放料　D. 向罐内加水冷却　E. 以上都不对

8. 煎煮法适用于（　）。

A. 有效成分溶于水且对热稳定的药材提取

B. 含挥发性成分药材提取

C. 含热不稳定成分药材提取

D. 水溶性杂质多药材提取

E. 以上都不是

9. 可以保持良好的浓度差，溶剂可循环使用，又能不断更新溶剂，溶剂用量少，浸提更完全的浸提方法是（　）。

A. 煎煮法　B. 回流热浸法　C. 回流冷浸法　D. 渗漉法　E. 以上都不是

10. 可以保持良好的浓度差，浸出过程中始终有新溶剂加入，溶剂用量少，浸提更完全的浸提方法是（　）。

A. 煎煮法　B. 回流热浸法　C. 回流冷浸法　D. 渗漉法　E. 以上都不是

11. 适用于遇热不稳定药材提取的浸提方法是（　）。

A. 煎煮法　B. 回流热浸法　C. 回流冷浸法　D. 渗漉法　E. 以上都不是

12. 必须用水作溶剂的浸提方法是（　）。

A. 水蒸气蒸馏法　B. 回流热浸法　C. 回流冷浸法　D. 渗漉法　E. 浸渍法

13. 可用于挥发油提取的是（　）。

A. 煎煮法　B. 浸渍法　C. 渗漉法　D. 水蒸气蒸馏法　E. 减压蒸馏法

14. 冷浸法是指（　）。

A. 室温下进行的操作　B. 将浸渍液加温　C. 将浸渍液冷藏　D. 将浸渍液冰镇　E. 以上都不是

15. 需要溶剂具有防腐作用的浸提方法是（　）。

A. 煎煮法　B. 薄膜蒸发法　C. 渗漉法　D. 回流提取法　E. 减压蒸馏法

16. 渗漉法溶剂用量一般为（　）。

A. 3～5 倍　B. 4～8 倍　C. 3～10 倍　D. 1～5 倍　E. 2～10 倍

17. 浸渍好的药材装入渗漉筒，应装的（　）。

A. 紧些　B. 松些　C. 松紧适宜　D. 越紧越好　E. 以上都不对

18. 渗漉筒的装量一般为筒高的（　）。

A. 1/3　B. 2/3　C. 3/3　D. 1/2　E. 以上都不对

19. 常用固-液分离方法是（　）。

A. 沉降法　B. 过滤法　C. 离心法　D. 沉降法、过滤法　E. 沉降法、过滤法、离心法

20. 离心法利用（　）使固体与液体分离

A. 固体物与液体介质密度相差悬殊，固体物靠自身重量自然下沉

B. 指将固体和液体的混合物强制通过多孔性介质，使固体沉积或截留在多孔介质上，液体通过介质

C. 利用混合液中不同物质密度差和设备的离心力来分离料液

D. 利用液体的挥发性

E. 以上都不对

21. 截留于过滤介质上的固体是（　）。

A. 滤液　B. 滤饼　C. 滤材　D. 滤器　E. 以上都不是

22. 通过过滤介质的液体是（　　）。

A. 滤液　　B. 滤饼　　C. 滤材　　D. 滤器　　E. 以上都不是

23. 过滤用的多孔材料是（　　）。

A. 滤液　　B. 滤饼　　C. 滤材　　D. 滤器　　E. 以上都不是

24. 属于常压过滤设备的是（　　）。

A. 板框压滤机　　B. 普通漏斗　　C. 布氏漏斗　　D. 微孔滤膜滤器　　E. 以上都不是

25. 常用于澄明度要求高的制剂的微粒过滤和无菌制剂的除菌过滤的滤器是（　　）。

A. 板框压滤机　　B. 普通漏斗　　C. 布氏漏斗　　D. 微孔滤膜滤器　　E. 以上都不是

26. 适合含有不溶性微粒的粒径很小或黏度很大的药液的固-液分离设备是（　　）。

A. 板框压滤机　　B. 微孔滤膜滤器　　C. 布氏漏斗　　D. 离心机　　E. 钛滤器

27. 自动进料、自动出料、刮刀自动除渣的离心设备是（　　）。

A. 离心沉淀机　　B. 碟式离心机　　C. 三足式离心机卧式

D. 卧式自动离心机　　E. 管式超速离心机

28. 转速很高，能分离一般离心机难以分离物料的离心机是（　　）。

A. 离心沉淀机　　B. 上悬式离心机　　C. 三足式离心机卧式

D. 卧式自动离心机　　E. 管式超速离心机

29. 常用的精制技术包括（　　）。

A. 水提取醇沉淀法　　B. 醇提取水沉淀法　　C. 大孔树脂吸附法　　D. 澄清剂吸附技术　　E. 以上都包括

30. 水提取醇沉淀法操作方式不正确的是（　　）。

A. 水提取液浓缩至每毫升相当于原药材 1～2g

B. 药液放凉再加入乙醇

C. 乙醇要慢慢地加入，边加边搅拌

D. 药液趁热加入乙醇

E. 一般静置 12～24h

31. 以下可用于澄清剂吸附法的物质是（　　）。

A. 壳聚糖　　B. D101 大孔树脂　　C. 氯化钠　　D. 淀粉　　E. 硬脂酸镁

32. 主要用于蛋白质的分离纯化的精制方法是（　　）。

A. 澄清剂吸附法　　B. 盐析法　　C. 大孔树脂吸附法

D. 水提取醇沉淀法　　E. 醇提取水沉淀法

二、填空题

1. 浸提是采用适当的溶剂和方法使中药材中所含的（　　）浸出的操作。

2. 精制是采用适当的方法和设备除去中药提取液中（　　）的操作。

三、计算题

现有 1000ml 药液，为使药液含醇量达 60%需加入 95%乙醇多少毫升？（计算结果保留至小数点后一位）

第五章　浓缩与干燥技术

教学目的

- 掌握浓缩的方法与设备；掌握干燥的方法与设备。
- 熟悉影响浓缩的因素；熟悉影响干燥的因素。
- 了解热能传递方式。

第一节　基本知识

蒸发与干燥是药剂生产过程中常用的基本操作，尤其在浸提物的制备过程中更为广泛应用。中药材经过浸提与分离后，得到大量的浸提液，既不能直接应用，也不利于制备其他剂型。因此常通过蒸发与干燥等过程，来获得缩小体积的浓缩液或固体产物。蒸发与干燥大都需要利用热能来完成。热能的传递方式有热传导、对流传热和热辐射三种。

热传导：物体本身并不移动，而是由于物体中的分子受热振动传递了能量，直至物体间的温度差消除。药剂生产中通过容器壁将热传给另一物质，如加热或冷却过程、保温或保冷过程。

对流传热：仅发生在流体内部。由于流体质点的移动，使热能散播到流体各部的传热方式。依靠流体本身内部温度的差异、密度的不同，引起流体质点移动所产生的传热过程，叫自然传热；借助外界的机械（搅拌器、水泵、风扇）作用，引起流体移动所产生的传热过程，称为强制对流传热。

热辐射：热物体以电磁波的形式向四周散播辐射能，辐射能遇到冷物体时被全部或部分地吸收，并重新转变为热能的传热方式。制剂生产中常用的快速水分测定仪就是利用热辐射的原理制造的。

上述三种传热方式，在实际生产中往往是两种或三种同时相伴进行的，称为复合传热。

第二节　浓缩技术

当药液较稀，希望得到较浓的药液时，其浓缩主要是通过蒸发与蒸馏来实现的。蒸发与蒸馏的区别在于蒸发不收集挥散的气体，蒸馏收集挥散的气体；蒸发在开放的空间，蒸馏在密闭的空间。如果减压蒸发操作因空间需要密闭，其操作与减压蒸馏是相同的。在实际生产中，蒸发和蒸馏往往是通用的。

影响浓缩的因素包括一定的温度差、搅拌、蒸汽浓度、溶液的蒸发面积、液体表面的压力等。

由于中药提取液有的稀，有的黏；有的对热稳定，有的对热敏感；有的浓缩时产生泡沫；有的产生结晶；有的需要浓缩至高密度；有的浓缩时需要同时回收挥散的蒸气。所以必须根据中药提取液的性质与浓缩的要求，选择适宜的浓缩方法与设备。

一、蒸发

（一）常压蒸发

指在一个标准大气压[1]下进行蒸发的方法。适用于被蒸发溶液中的有效成分耐热，溶剂又无燃烧性、无毒、无害、无经济价值。

常压蒸发常用敞口倾倒式夹层锅（见图 5-1），由于不符合 GMP 要求，故药物制剂生产中极少应用。

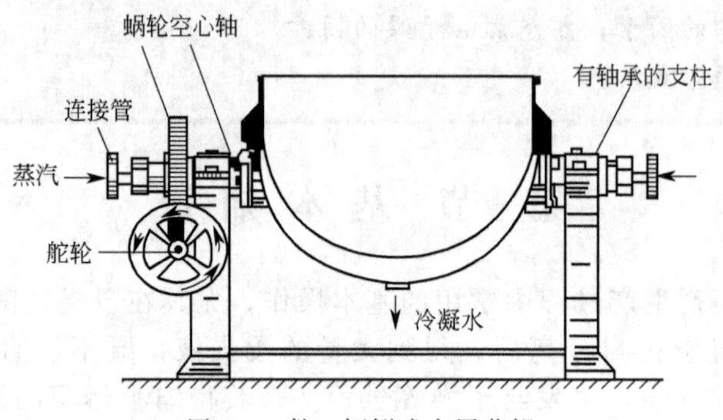

图 5-1　敞口倾倒式夹层蒸锅

（二）减压蒸发

是指蒸发器内形成一定的真空度，使液体表面的压力降低，将溶液的沸点降低。

常压下蒸发时，由于液体表面的压力大，液体必须获得较高的温度才能汽化，一些热敏性药物易分解失效，有效的解决办法是利用减压蒸发。沸点降低可防止或减少热敏性物质的分解，蒸发效率高，并能不断地排除溶剂蒸气。

1. 真空浓缩罐

见图 5-2。用水流抽气泵抽气减压，适用于以水为溶剂提取液的浓缩。操作时，先开启水流抽气泵，待罐内真空度达 0.08MPa 左右时抽入药液，至浸没加热管后，停止抽液，开蒸汽加热。二次蒸汽进入气液分离器，其中夹带的液体又流回罐内，而蒸汽经水流抽气泵抽入冷却水池。注意真空度不能太高，否则药液会随二次蒸汽进入水流抽气泵，造成损失。浓缩完成，先关闭水流抽气泵，再关闭蒸汽阀，打开放气阀，恢复常压后，放出浓缩液。真空浓缩罐适用于水提液的浓缩。

2. 三效蒸发器

见图 5-3。为了节约能源，制药企业也采取多效浓缩。前效所产生的二次蒸汽引入后一效作为加热蒸汽，组成双效蒸发器。将二效的二次蒸汽引入三效供加热用，组成三效蒸发器，同理，组成多效蒸发器。最后一效引出的二次蒸汽入冷凝器。为了维持一定的温度差，多效蒸发一般在真空下操作。由于二次蒸汽的反复利用，多效蒸发器是节能型蒸发器。

操作时，使各蒸发室的真空度为 0.04～0.05MPa 时再抽入药液，先进一效，当一效的药液上升到第一个视镜的 1/3 时，关闭一效进液阀，开启蒸汽阀加热，同时依次对二、三效蒸发室进药液至第一视镜的 1/3，此时一效产生的药液蒸汽进入二效，二效产生的药液蒸汽

---

[1] 一个标准大气压（1atm）=101325Pa，全书余同。

进入三效，进行蒸发浓缩。浓缩至一定密度时，将三个蒸发室的浓缩液集中到一效或三效中，继续浓缩至规定密度。关闭蒸汽阀，停止抽真空，当真空度至零时，开启放料阀，放出少许浓缩液，测得密度合格后，放出浓缩液。

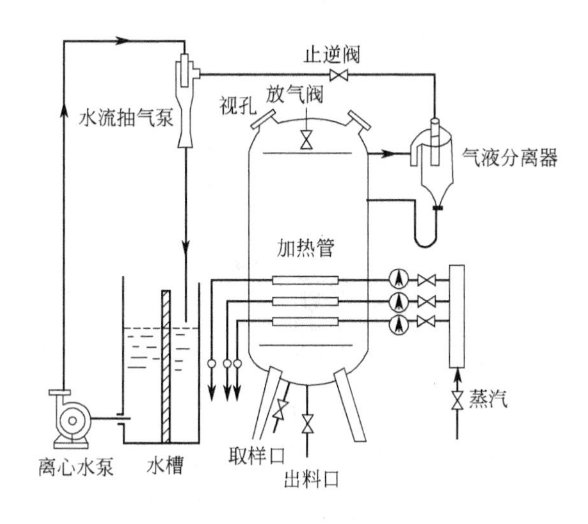

图 5-2　真空浓缩罐示意图

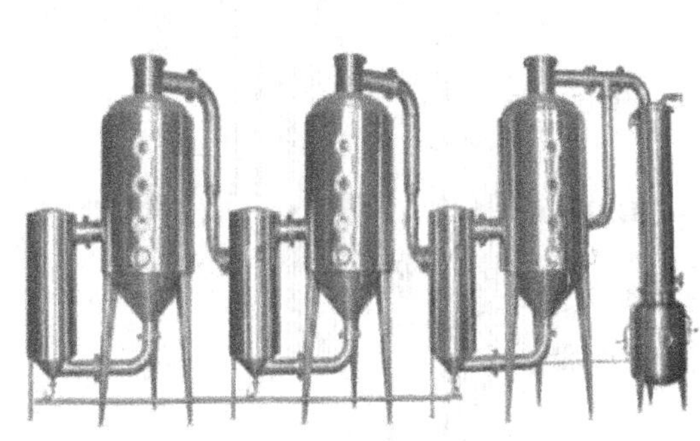
图 5-3　三效蒸发器

浓缩至一定密度时，料液极易产生泡沫，出现跑料。此时，应加大蒸气压提高温度消泡，同时关小真空度，打开排空阀，待泡沫消除后，缓缓关闭排空阀直到不产生泡沫为止。切勿将排空阀一次性关闭，否则更易产生泡沫跑料。另外，易产生泡沫的药液，浓缩至一定密度时，最好将三个蒸发室的浓缩液集中到一效中继续浓缩，若发生跑料，也只流到受水器内，还可以回收，不致造成损失。

目前有外热循环式多效蒸发器，其采用了特殊结构，使浓缩时料液温度低于沸点 0.5～1.0℃，液体内部不蒸发，不产生气泡，故不产生泡沫。即使由于操作不善，真空度突然上升引起泡沫时，该设备又采用了特殊结构，使料液喷射，沿器壁将泡沫扫掉，不致引起跑料。

（三）薄膜蒸发

系利用液体形成薄膜后，具有极大的表面，热的传播快而均匀，无静压影响，药液蒸发温度低、时间短、蒸发速率快，能较好地避免成分过热现象而设计的。

薄膜蒸发的特点是浸提液的浓缩速度快，受热时间短；不受液体静压和过热影响，成分不易被破坏；能连续操作，可在常压或减压下进行；能将溶剂回收重复使用。

薄膜蒸发常用设备有升膜式蒸发器、降膜式蒸发器、刮板式蒸发器和离心式薄膜蒸发器。

1. 升膜式蒸发器

见图 5-4。

操作时，药液通过流量计，先进入预热器，自预热器上部流出，从导管蒸发器底部进入，被蒸汽加热后，立即沸腾汽化，形成大量泡沫，生成的泡沫及二次蒸汽沿加热管高速上升，一般为 20～50m/s，减压下可达 100～160m/s 或更高。溶液在成膜状高速上升的过程中，以泡沫的内外表面为蒸发面而迅速蒸发。泡沫与二次蒸汽的混合物自气沫出口进入气液分离器中，此时，气沫分离为二次蒸汽与浓缩液，浓缩液经连接于分离器下口的导管流入接收器收集。二次蒸汽自导管进入预热器的夹层中供预热药液之用。多余的废气则进入混合冷凝器冷凝后，自冷凝水出口排出，未冷凝的废气自冷凝器顶端排至大气中。中药浸提液经此种薄膜蒸发器一般可浓缩至相对密度 1.05～1.10 左右。

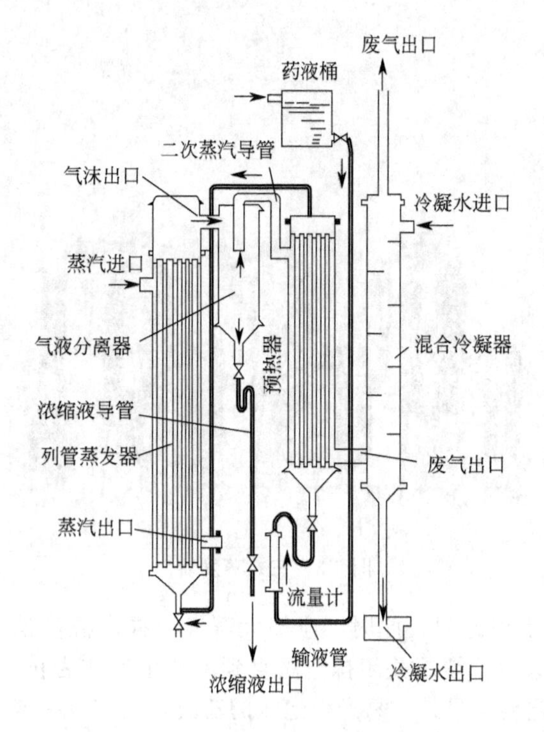

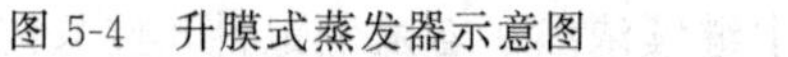
图 5-4　升膜式蒸发器示意图

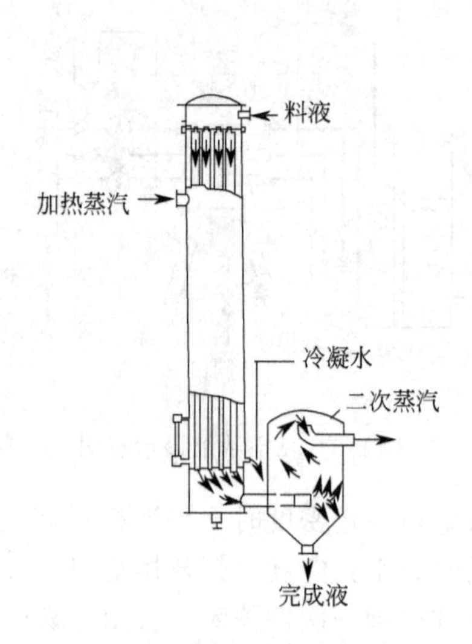

图 5-5　降膜式蒸发器示意图

升膜式蒸发器加热室的管束很长，适用于蒸发量较大、有热敏性、黏度不大于 50cP[1] 和易产生泡沫的料液。不适用于高黏度、有结晶析出或易结垢的料液。

2. 降膜式蒸发器

见图 5-5。

此种蒸发器与升膜式蒸发器的区别是料液由蒸发器的顶部加入，被蒸发的溶液在重力作用及蒸汽的拉拽作用下，沿管壁呈膜状下降，在下降过程中被蒸发浓缩，气液混合物流至底部，进入分离器，浓缩液由分离器底部排出。为保证溶液呈膜状沿加热管内壁下降，在每根加热管顶部必须装设降膜分布器。

降膜式蒸发器可蒸发浓度较高、黏度较大的药液。不适用于易结晶或易结垢的药液。降膜式蒸发器不像升膜式蒸发器膜状流动取决于蒸汽的上升速度，可在较低温度下进行成膜蒸发，故对热敏性药液的蒸发，降膜式较升膜式更为有利。

降膜式蒸发器适用于蒸发量较小的场合，例如某些二效蒸发设备，第一次采用升膜式，第二次采用降膜式。

3. 刮板式薄膜蒸发器

见图 5-6、图 5-7。

刮板式薄膜蒸发器是一种利用高速旋转的刮板转子，将料液分布成均匀的薄膜而进行蒸发的一种高效浓缩设备。

---

[1] 1cP（厘泊）$=10^{-3}$ Pa·s，全书余同。

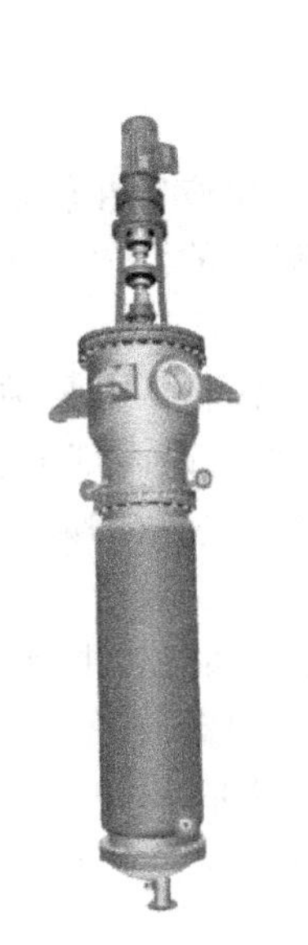

图 5-6 刮板式薄膜蒸发器

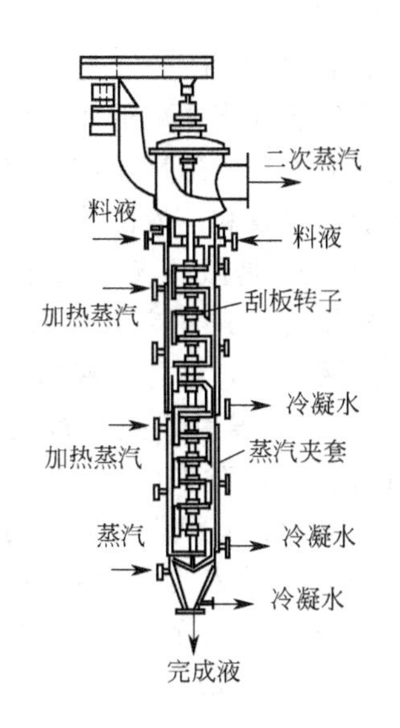

图 5-7 刮板式薄膜蒸发器示意图

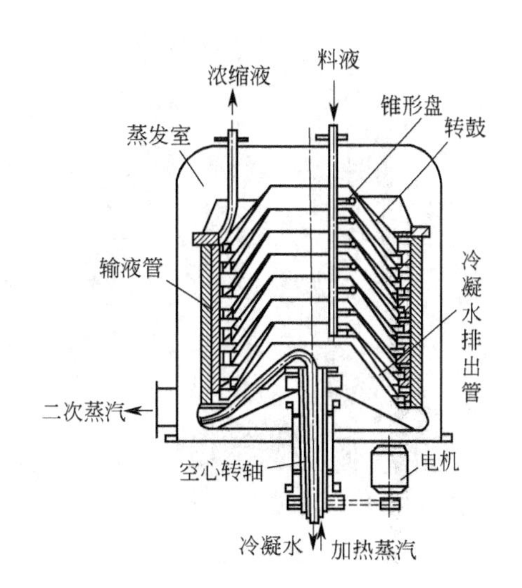

图 5-8 离心式薄膜蒸发器示意图

料液由蒸发器上部经进料管、分液盘流入器内。在离心力、重力及旋转刮板刮动下，料液在筒体内壁形成旋转下降的薄膜，在布膜过程中同时被蒸发浓缩。浓缩液由下部流出。

刮板式蒸发器适用于高黏度、热敏性物料的蒸发浓缩。有的采用了离心式滑动沟槽转子，适用于易起泡沫、易结垢的流体的浓缩。可将其串联在升膜式或降膜式蒸发器后，使较稀的中药提取液浓缩至100000cP以上。其缺点是结构复杂，动力消耗较大，单位体积的传热面小。

4. 离心式薄膜蒸发器

见图 5-8。离心式薄膜蒸发器是一种综合了离心分离和薄膜蒸发两种原理的新型高效蒸发设备。将料液加到锥形盘的传热面中央，借高速旋转的离心力，使料液分散成厚度为0.05～1mm的薄膜而进行蒸发。物料蒸发时间短（约1s），不易起泡和结垢，蒸发室便于拆洗。

操作时，蒸汽由底部进入蒸发器，经边缘的小孔进入锥形盘的空间，料液进入锥形盘的中央，由于离心力的作用向外缘流动，同时被蒸发，浓缩液汇集于蒸发器的外侧，经出料管排出。

离心式薄膜蒸发器适用于高热敏性物料的蒸发浓缩。其缺点是结构复杂，价格较高。

二、蒸馏

指加热使液体汽化，再经冷凝为液体的过程。乙醇、氯仿、乙醚等是易燃、易爆、有毒的有机溶剂，必须通过蒸馏来回收溶剂。蒸馏类型有常压蒸馏和减压蒸馏。

1. 常压蒸馏

常压蒸馏指在常压下使液体在适宜温度下蒸馏的方法。适用于耐热制剂的制备以及溶剂的回收和精制，不适用于处理对热不稳定的物料。

图 5-9 是常压蒸馏装置。该装置由加热器（电热套）、装溶液的容器（圆底烧瓶）、冷凝管、溶剂接收器（三角瓶）等组成，是实验室回收溶剂的简易装置。蒸馏前检查装置是否漏

气；蒸馏器内的液体装量不得超过总容积的2/3。

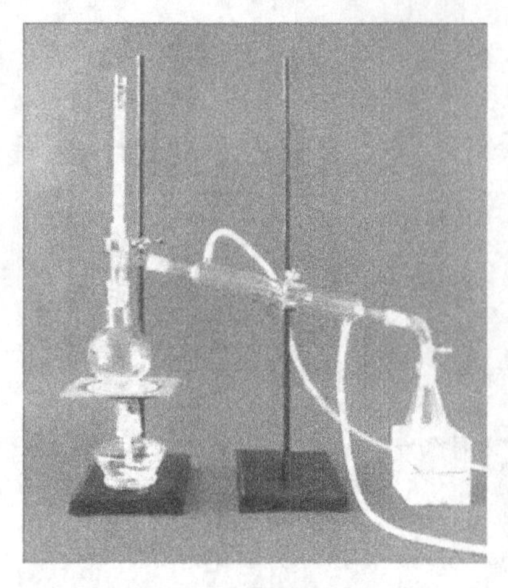

图5-9 常压蒸馏装置

2. 减压蒸馏

减压蒸馏指在减低压力的条件下使液体在较低温度下蒸馏的方法。适用于有效成分不耐热的浸出液中挥发性溶剂的回收和药液浓缩。

图5-10是减压蒸馏设备，用真空泵或水泵抽气减压。操作时，先开启真空泵，抽出蒸发锅内部分空气，再将药液吸入，注意药液加入量不要超过浓缩罐体积的1/2，否则沸腾时药液易被真空吸入蒸馏液中；向夹层中通入蒸汽或对夹层中导热油进行电加热，继续加热，使药液保持适度沸腾状态；药液产生的蒸气经气液分离器分离后，进入冷凝器冷凝，流入接收器中。蒸馏完毕，先关闭真空泵，打开放气阀放入空气，恢复常压后，放出浓缩液。

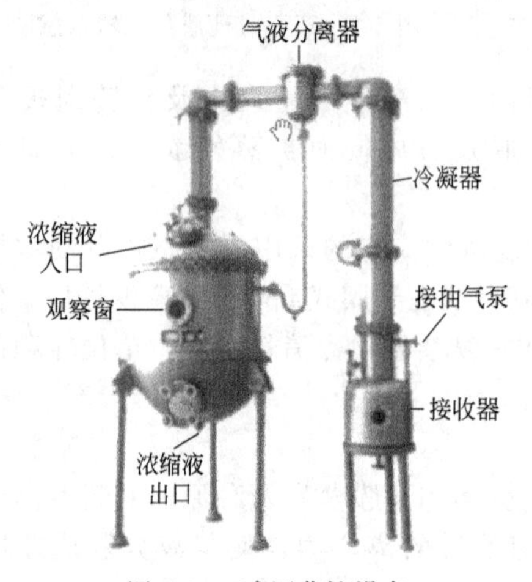

图5-10 减压蒸馏设备

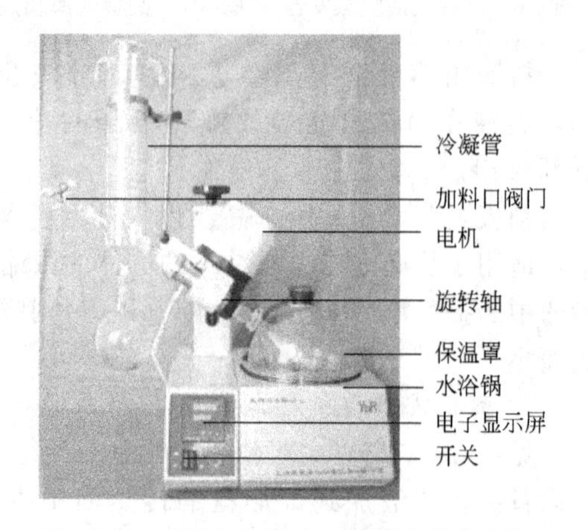

图5-11 减压蒸馏装置（旋转薄膜蒸发仪）

图5-11是实验室常用的减压蒸馏装置。操作时，将药液放到水浴锅上方的烧瓶中，加入量不要超过瓶体积的1/2，盖上保温盖，其余部分按图示安装好，接通真空泵，启动加热和旋转开关，装置开始运行。药液沸腾后蒸发出的溶剂气体进入冷凝管被冷凝成液体，流入下方的圆底烧瓶中，当馏出液装满烧瓶后，先停止加热，然后停止烧瓶的旋转，停止抽真空，将装置左侧的通气阀门慢慢打开，使系统变成1atm后，慢慢取下接收流出液的烧瓶，将液体倒入另一个容器中，重新安装在装置上，启动装置各部分，开始再次蒸馏。

蒸馏过程中如果压力突然过高，应立即停止操作，查找原因。

第三节 干燥技术

干燥是利用热能使物料中的湿分（水分或其他溶剂）汽化，并利用气流或真空带走汽化的湿分，从而获得干燥物品的工艺操作。

影响干燥的因素包括物料的形状，料层厚薄，水分结合方式，干燥介质的温度、湿度、流速，干燥速度（干燥应控制在一定速度下缓缓进行，干燥太快，表面易结壳，不利于物料内部的干燥），干燥的方法（静态、动态），压力（常压、减压）。

常用的干燥方法包括常压干燥、减压干燥、沸腾干燥（流化干燥）、喷雾干燥、冷冻干燥、微波干燥等。

一、常压干燥

常压干燥也称烘干法。系指在常压下，将湿物料摊放在烘盘内，利用干热空气使湿物料水分汽化进行干燥的方法。此法适用于对热稳定的药物。如药材提取物及丸剂、散剂、片剂、颗粒剂的干燥，也用于新鲜中药材的干燥。缺点是干燥时间长，易因过热引起成分破坏，干燥后较难粉碎。

常用的设备有烘房和烘箱等。操作时将物料置于烘房或烘箱内（可用物料盘推车推入），见图 5-12，关闭烘房门，打开空气加热开关，打开鼓风机。干燥结束，关闭鼓风机及空气加热开关，放凉，取出。本法简单易行。

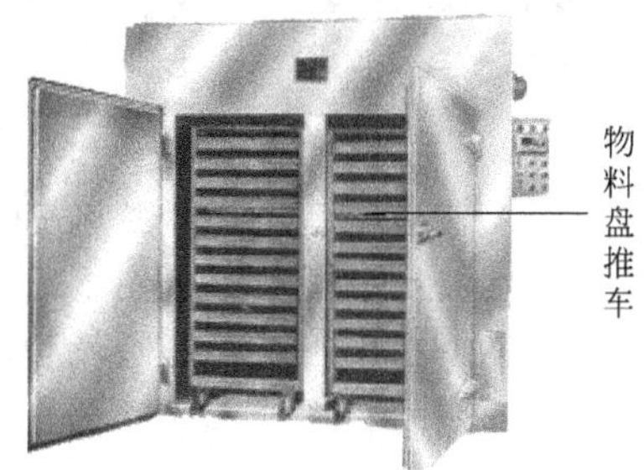

图 5-12　烘箱

二、减压干燥

指在密闭的容器中抽去空气后进行干燥的方法，也称真空干燥。适用于稠膏及热敏性物料，或排出的气体有价值、有毒害、有燃烧性等物料，可将这些气体回收。缺点是生产能力小，间歇操作，劳动强度大。

常用设备有减压干燥器，图 5-13 是减压干燥器示意图，主要由干燥箱、冷凝器、冷凝液收集器、真空泵组成。操作时，将湿物料放在浅盘内，放到干燥箱的搁板上，关闭干燥器门，关闭冷凝液接收器开关，接通冷凝水，开动真空泵，达到真空度时，打开冷凝器开关，打开蒸汽加热开关。干燥结束，先关闭加热开关，待物料降温后，关闭真空泵，缓慢打开放气阀，关闭冷凝器，即可取出物料和回收的溶剂。注意物料装盘不能太多，应控制好真空度和蒸汽压力，以免物料起泡溢盘。图 5-14 是减压干燥器中的一种，连接上冷凝液接收装置，即可如图 5-13 一样回收汽化后的溶剂。

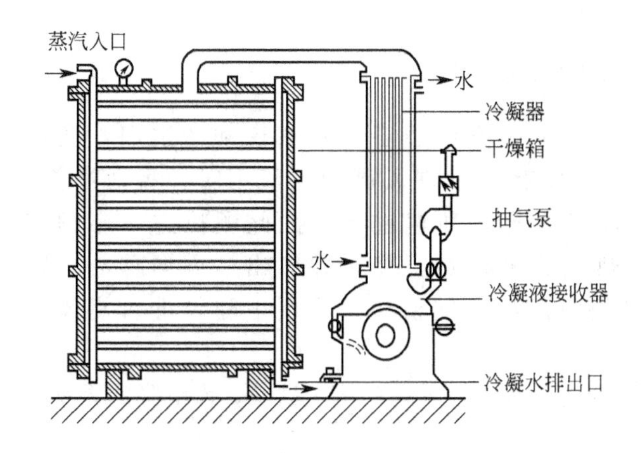

图 5-13　减压干燥器示意图

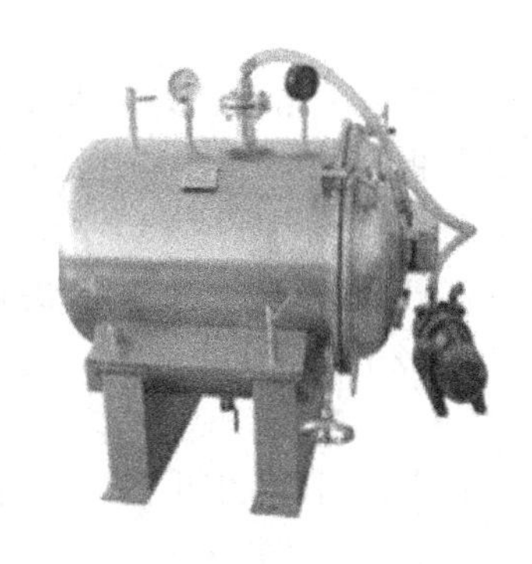

图 5-14　减压干燥器

此法干燥的温度低，速度快；减少了物料与空气的接触机会，避免污染或氧化变质；产

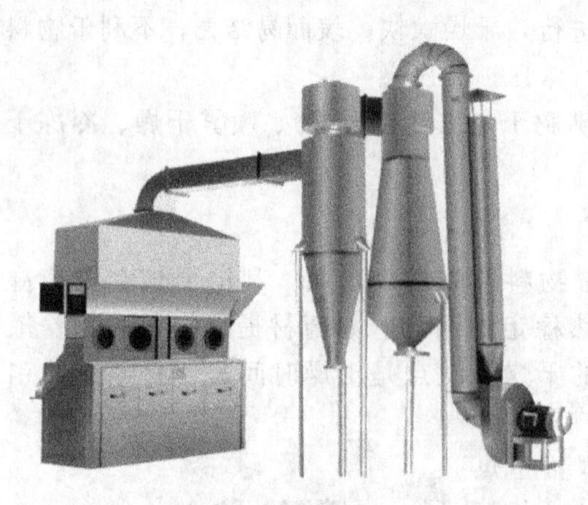

图 5-15 沸腾干燥设备

品呈松脆的海绵状，易于粉碎。

三、沸腾干燥

沸腾干燥又称流化干燥，是利用热空气流使颗粒悬浮，呈沸腾状态，物料的跳动增加了蒸发面，热空气在湿颗粒间通过，在动态下进行热交换，带走了水汽，达到干燥的目的。适用于湿粒性物料的干燥。本法生产效率高，产量大，不需翻动，适于大规模生产，沸腾干燥室密封性好。缺点是热能消耗大，清扫设备较麻烦。

沸腾干燥设备有沸腾干燥机，见图5-15、图 5-16。主要结构包括空气加热器、沸腾干燥室、旋风分离器、细粉捕集室和排风机。

空气加热器：蒸汽散热排管加热空气，温度可调。

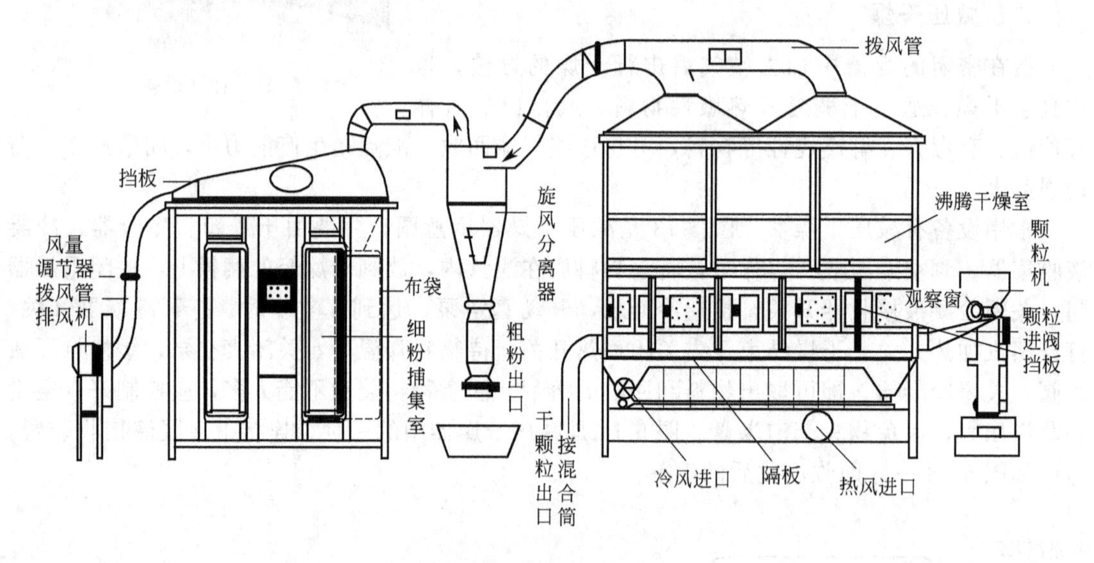

图 5-16 沸腾干燥示意图

沸腾干燥室一般长 2m、宽 25cm、高 50cm，室两边各有观察窗和清洗门，底部由两块多孔板组成，上铺一层筛网，孔板下面有几个进风阀门。使用时，将清洗门、观察窗关闭，启动排风抽真空时，热气流经多孔板高速进入，因此颗粒进入沸腾室后立即在多孔板上上下沸腾，快速地与热气流进行热交换，并向出口方向移动。颗粒在 40℃约 20min 即可干燥，打开出料阀门出料。细粉在扩大层中随风进入旋风分离器。

旋风分离器：随风带出的细粉进入旋风分离器后，较大些的沉于器底，没沉降的更细的粉末随风进入细粉捕集室。

细粉捕集室：主要由几组布袋滤器组成，室的一端连接排风机，另一端连接旋风分离器，夹带细粉的湿热风进入布袋后，风从布的细孔排出，细粉留在袋内。

操作时，先开蒸汽加热器，然后开排风机，最后加湿颗粒，调节风量和温度。

四、喷雾干燥

喷雾干燥是流化技术用于液态物料干燥的一种方法。指通过雾化器将浓缩至适宜密度的液体物料分散成雾状液滴，在干燥介质（热风）作用下进行热交换，使雾状液滴中的溶剂迅速蒸发，获得粉状或颗粒状制品的干燥过程。该法干燥速度快，数秒钟内完成；干燥后物料多为疏松的细颗粒或细粉，溶解性能好，保持原来的色香味。适用于热敏性液体物料的干燥。缺点是含糖类和胶质成分较多的提取液，喷雾干燥的工艺参数很难掌握，设备的清洗较麻烦。

喷雾干燥设备有喷雾干燥机，见图 5-17、图 5-18。主要结构包括空气加热器、锥形塔身、旋风分离器、干粉收集器、鼓风机等。操作时，先开动鼓风机，空气经过滤器、空气加热器的过滤和加热后进入喷雾塔中，启动喷雾装置喷药液，雾状药液与热空气接触被干燥，干燥物（细粉）落入收集桶内，部分干燥的粉末随热空气流进入旋风分离器和袋滤器被收集，热废气自排气口排出。喷雾干燥过程中干燥室的温度一般保持在 120℃以上。

喷雾器的类型：离心式喷雾器、压力式喷雾器、气流式喷雾器。喷雾干燥的效果取决于喷雾器所喷雾滴的大小，雾滴小，干燥速度快。提取液的密度、进风温度和出风温度也是关键参数。

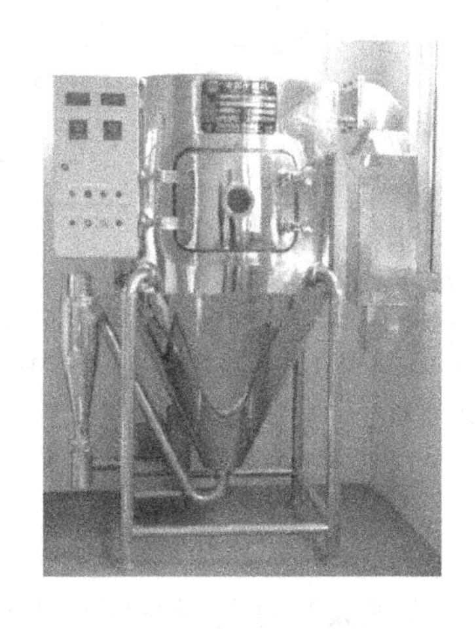

图 5-17　喷雾干燥机

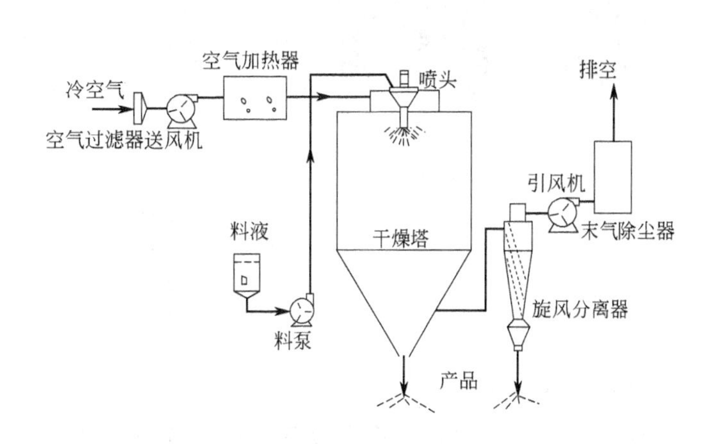

图 5-18　喷雾干燥示意图

五、冷冻干燥

冷冻干燥是将被干燥液体物料冷冻成固体，在低温低压条件下利用冰的升华性能，使物料脱水而达到干燥目的的一种干燥方法。药物本身剩留在冻结时的冰架中，因此药物干燥后体积不变，疏松多孔，易于溶解。干燥后物料含水量低，一般为 1%～3%，有利于药品长期储存。适用于极易受热分解的药物，如酶、抗生素以及注射用无菌粉末多用此法。缺点是冷冻干燥需要高度真空及低温，设备特殊，成本较高，故目前中成药生产中尚不能普遍采用。

冷冻干燥设备有冷冻干燥机组，见图 5-19、图 5-20。主要由冷冻干燥箱、冷凝器、制冷机组、真空泵和加热装置等组成。制品的冷冻干燥过程包括冻结、升华和再干燥 3 个阶段。

冻结：将欲冻干物料装盘，厚度不超过 12mm，用适宜冷却设备冷却至 2℃左右，然后置于－40℃（气压13.33Pa，即0.1mmHg）冻干箱内，关闭干燥箱，迅速通入制冷剂（氟利昂、氨），使物料冷冻，并保持2～3h或更长时间，使物料完全冻结，即可开始升华。

升华：开动真空泵，缓慢降低干燥箱中的压力，压力降至1.33Pa，－60℃以下时，冰即开始升华，同时开启加热系统将隔板加热，不断供给冰升华所需的热量。控制隔板温度在±10℃之间。

再干燥：在升华至一定程度时，干燥速度明显下降，在此阶段适当提高隔板温度至30～35℃，以利于水分的蒸发，直至物料温度与隔板温度重合达到干燥为止。为了减少水蒸气在升华时的阻力，冷冻干燥时制品不宜过厚，一般不超过12mm。

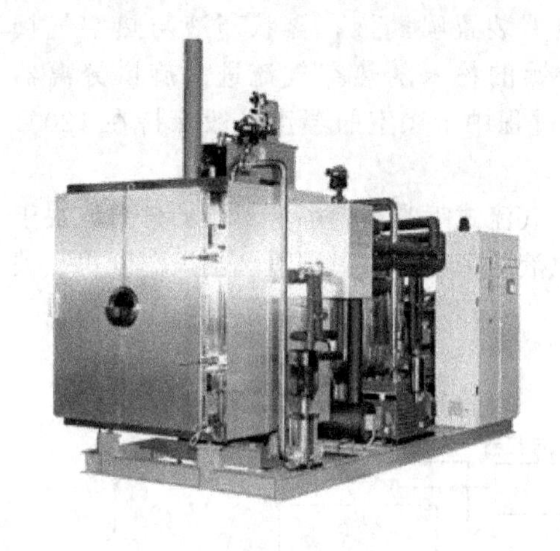

图5-19 冷冻干燥机组

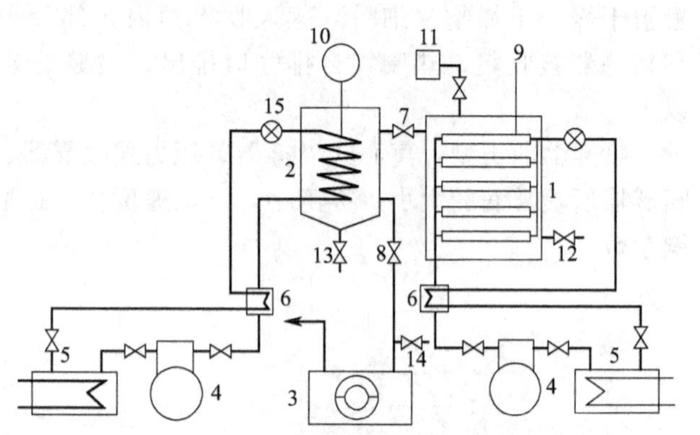

图5-20 冷冻干燥机组示意图

1—冻干箱；2—冷凝器；3—真空泵；4—制冷压缩机；5—水冷却器；6—热交换器；7—冻干箱冷凝器阀门；8—冷凝器真空泵阀门；9—板温指示；10—冷凝温度指示；11—真空计；12—冻干箱放气阀门；13—冷凝器放出口；14—真空泵放气口；15—膨胀阀

六、微波干燥

微波干燥指由微波能转变为热能使湿物料干燥的方法。微波发生器将微波辐射入待干燥物料内部，物料表面和内部同时升温，大量水分子逸出，物料得到干燥。干燥速度快，时间短，加热均匀，产品质量好，热效率高。适用于药材、水丸、浓缩丸、散剂、小颗粒等固体物料的干燥灭菌。缺点是微波泄漏会造成人体伤害，应注意检查防护。

微波干燥设备有微波真空干燥机、连续微波干燥设备，见图5-21、图5-22。操作时，将物料放入容器盒中或运行的轨道上，启动微波加热开关，开始干燥，干燥结束关闭加热开关，收集干燥的物料。连续干燥的设备可一边加料一边收料，连续操作。

七、远红外干燥

远红外干燥是利用远红外线辐射器产生的电磁波被含水物吸收后，直接转变为热能，使物料中水分汽化而干燥的一种方法。具有工作速率快、受热均匀、电能消耗小等特点。适用于热敏性、熔点低、易吸湿等黏度小的湿颗粒的干燥。也可用于中药材、中药饮片的干燥。

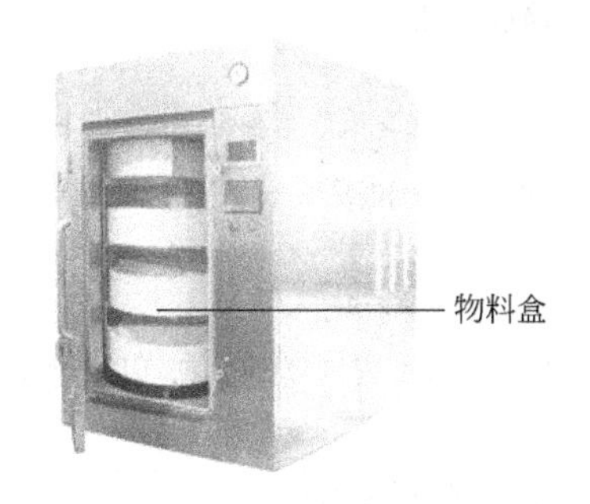

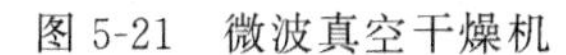

图 5-21　微波真空干燥机

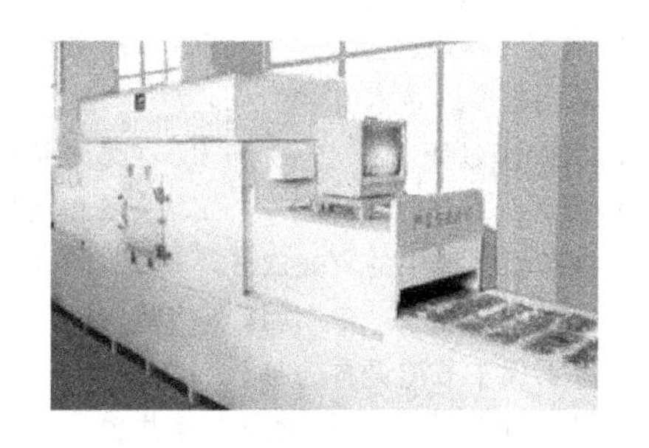

图 5-22　连续微波干燥设备

红外线是介于可见光与微波之间的电磁波，其波长范围为 0.76～1000μm。工业上一般把 0.76～2.5μm 波长的红外辐射称为近红外，把 5.6～1000μm 波长的红外辐射称为远红外。远红外线干燥优于近红外线干燥。

远红外辐射元件，又称辐射能发生器，主要由三部分组成。

涂层：其功能是在一定温度下能发射出具有所需波段宽度和加大发射功率的辐射线。常用的有碳化硅干热电热板，氧化钴、氧化锆、氧化铁、氧化钇等混合物构成的电热板等。

发热体或热源：其功能是向涂层提供足够的能量，以保证发射层正常发射辐射线所必需的工作温度。发热体可以是电阻发热体，热源是指可燃气体、蒸汽或烟道等。

基体：主要供安置发热体或涂层用。

远红外干燥设备有多种型号。图 5-23 是可连续干燥的隧道式远红外干燥机。干燥时潮湿的颗粒状物料由另外配置好的加料系统的喂料器自动定量地加入到滚动带上，进入隧道中加热干燥。可根据要求设定梯度升温或恒温，也可以在出口处加一个过筛装置筛去细粉。湿颗粒在机内只停留几分钟时间，干燥快速，耗能低。

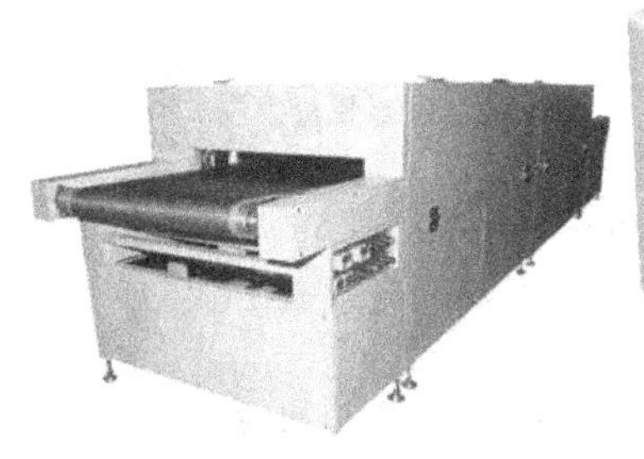

图 5-23　远红外干燥机

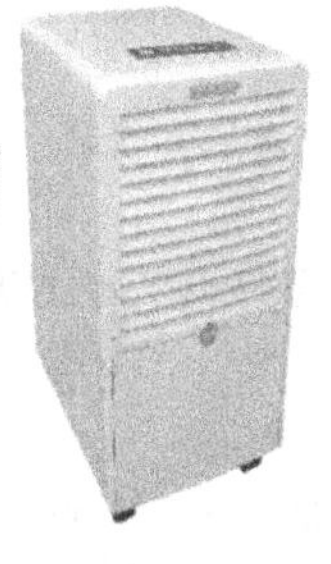

图 5-24　除湿机

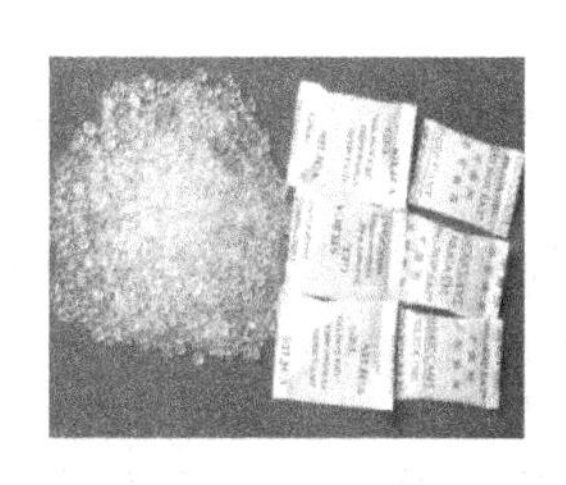

图 5-25　硅胶干燥剂

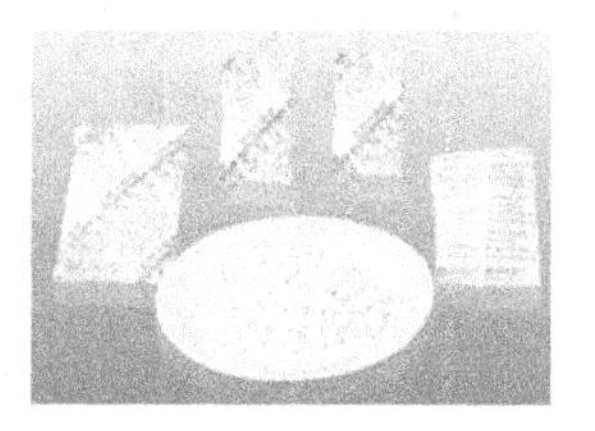

图 5-26　生石灰（氧化钙）干燥剂

八、其他干燥方法

其他还有吸湿干燥，如用除湿机（见图 5-24）、干燥剂（见图 5-25、图 5-26）等。硅胶干燥剂吸湿后颜色由蓝变红。

练　习　题

单选题

1. 以下不属于浓缩的是（　　）。

A. 常压蒸发　　B. 减压蒸发　　C. 薄膜蒸发
D. 水蒸气蒸馏　　E. 减压蒸馏

2. 常用的浓缩技术有（　　）。
A. 沉降和过滤　　B. 过滤和离心分离　　C. 常压干燥和减压干燥
D. 喷雾干燥和冷冻干燥　　E. 蒸发和蒸馏

3. 被蒸发溶液中的有效成分不耐热，不宜选用的浓缩设备是（　　）。
A. 真空浓缩罐　　B. 常压蒸馏装置　　C. 三效蒸发器　　D. 降膜式蒸发器　　E. 以上都不是

4. 以下属于节能设备的是（　　）。
A. 真空浓缩罐　　B. 常压蒸馏装置　　C. 三效蒸发器　　D. 降膜式蒸发器　　E. 以上都不是

5. 常压蒸发或常压蒸馏的常压是指（　　）个大气下的操作。
A. 小于一　　B. 一　　C. 二　　D. 三　　E. 四

6. 减压蒸发或减压蒸馏的减压是指（　　）个大气下的操作。
A. 小于一　　B. 一　　C. 二　　D. 三　　E. 四

7. 抽出蒸发器内的气体，使蒸发器内形成一定的真空度，则蒸发器内液体表面的压力（　　）。
A. 升高　　B. 降低　　C. 不变　　D. 二者没有关系　　E. 以上都不对

8. 抽出蒸发器内的气体，使蒸发器内形成一定的真空度，则蒸发器内液体的沸点（　　）。
A. 升高　　B. 降低　　C. 不变　　D. 二者没有关系　　E. 以上都不对

9. 浓缩至一定密度时，料液极易产生泡沫，出现跑料。不能采取的措施是（　　）。
A. 增大蒸气压　　B. 打开排空阀　　C. 减少蒸气压　　D. 设备加料液喷射装置，扫掉泡沫
E. 控制温度使浓缩时料液温度低于沸点0.5～1.0℃，液体内部不蒸发，不产生泡沫

10. 浓缩时，液体形成极大的表面的浓缩设备是（　　）。
A. 真空浓缩罐　　B. 常压蒸馏装置　　C. 三效蒸发器　　D. 降膜式蒸发器
E. 敞口倾倒式夹层锅

11. 可实现浓缩速度快，受热时间短，可在常压或减压下连续操作，可回收溶剂的浓缩设备是（　　）。
A. 真空浓缩罐　　B. 常压蒸馏装置　　C. 三效蒸发器　　D. 降膜式蒸发器
E. 敞口倾倒式夹层锅

12. 不属于薄膜蒸发的设备是（　　）。
A. 升膜式蒸发器　　B. 降膜式蒸发器　　C. 刮板式薄膜蒸发器　　D. 离心式薄膜蒸发器
E. 三效蒸发器

13. 无论真空浓缩罐还是减压蒸馏装置，药液加入量最好不要超过容器体积的（　　）。
A. 1/5　　B. 1/4　　C. 1/3　　D. 1/2　　E. 以上都不对

14. 常用的干燥技术不包括（　　）。
A. 常压干燥　　B. 减压干燥　　C. 沸腾干燥　　D. 喷雾干燥　　E. 过滤

15. 利用热空气流使颗粒悬浮呈沸腾状态，生产效率高，产量大，不需翻动，适于湿粒性物料的干燥和大规模生产的设备是（　　）。
A. 减压干燥器　　B. 烘箱　　C. 冷冻干燥机　　D. 喷雾干燥器　　E. 沸腾干燥床

16. 呈雾状液滴的液态物料，在热风作用下溶剂迅速蒸发，获得粉状或颗粒状制品，干燥速度快的设备是（　　）。
A. 减压干燥器　　B. 烘箱　　C. 冷冻干燥机　　D. 喷雾干燥机　　E. 沸腾干燥床

17. 适用于极易受热分解的液体药物干燥的设备是（　　）。
A. 减压干燥器　　B. 烘箱　　C. 冷冻干燥机　　D. 微波真空干燥机　　E. 沸腾干燥床

18. 利用冰的升华性质干燥液体物料的干燥设备是（　　）。
A. 减压干燥器　　B. 远红外干燥机　　C. 冷冻干燥机　　D. 微波真空干燥机　　E. 沸腾干燥床

19. 不需要配真空泵抽真空的干燥设备是（　　）。

A. 减压干燥器　B. 沸腾干燥床　C. 冷冻干燥机　D. 微波真空干燥机　E. 以上都不是

20. 酶的干燥应选择的干燥设备是（　）。

A. 减压干燥器　B. 远红外干燥机　C. 冷冻干燥机　D. 微波真空干燥机　E. 以上都不是

21. 湿颗粒干燥不能选择的设备是（　）。

A. 减压干燥器　B. 远红外干燥机　C. 喷雾干燥机　D. 微波真空干燥机　E. 沸腾干燥床

22. 以下不能起干燥作用的是（　）。

A. 烘箱　B. 除湿机　C. 硅胶　D. 生石灰　E. 大孔吸附树脂

第六章　粉碎、过筛、离析、混合技术

教学目的

◆ 掌握粉碎的原则、粉碎的方法、生产中常用的粉碎设备和操作技术、保养方法；过筛原则；常用的过筛与离析设备的操作技术；混合的原则、混合的操作技术。

◆ 熟悉标准筛和工业筛的对应关系、药粉的分等标准；混合的影响因素。

◆ 了解粉碎的目的。

第一节　粉碎技术

一、基本知识

粉碎是指借机械力将大块固体物质破碎成适用程度的碎块、细粉或微粉的操作过程。

1. 粉碎的目的

是增加药物的表面积，促进药物的溶解与吸收，提高药物的生物利用度，加速药材中有效成分的浸出或溶出；便于调剂和服用；为制备各种剂型奠定基础。

2. 粉碎的原则

① 供粉碎的药材要除去异物。

② 粉碎前要根据药物的特性进行必要的干燥或处理（含油脂较多的药材，若油脂为无效成分时可脱脂后再进行粉碎）。

③ 根据药物的特性、选用的机械等因素选择适当的粉碎方法。

④ 根据应用目的和药物剂型控制适当的粉碎细度。

⑤ 粉碎毒、剧药和刺激性较强的药物时，要尽可能密闭进行。

⑥ 易引起反应甚至爆炸的氧化性药物、还原性药物以及贵重药物、毒剧药、刺激性药物必须单独粉碎。

⑦ 为避免黏性物料或热塑性物料的粘壁或粉粒间的聚集，可采用两种或两种以上的物料同时粉碎的混合粉碎操作。

⑧ 粉碎过程中应注意及时过筛，以免部分药物过度粉碎，同时提高粉碎效率。

⑨ 保持粉碎前、后药物的组成和药理作用不变。药材必须全部粉碎应用，较难粉碎部分，不应随意丢弃。

⑩ 注意控制粉碎机的温度。

二、粉碎的方法

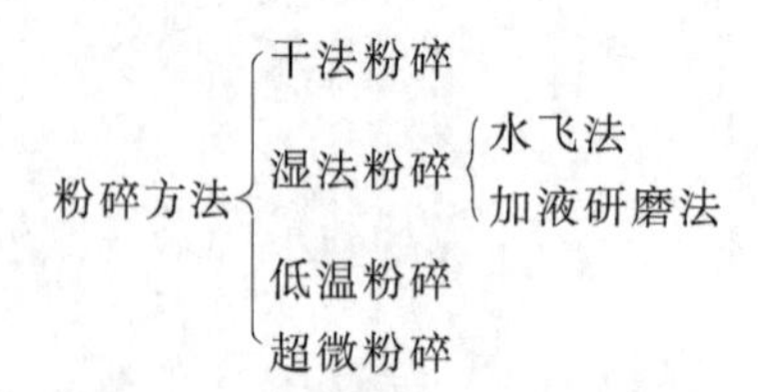

1. 干法粉碎

将物料适当干燥，使药物中的水分降低到一定程度（一般少于5%）再进行粉碎的方法。本法适用于多数药材。

2. 湿法粉碎

将物料加入适量水或其他液体进行研磨粉碎的方法。适用于干法粉碎难以达到粉碎目的的药物。如朱砂、滑石等要求特别的细度的质地坚硬又不溶于水也不与水发生化学反应的矿物药；如樟脑、冰片等性质特殊的采用一般方法难以粉碎的结晶性药物。

湿法粉碎包括水飞法和加液研磨法。

水飞法：将朱砂、珍珠、雄黄等不溶于水也不与水发生化学反应的矿物类药材先打成碎块，除去杂质后与水同置于乳钵、电动乳钵或球磨机中研磨，使药物细粉混悬于水中，将混悬液倾出，余下的粗粉继续加水反复研磨，直至全部研完为止。然后将所得的混悬液合并，沉降、离心或过滤后倾去上清液，再将湿粉干燥（不宜受热的药物阴干或使用干燥剂）、研散，即得极细的粉末。

加液研磨法：将药物（樟脑、薄荷脑、冰片）放入乳钵中，加入少量易挥发的液体（如乙醇）研磨，研麝香时加少量水打潮，使药物粉碎成粉，研磨时要轻研冰片，重研麝香。然后将液体挥发尽，得到细粉。

3. 低温粉碎

利用物料在低温时性脆易碎的特点，在粉碎之前或粉碎过程中将物料进行冷却的粉碎方法。适用于挥发性及热敏性物料和常温下粉碎困难的物料，如软化点低、熔点低及热塑性物料，树脂类药（如乳香、没药）和干浸膏等。

粉碎方式如下。

① 物料先行冷却，然后送至粉碎机中粉碎成细粉。

② 将常温状态的物料，送至内部为低温的粉碎机内进行粉碎。

③ 物料先行冷却，然后送至内部为低温的粉碎机内进行粉碎。

④ 将物料与干冰或液化氮气混合再进行粉碎。

4. 超微粉碎

指利用机械或流体动力的方法将物料粉碎至微米甚至纳米级微粉的过程。如灵芝孢子粉、花粉的破壁。

三、常用的粉碎设备

为达到良好的粉碎效果，应按被粉碎药物的理化性质和所需要的粉碎度，选择适宜的粉碎设备。常用的粉碎设备有下列几类：

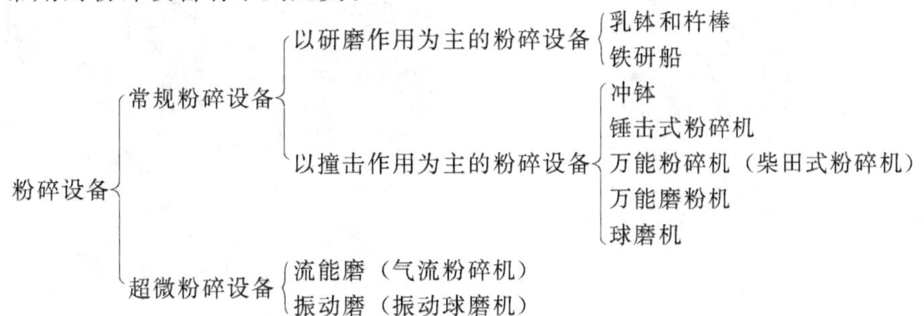

（一）常规粉碎设备

1. 手工研磨粉碎设备

乳钵，见图6-1，是实验室少量物料粉碎时常用的手工粉碎设备。操作时，将已经进行粗粉碎的物料加入乳钵中（加入量一般不超过乳钵容积的 1/2），用杵棒压物料在乳钵内沿着顺时针或逆时针方向研磨，使物料得以粉碎。

电动乳钵，见图 6-2，是乳钵的改进设备。即将杵棒安装在一个电动装置上，代替人工进行研磨。

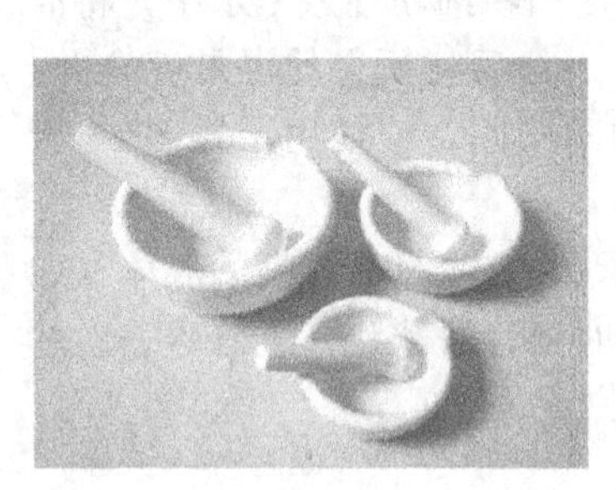

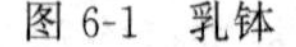

图 6-1 乳钵

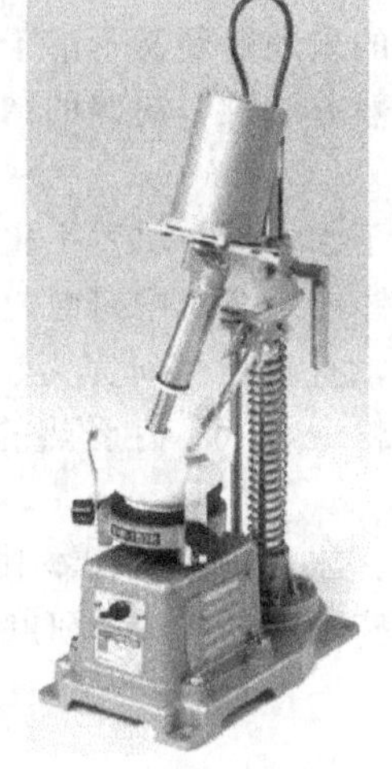

图 6-2 电动乳钵

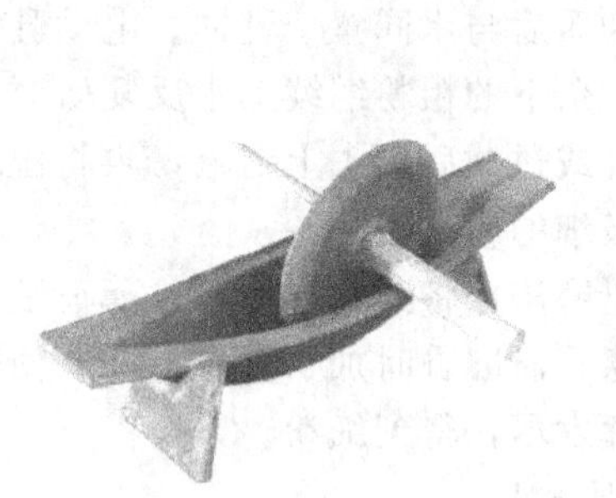

图 6-3 铁研船

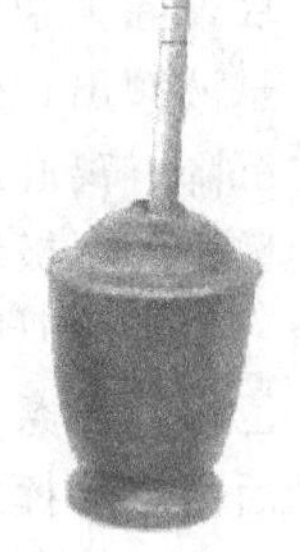

图 6-4 冲钵

铁研船，见图 6-3，是一种传统的研磨设备。目前只在少数药房还有使用。使用时，将药材放入船体内（加入量一般不超过船体容积的 1/2），双手或双脚握或蹬手柄带动碾轮前后往复运动使药材得到粉碎。

冲钵，见图 6-4，是实验室少量物料粗粉碎时常用的粉碎设备。操作时，将物料加入钵体内（加入量一般不超过钵体容积的 1/2），盖好盖，手握杵棒提起下落往复运动，将物料砸碎。

2. 锤击式粉碎机

又称榔头机，见图 6-5、图 6-6。主要部件有钢壳、固定轴上的钢锤、筛板、电机等。适用于干燥、性脆易碎的物料粉碎或作粗粉碎用。

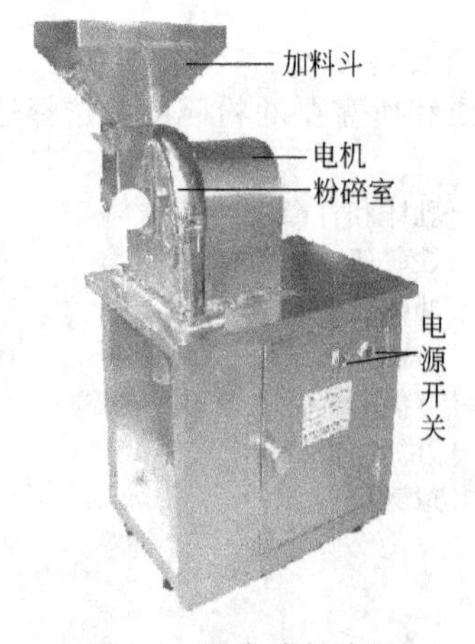

图 6-5 锤击式粉碎机

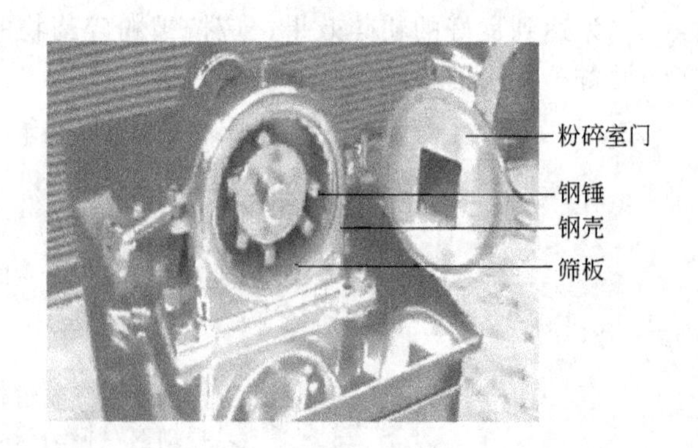

图 6-6 锤击式粉碎机粉碎腔构造

使用时将粉碎机仓门关好，安装好接料袋，调整好下料门，启动粉碎机，仓内的回转盘高速旋转至平稳时，开始加料，此时安装在回转圆盘上的钢锤借离心力伸直挺立，对药物进行强烈的撞击而粉碎。达到一定细度的粉末自筛板分出，进入接料袋中，不能通过筛板的粗粉继续在粉碎室内粉碎，粉末细度以更换不同孔径的筛板进行调节。

3. 万能粉碎机

又称柴田式粉碎机，见图 6-7～图 6-9。该机粉碎能力最大，是普遍应用的粉碎设备。主要部件有机壳、装在动力轴上的甩盘、打板（固定在轴上）、挡板（控制粉粗细）、风扇（风选）、沉降器（收粉）。有的还在收粉装置旁设有筛粉装置，未达到细度要求的粗粉可经管道回到粉碎机仓内重新粉碎。适用于干燥、性脆易碎及黏软、油润、纤维性、坚硬等类的药物粉碎。缺点是耗能较大。

使用时将万能粉碎机的筛选系统安装好，启动粉碎机，当运行平稳时，从加料口加入物料，物料靠甩盘上的打板粉碎，经粉碎的物料粉末通过挡板，被风扇吹起自出粉口经输粉管吹入药粉沉降器，使粗、细粉分离。挡板在甩盘和风扇之间，有 6 块，可左右移动，向风扇靠近粉细，向甩盘靠近粉粗。细粉从沉降器（旋风分离器）逸出至布袋收集。控制温度低于 60℃。

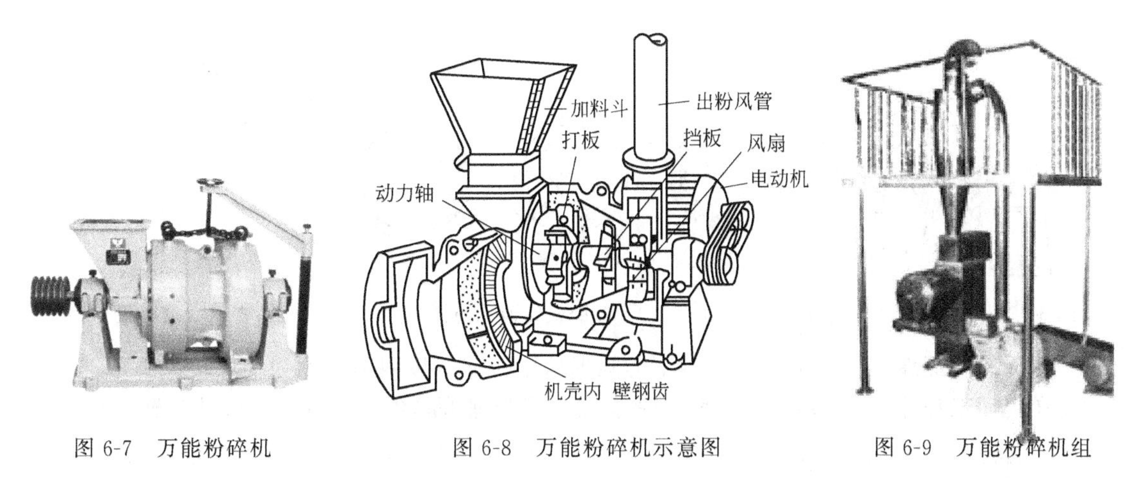

图 6-7　万能粉碎机　　图 6-8　万能粉碎机示意图　　图 6-9　万能粉碎机组

4. 万能磨粉机

见图 6-10、图 6-11。主要部件有两个带钢齿的圆盘及环状筛网。适用于干燥性脆易碎的物料。

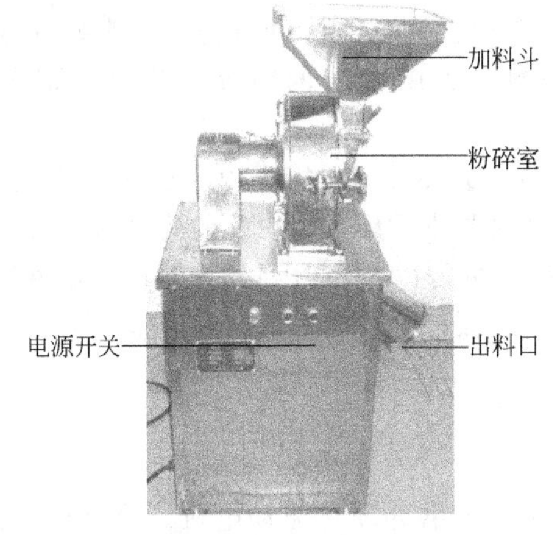

图 6-10　万能磨粉机

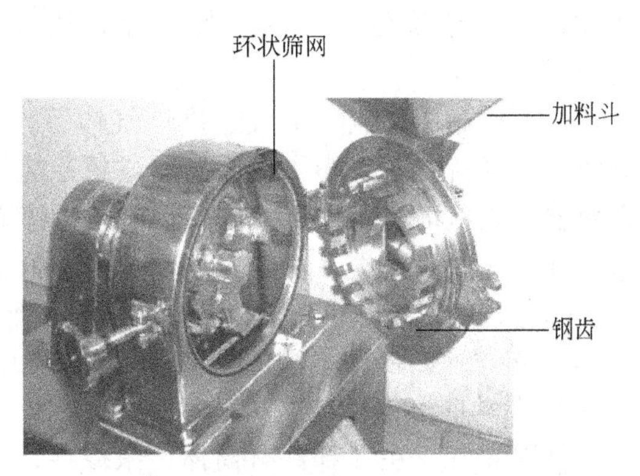

图 6-11　万能磨粉机粉碎室构造

使用时将粉碎机仓门关好，安装好接料袋，调整好下料门，启动粉碎机，待转动平稳后，自加料斗加入药料，借装置的抖动，经加料口均匀地进入带钢齿的圆盘中，由于离心力的作用，物料被甩向圆盘的钢齿间，借钢齿的撞击、劈裂和挤压作用而被粉碎。粉碎至一定细度的粉末通过环状筛板，从出粉口落入接料袋中，粗粉继续被粉碎，粉末的细度通过更换不同孔径的筛网进行调节。在粉碎过程中，圆盘高速旋转，能产生强烈的气流易使粉末飞扬，必须装有集尘排气装置以保证安全和收集粉末。

5. 球磨机

见图 6-12～图 6-14。主要部件有圆形球罐、罐内大小不等的圆球，圆球由钢、瓷或花岗岩石等制成。适合脆性药材，如矿物药、贝壳类、贵重药物等。可进行干法和湿法粉碎。球磨机密闭粉碎，对具有刺激性的药物可防止有害粉尘飞扬；对具有较大吸湿性的浸膏可防止吸潮；对挥发性药物及细料药也适用。对不稳定药物，可充惰性气体密封。

使用时将物料装入罐内密闭后，由电动机带动旋转，药物借圆球落下时的撞击劈裂作用及球与罐壁间、球与球之间的研磨作用而被粉碎。圆形球罐应有适宜的转速，以使罐内圆球沿罐壁运动至最高点而落下，达到最好的粉碎效果。该法粉碎效率较低，粉碎时间较长。

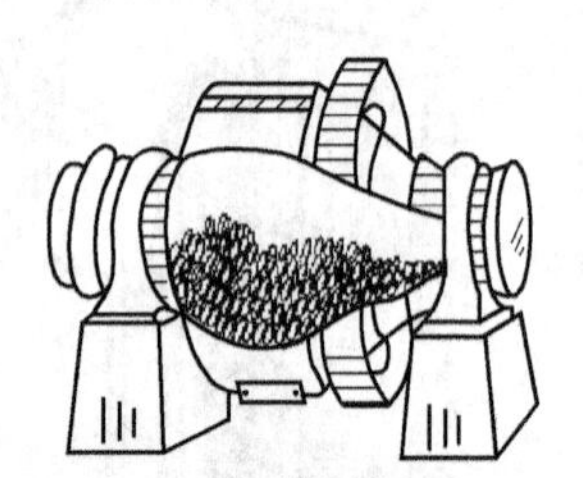

图 6-12 球磨机粉碎示意图

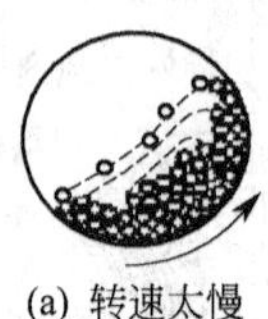

(a) 转速太慢

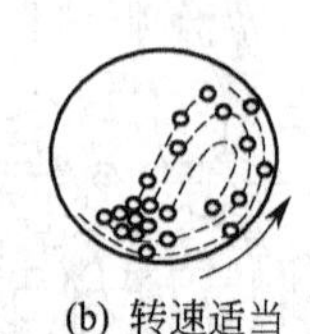

(b) 转速适当

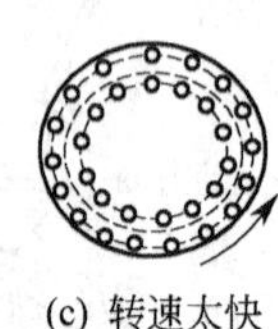

(c) 转速太快

图 6-13 球磨机转速示意图

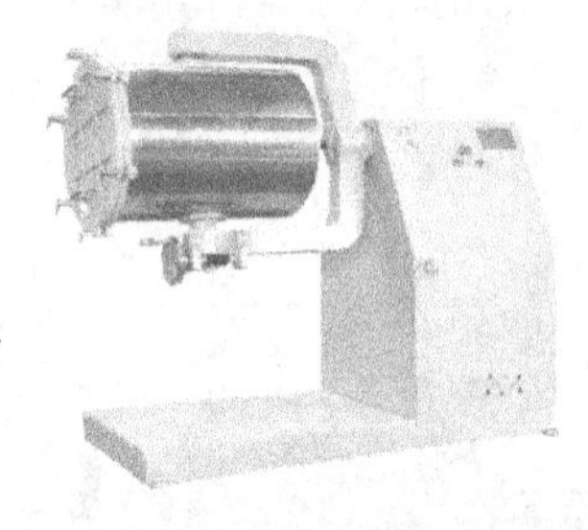

图 6-14 球磨机

使圆球从最高位置以最大速度落下的圆形球罐转速的极限值，称为临界转速。

在实际工作中，球磨机的转速一般采用临界转速的 70%～75%。临界转速（r/min）$n=42.3/\sqrt{D}$，实用转速$=(32～32.7)/\sqrt{D}=n\times(70\%～75\%)$，$D$ 是圆筒直径（单位为 m）。一般球和粉碎物料的总装量为罐体总容积的 50%～60%左右。

（二）常用超微粉碎设备

1. 流能磨

见图 6-15。也叫气流粉碎机，将经过净化和干燥的压缩空气通过一定形状的喷嘴，形成高速气流，以其巨大的动能带动物料在密闭粉碎腔中互相碰撞而产生剧烈的粉碎作用。适用于抗生素、酶、低熔点、热敏感的物料、无菌粉末的粉碎，花粉和孢子粉的破壁。

使用时高压气流（空气、惰性气体等）以 170.6～2073.2kPa 的压力自底部喷嘴引入，此时高压气流在下部膨胀变为高速或超音速气流在机内高速循环，待粉碎的药物由加料斗经送料器进入机内，药物在粉碎室内互相碰撞而被粉碎，并随气流上升到分级器，微粉由气流带入并进入收集袋中。粉碎室顶部的离心力使大而重的颗粒分层向下返回粉碎室。粉碎物料在粉碎过程中温度不升高，可得 5μm 以下微粉。

注：操作时要注意加料速度应一致，以免堵塞喷嘴。

2. 振动磨（振动球磨机）

见图 6-16。主要部件有筒体、激振器、支撑弹簧、研磨介质、驱动电机。可进行干法、湿法粉碎。

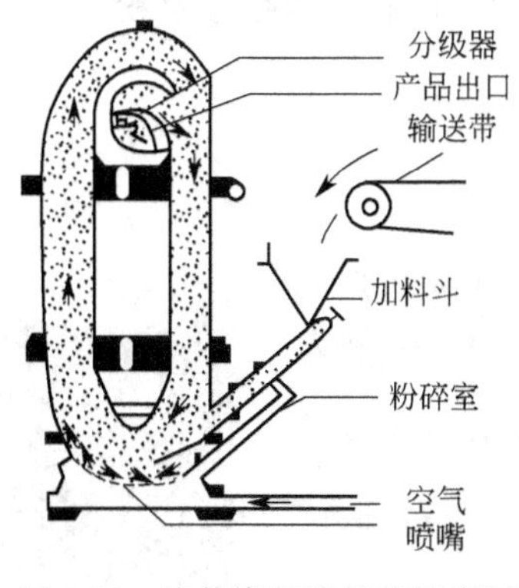

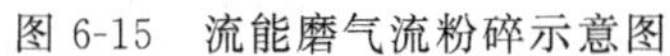

图 6-15　流能磨气流粉碎示意图

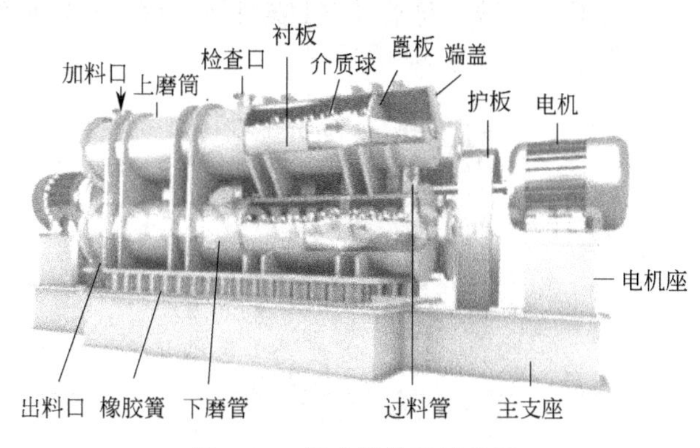

图 6-16　振动磨粉碎示意图

使用时将物料和研磨介质装入筒体内，筒体高速旋转时，研磨介质在筒体内做高频振动、自转运动及旋转运动，使研磨介质之间、研磨介质与筒体内壁之间产生强烈的冲击、摩擦、剪切等作用，将药物磨细，通过调振幅或排料口径调节细度。比球磨机效率高，可连续粉碎。

（三）粉碎设备的使用与保养

① 粉碎机应先空机运转稳定后再加料，否则药物进入粉碎室难以启动，引起发热，烧坏机器。

② 药物中不得夹杂硬物，以免卡塞，烧坏电机。药材粉碎前要进行拣选。

③ 各种传动机构如轴承、齿轮，必须保持良好润滑性。

④ 电机不应超负荷运转，以免烧坏电机。

⑤ 电源必须符合电机要求，接有地线，确保安全。

⑥ 使用后及时清洁、润滑、加罩。

⑦ 粉碎机的电动机及各种传动机应用防护罩罩好，同时，应注意防尘、清洁与干燥。

第二节　过筛与离析技术

一、基本知识

过筛：指粉碎后的物料通过网孔性工具，使粗粉与细粉分离的操作。通常网孔粗的称为筛，网孔细的称为罗。

离析：指粉碎后的药料借空气或液体（水）流动或旋转的力，使粗粉（重粉）与细粉（轻粉）分离的操作。

药筛指《中国药典》规定的全国统一用于药剂生产的筛，也称标准筛。

药筛按制法不同分为编制筛和冲眼筛。

编制筛：见图 6-17。由铜丝、铁丝、不锈钢丝等金属丝或尼龙丝、绢丝等非金属丝编制而成。缺点是在使用时筛线易于移位，故用金属丝编制的筛在其交叉处要压扁固定。主要用于速度较慢的操作。

冲眼筛：见图 6-18，是在金属板上冲压出圆形或多角形的筛孔而制成。主要用于高速运转的粉碎机内的筛板及药丸的筛选。

《中国药典》规定了 9 种筛号，一号筛筛孔内径最大，依次减小，九号筛筛孔内径最小。实际生产中，也使用工业用筛，这类筛的选用，应与药筛标准相近，且不影响药剂质量。工业上习惯以目数［每英寸（1英寸=0.0254m）长度有多少孔］来表示筛号及粉末粗细。筛号与筛目的关系见表6-1。

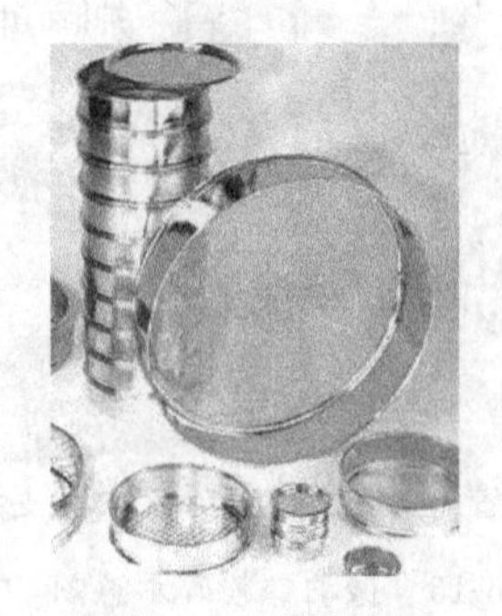

图6-17 编制筛

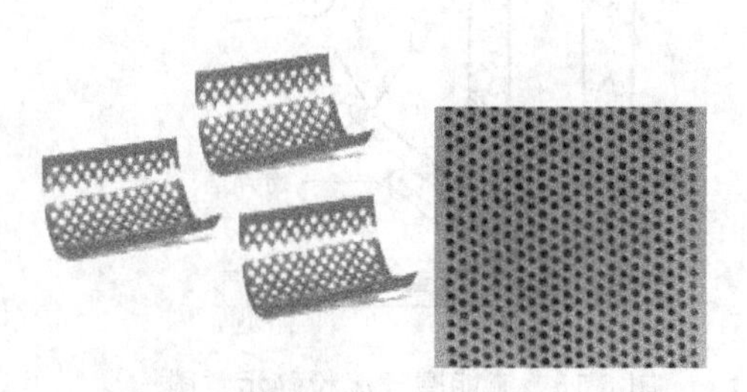

图6-18 冲眼筛

表6-1 《中国药典》筛号、工业筛目对照表

筛号	筛目/(孔/英寸)	筛号	筛目/(孔/英寸)	筛号	筛目/(孔/英寸)
一号筛	10	四号筛	65	七号筛	120
二号筛	24	五号筛	80	八号筛	150
三号筛	50	六号筛	100	九号筛	200

注：1英寸（in）=0.0254m。

为了控制粉末的均匀度，《中国药典》规定了6种粉末规格，见表6-2。

表6-2 粉末的分等标准

等级	分等标准
最粗粉	能全部通过一号筛，但混有能通过三号筛不超过20%的粉末
粗粉	能全部通过二号筛，但混有能通过四号筛不超过40%的粉末
中粉	能全部通过四号筛，但混有能通过五号筛不超过60%的粉末
细粉	能全部通过五号筛，并含有能通过六号筛不少于95%的粉末
最细粉	能全部通过六号筛，并含有能通过七号筛不少于95%的粉末
极细粉	能全部通过八号筛，并含有能通过九号筛不少于95%的粉末

过筛的原则如下。

① 振动。振动时速度不宜过快，以使更多的粉末有落于筛孔的机会，但也不宜过慢，以免影响过筛的效率。

② 粉末应干燥。粉末含水量较高时应充分干燥后再过筛；易吸潮的粉末应及时过筛或在干燥环境中过筛；富含油脂的药粉易结块而难于过筛，除应用串油法进行粉碎使其易于过筛外，也可先进行脱脂后再过筛；若含油脂不多时，先将其冷却再过筛。

③ 粉层厚度适宜。药筛内放入的粉末不宜过多，使粉末有足够的空间移动而便于过筛。但粉层厚度不宜过薄，否则会影响过筛效率。

④ 要根据所需要粉末细度，选用适当筛号的药筛。

⑤ 细料药、毒剧药过筛时要密闭进行。

⑥ 换品种时，要清洗药筛。

二、常用的过筛与离析设备

（一）常用的过筛设备

1. 手摇筛

见图6-19。将编制筛网固定在圆形或长方形的金属或木框上制成。主要用于实验室和少量毒剧药、细料药、质轻的药或刺激性强的药粉的过筛。

使用时按照筛号大小依次叠成套。最粗号在顶上，其上面盖盖，最细号在底下，套在接收器上。

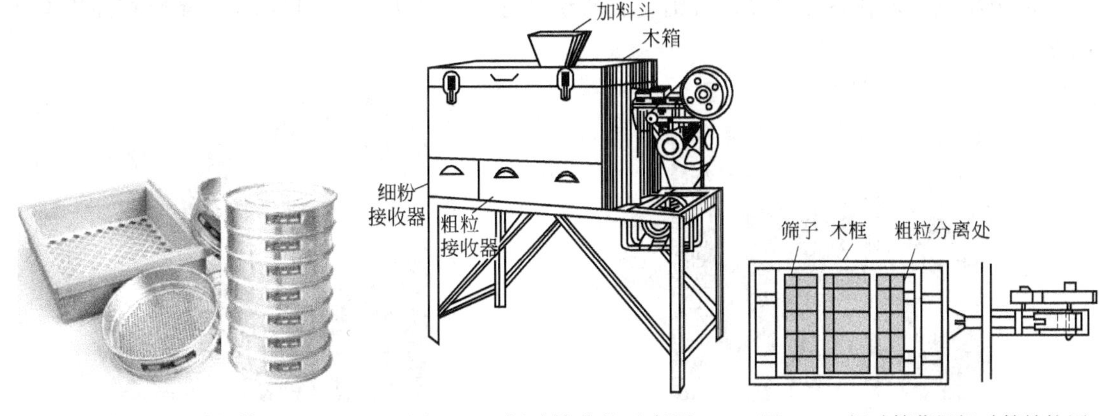

图 6-19　手摇筛　　图 6-20　振动筛药机示意图　　图 6-21　振动筛药机振动筛结构图

2. 振动筛药机（筛箱）

见图 6-20、图 6-21。适用于无黏性的植物药、化学药、毒剧药、刺激性药及易风化或潮解的药物。

使用时将药粉从加料斗加入，落入斜置于木箱中固定在木框上的筛子上，而木框固定在轴上，借电机带动使偏心轮做往复运动，从而使筛子往复振动，对药粉产生过筛作用。粗粉、细粉分别落入两个收粉盒内。生产中要经常查看收粉盒，如果装满，及时取出。属于间歇生产设备。

使用时需注意：过筛完成后放置一定时间，使细粉下沉后再开箱，防止粉尘飞扬。

3. 电磁簸动筛粉机

见图 6-22、图 6-23。适用于一般药粉和黏性较强的药粉。

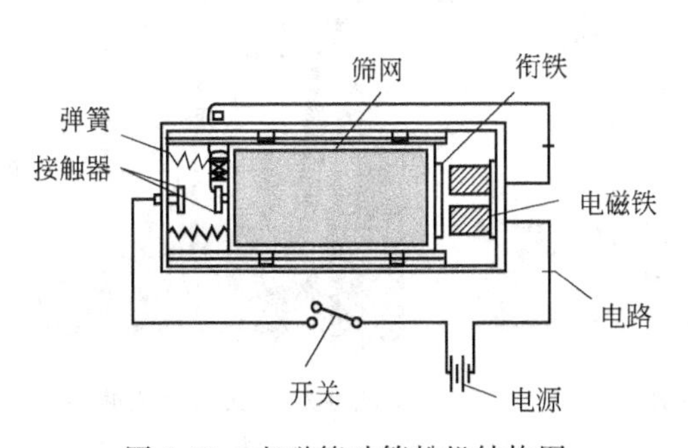

图 6-22　电磁簸动筛粉机结构图

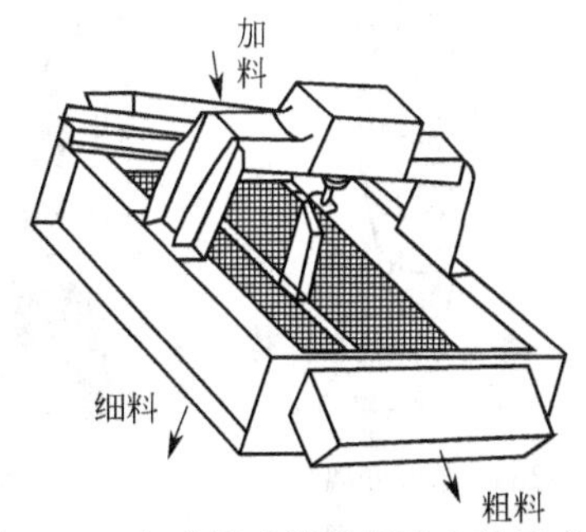

图 6-23　电磁簸动筛粉机进出料示意图

使用时选择适宜的筛网安装在设备上，将粗料和细料接收容器安装好，启动设备，向筛网上加料，利用较高频率与较小振幅造成簸动，使药粉在筛网上跳动而分离，易于通过筛网，提高过筛效率。可以连续进行过筛，属于连续生产设备。

4. 振动筛粉机

见图 6-24、图 6-25。过筛部分由带有加料孔的不锈钢盖子、不同筛号的不锈钢圆筛和最下层的接收器组成，圆筛和接收器侧面均有一个出料口。适用于无显著黏性的药粉。

使用时，先选择好适宜的圆筛并安装好，出料口安装好接收物料的容器，启动设备，产生振动，开始加料，没有通过上筛的粗粉由上筛出料口进入接收器中，需要的不同细度的药粉通过圆筛相对应的出料口进入接收器中，可进行连续过筛生产。属于连续生产设备。是药厂目前应用较多的过筛设备。

使用注意：加料不要过多，否则会有药粉没有筛分好就从出料口出来，影响产品质量和收率。

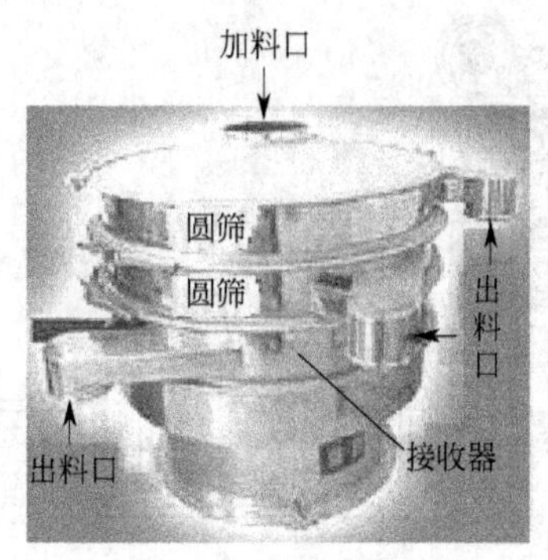

图 6-24　振动筛粉机

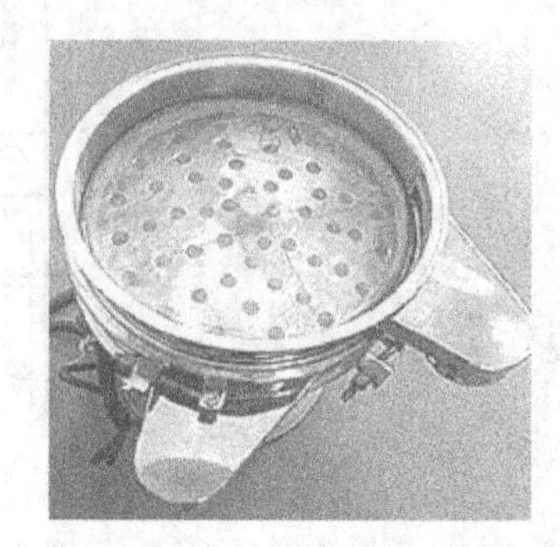

图 6-25　振动筛粉机不锈钢圆筛

(二) 常用的离析设备

1. 旋风分离器

见图 6-26、图 6-27。利用离心力分离气体中的细粉。

使用时，含细粉的气体以很大的速度沿入口管的切线进入旋风分离器中，沿器壁成螺旋形运动。细粉受到的离心力大，被抛向外周，与器壁撞击后，失去动能而沉降下来，由出粉口落入收集袋里。分离干净后的气体从中心的出口管排出，其分离效率大约为 70%～90%。

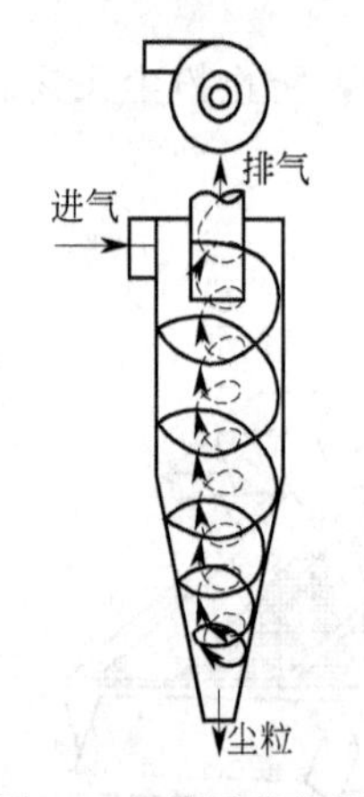

图 6-26　旋风分离器气固分离示意图

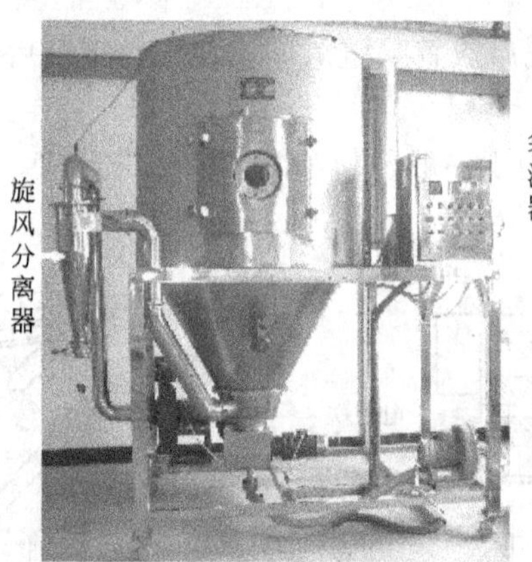

图 6-27　安装有旋风分离器的喷雾干燥机

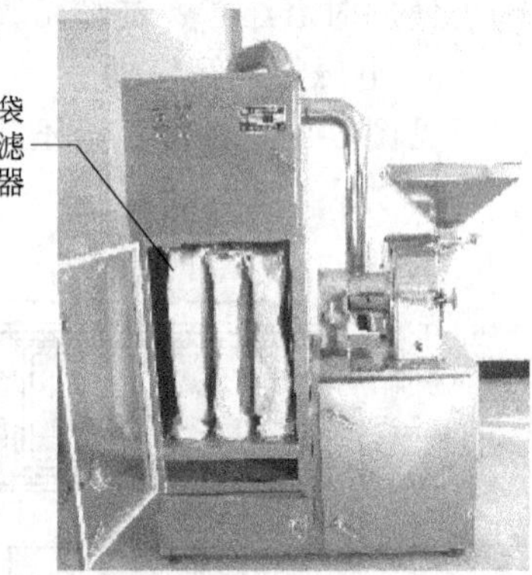

图 6-28　安装有袋滤器的粉碎机

2. 袋滤器

见图 6-28。粉碎机的除尘室内安装有多个用棉或毛织制品制成的滤袋。各袋平行排列，其下端紧套在花板的短管上，其上端钩在可以颤动的框架上。缺点是滤布磨损和被堵塞较快，不适用于高温潮湿的气流。使用棉织品，气流温度不得超过 65℃；使用毛织品，气流温度不宜超过 60℃。

使用时，含有微粒的气体从滤袋下端进入滤袋后，空气可透过滤袋，由排气口排出，而微粒被截留在袋内，一定时间后清扫滤袋，收集极细粉。其分离效率可达 94%～97%，甚至高达 99%，并能截留直径小于 1μm 的细粉。生产中常用的简易滤袋，其上端紧套在旋风分离器出风管的分管上，下端留口并扎紧。

实际生产中常将粉碎机、旋风分离器、袋滤器串联起来，成为药物粉碎、分离的整体设备。

第三节　混合技术

一、基本知识

混合是指两种以上固体粉末相互均匀分散的过程或操作。其目的是使多组分物质含量均匀一致。

混合的原则如下。

① 组成药物的比例量。处方中药物的比例量相等或相近时，易于混合均匀，采用一般的混合方法即可。处方中药物的比例量相差悬殊时，不易混合均匀。一般采用等量递增法（配研法）混合，即取处方中量小的药物，加入与其等量的量大的药物混合均匀，再加入与混合物等量的量大的药物混合均匀，如此等量递增至量大的药物全部加完。

② 组成药物的相对密度。处方中药物的相对密度相差悬殊时，应先加入密度小（轻）的药物，再加入密度大（重）的药物进行混合。

③ 其他。处方中药物的性质（含水量，黏附性）、混合的时间都会影响混合的均匀度。

二、常用的混合设备

混合包括搅拌混合、研磨混合、过筛混合，以搅拌混合效果更好、效率更高。

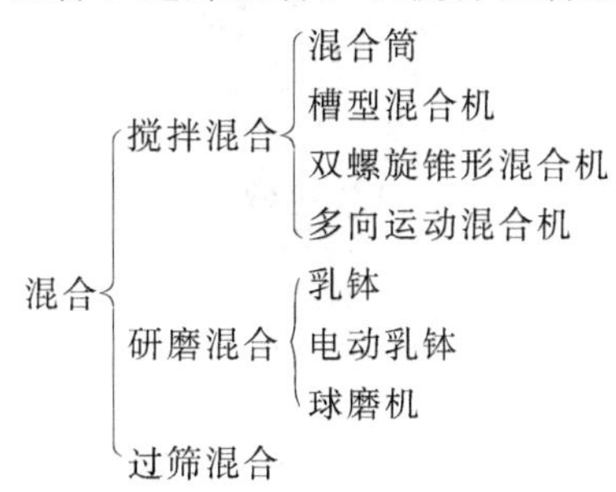

（一）搅拌混合设备

少量药物混合时，可在适当的容器中，反复搅拌使药物混合均匀。大生产可用机械混合法。注意加入量应为筒容积的 1/2～2/3，超过 2/3 物料将难以混匀。

1. 混合筒

有各种形状，如 V 形、双锥形、立方体形等。其中以 V 形混合筒混合效率最高，设备见图 6-29。由 V 形桶、旋转轴、支撑体组成。适用于密度相近的固体粉末混合。

使用时将出料口关好，打开进料口盖，装入待混合的物料，物料加入量一般不多于混合筒容积的 60%，V 形混合筒按顺时针或逆时针进行旋转，桶内物料不断一分为二，又不断合二为一，使物料在短时间内混合均匀。属于间歇生产设备。

使用注意：控制转速。太快，混合筒中的物料受到离心力的作用，紧贴器壁而使混合效果降低；太慢，混合效率太低。

2. 槽型混合机

见图 6-30、图 6-31。由混合槽、搅拌桨、支撑体组成。适用于各种药粉的混合，冲剂、片剂、丸剂、软膏等团块的混合和捏合。

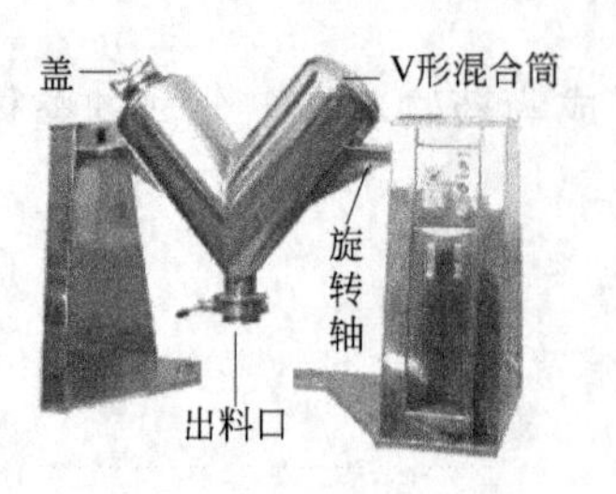

图 6-29 V形混合筒

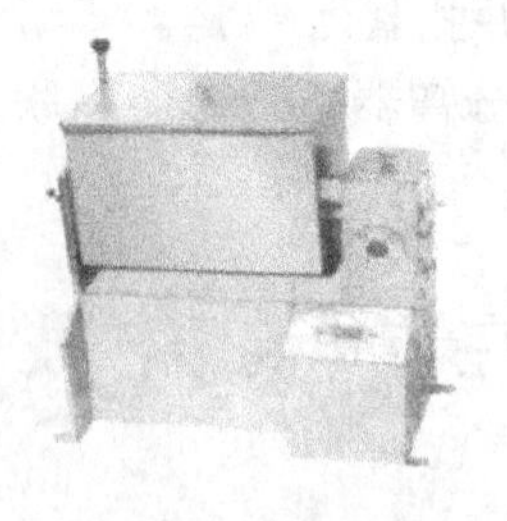

图 6-30 槽型混合机

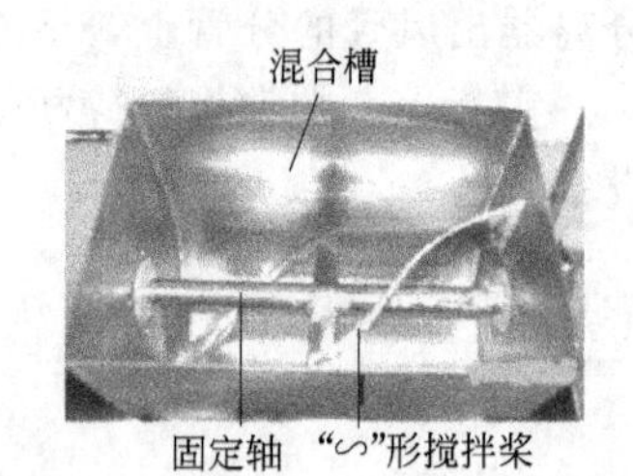

图 6-31 槽型混合机内部构造

槽型混合机的混合槽内有"∽"形搅拌桨，槽上有盖。使用时，先打开盖，加入待混合物料，盖好盖，启动设备，"∽"形搅拌桨绕水平轴转动，将物料混合均匀。将槽倾斜一定角度，点动"∽"形搅拌桨即可卸出槽内物料。属于间歇生产设备。

3. 多向运动混合机

见图 6-32。由混合筒、摆动臂、支撑体组成。适用于固体粉末混合。

使用时将出料口关好，打开进料口，加入待混合的物料，关好进料口，加入量一般不超过混合筒容积的 70%。启动设备，双锥形筒体在摆动臂的牵动下做多个方向运动，使物料在较短时间内混合均匀，是目前常用的混合设备。属于间歇生产设备。

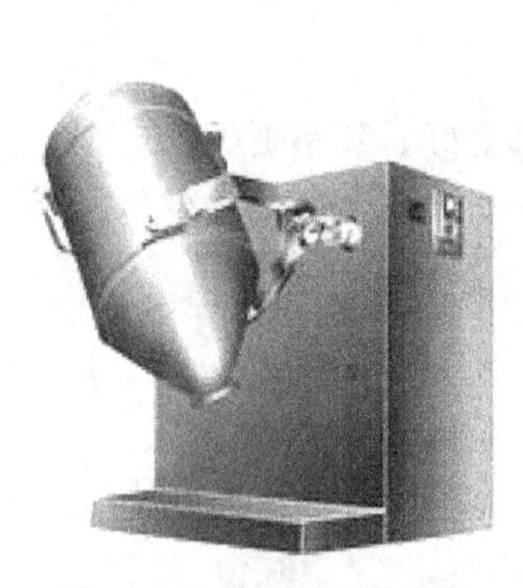

图 6-32 多向运动混合机

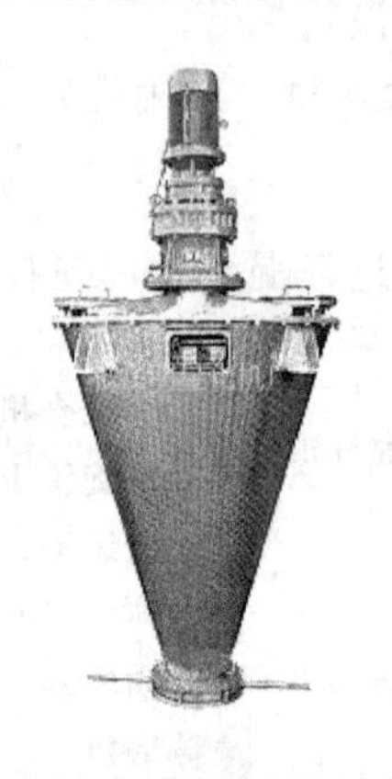

图 6-33 双螺旋锥形混合机

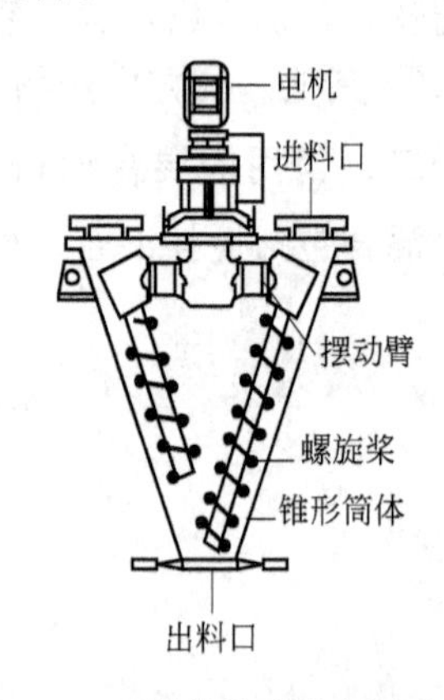

图 6-34 双螺旋锥形混合机示意图

4. 双螺旋锥形混合机

见图 6-33、图 6-34。该设备由锥形筒体、螺旋桨、摆动臂和传动部件组成。螺旋桨在容器内既有自转又有公转。适用于固体粉末混合。

使用时关好出料口，从进料口加入物料后，关好进料口。启动设备，双螺旋桨将物料自下而上提升，又在公转的作用下在全部容器内产生旋涡，并上下循环运动，使物料在较短时间内混合均匀。属于间歇生产设备。

(二) 研磨混合设备

小量药物混合：用乳钵、铁研船。

大量药物混合：用电动乳钵、球磨机。

适用于结晶性药物，不适于具吸湿性和爆炸性药物的混合。

研磨设备见本章第一节。

(三) 过筛混合设备

将药物初步混合后，根据药粉的细度选择适宜的药筛，通过反复过筛的方法混合均匀。

密度相差悬殊的药粉，过筛后必须加以搅拌才能混合均匀。

过筛设备见本章第二节。

第四节 除 尘

粉碎、过筛、混合等操作均可能产生大量粉尘，按 GMP 要求必须采取除尘措施。常用以下方法除尘。

一、过滤除尘法

常用的是袋滤器，是在一特制外壳中安装上若干个滤袋，此类滤袋是用棉布或毛织品制成的圆形袋，上头开口下头密封，各袋平行排列，开口的一头套在进风口上，带有粉尘的空气进入袋中，经滤过除尘方能逸出，达到除尘的目的。可截留住 94%～97%的粉尘，并能截留直径小于 1μm 的细粉，效率高。

二、洗涤除尘法

使含尘气体通入液体（水）中或被液体喷淋，尘末吸附或溶解在液体中达到除尘目的。洗涤除尘器构造简单，除尘效率高。缺点是气体所受阻力较大，不能直接得到干燥的尘末。

三、电力除尘法

含尘气体通过高压电场，带电的粉尘被电场电极之一所吸附。此法除尘率高，可达 97%～99%，但设备复杂，仅适用于大生产中。

练 习 题

一、单选题

1. 以下粉碎的原则叙述错误的是（ ）。

A. 供粉碎的药材要除去异物

B. 粉碎前要根据药物的特性进行必要的干燥或处理

C. 粉碎毒、剧药和刺激性较强的药物时，要尽可能密闭进行

D. 粉碎过程中应注意及时过筛，以提高粉碎效率

E. 较难粉碎部分，可以丢弃

2. 生产中常用的粉碎方法不包括（ ）。

A. 干法粉碎 B. 湿法粉碎 C. 低温粉碎 D. 超微粉碎 E. 高温粉碎

3. 将药物适当干燥，再进行粉碎的方法属于（ ）。

A. 干法粉碎 B. 湿法粉碎 C. 高温粉碎 D. 超微粉碎 E. 低温粉碎

4. 将药料加入适量水或其他液体进行研磨粉碎的方法属于（ ）。

A. 干法粉碎 B. 湿法粉碎 C. 高温粉碎 D. 超微粉碎 E. 低温粉碎

5. 以下不适用于湿法粉碎的药材是（ ）。

A. 冰片 B. 樟脑 C. 人参 D. 朱砂 E. 雄黄

6. 药料加水研磨得混悬液，倾出，固液分离，湿粉干燥研散，得极细粉的粉碎操作是指（ ）。

A. 水飞法 B. 加液研磨法 C. 超微粉碎法 D. 低温粉碎法 E. 以上都不是

7. 将药物加入少量易挥发的液体（如乙醇）研磨，研麝香时加少量水打潮，使药物粉碎成粉，挥尽液体，得到细粉的粉碎操作是指（ ）。

A. 水飞法 B. 加液研磨法 C. 超微粉碎法 D. 低温粉碎法 E. 以上都不是

8. 以下不适用加液研磨法的是（ ）。

A. 樟脑 B. 朱砂 C. 薄荷脑 D. 冰片 E. 麝香

9. 利用物料在低温时性脆易碎的特点，在粉碎之前或粉碎过程中将物料进行冷却的粉碎方法是（　）。

A. 干法粉碎　B. 湿法粉碎　C. 高温粉碎　D. 超微粉碎　E. 低温粉碎

10. 低温粉碎的方式不包括（　）。

A. 物料先行冷却，然后粉碎

B. 将常温状态的物料，用内部为低温的粉碎机粉碎

C. 物料先行冷却，用内部为低温的粉碎机粉碎

D. 将物料与干冰或液化氮气混合再进行粉碎

E. 将物料与氮气混合再进行粉碎

11. 利用机械或流体动力的方法将物料粉碎至微米甚至纳米级微粉的粉碎方法属于（　）。

A. 干法粉碎　B. 湿法粉碎　C. 高温粉碎　D. 超微粉碎　E. 低温粉碎

12. 以下属于超微粉碎设备的是（　）。

A. 万能粉碎机　B. 流能磨　C. 多向运动混合机　D. 振动筛　E. 锤击式粉碎机

13. 不需要单独粉碎的药物是（　）。

A. 纤维性药物　B. 细料贵重药物　C. 刺激性药物　D. 毒剧药　E. 挥发性药物

14. 主要部件由钢壳、固定轴上的钢锤、筛板、电机等组成，适用于干燥、性脆易碎的物料粉碎或作粗粉碎用的粉碎设备是（　）。

A. 万能粉碎机　B. 锤击式粉碎机　C. 万能磨粉机　D. 球磨机　E. 流能磨

15. 主要部件由机壳、装在动力轴上的甩盘、打板、挡板（控制粉粗细）、风扇、收粉装置等组成，适用于多种类型药材粉碎，粉碎能力大的粉碎设备是（　）。

A. 万能粉碎机　B. 锤击式粉碎机　C. 万能磨粉机　D. 球磨机　E. 流能磨

16. 主要部件由两个带钢齿的圆盘及环状筛网组成，适用于干燥性脆易碎的物料粉碎的粉碎设备是（　）。

A. 万能粉碎机　B. 锤击式粉碎机　C. 万能磨粉机　D. 球磨机　E. 流能磨

17. 主要部件由圆形球罐和加入罐内大小不等的硬质圆球组成，可密闭粉碎，适合脆性物料如矿物药、贝壳类粉碎的粉碎设备是（　）。

A. 万能粉碎机　B. 锤击式粉碎机　C. 万能磨粉机　D．球磨机　E. 流能磨

18. 通过高速气流带动物料在密闭粉碎腔中互相碰撞而产生剧烈的粉碎作用的粉碎设备是（　）。

A. 万能粉碎机　B. 锤击式粉碎机　C. 万能磨粉机　D. 球磨机　E. 流能磨

19. 能使花粉或孢子粉破壁的粉碎设备是（　）。

A. 万能粉碎机　B. 锤击式粉碎机　C. 万能磨粉机　D. 球磨机　E. 流能磨

20. 通过研磨介质在筒体内的高频振动、自转运动及旋转运动，将药物磨细，比球磨机效率高，可连续粉碎的粉碎设备是（　）。

A. 振动磨　B. 锤击式粉碎机　C. 万能磨粉机　D. 球磨机　E. 流能磨

21. 粉碎设备的使用与保养错误的是（　）。

A. 粉碎机应先空机运转稳定后再加料

B. 药材粉碎前要进行拣选，不得夹杂硬物

C. 各种传动机构必须保持良好润滑性

D. 粉碎机应先加料后运转

E. 应注意防尘、清洁与干燥

22. 粉碎后的药料通过网孔性工具，使粗粉与细粉分离的操作是（　）。

A. 离析　B. 过筛　C. 水飞　D. 加液研磨　E. 超微粉碎

23. 粉碎后的药料借空气或液体（水）流动或旋转的力，使粗粉（重粉）与细粉（轻粉）分离的操作是（　）。

A. 离析　B. 过筛　C. 水飞　D. 加液研磨　E. 超微粉碎

24. 目数是指（　）有多少孔。

A. 每寸长度 B. 每英寸长度 C. 每平方寸 D. 每平方英寸 E. 以上都不是

25. 10 目筛相当于（ ）号筛。

A. 一号筛 B. 二号筛 C. 四号筛 D. 五号筛 E. 六号筛

26. 100 目筛相当于（ ）号筛。

A. 一号筛 B. 二号筛 C. 四号筛 D. 五号筛 E. 六号筛

27. 80 目筛相当于（ ）号筛。

A. 一号筛 B. 五号筛 C. 六号筛 D. 七号筛 E. 九号筛

28. 120 目筛相当于（ ）号筛。

A. 一号筛 B. 五号筛 C. 六号筛 D. 七号筛 E. 九号筛

29. 能全部通过五号筛，并含有能通过六号筛不少于 95%的粉末是（ ）。

A. 最粗粉 B. 粗粉 C. 细粉 D. 最细粉 E. 极细粉

30. 能全部通过六号筛，并含有能通过七号筛不少于 95%的粉末是（ ）。

A. 最粗粉 B. 粗粉 C. 细粉 D. 最细粉 E. 极细粉

31. 过筛原则叙述错误的是（ ）。

A. 要振动

B. 粉末应干燥

C. 粉层厚些过筛效率高

D. 要根据所需要粉末细度，选用适当筛号的药筛

E. 换品种时，要清洗药筛

32. 以下不属于过筛设备的是（ ）。

A. 筛箱 B. 手摇筛 C. 电磁簸动筛粉机 D. 振动筛粉机 E. 振动磨

33. 混合的原则叙述错误的是（ ）。

A. 处方中药物的比例量相等或相近时，易于混合均匀，采用一般的混合方法即可

B. 处方中药物的比例量相差悬殊时，不易混合均匀。一般采用等量递增法（配研法）混合

C. 等量递增法是指先取处方中量小的药物，加入与其等量的量大的药物混合均匀，再加入与混合物等量的量大的药物混合均匀，如此等量递增至量大的药物全部加完

D. 处方中药物的相对密度相差悬殊时，应先加入密度小（轻）的药物，再加入密度大（重）的药物进行混合

E. 混合的时间越长越好

34. 以下不具有混合能力的设备是（ ）。

A. 混合筒 B. 槽型混合机 C. 双螺旋锥形混合机 D. 烘箱 E. 多向运动混合机

35.（ ）有“∽”形搅拌桨适用于各种药粉的混合和团块的捏合。

A. 槽型混合机 B. 多项运动混合机 C. 混合筒 D. 摇摆制粒机 E. 袋滤器

36. 大生产用机械混合法，混合物料的加入量应为筒容积的（ ）。

A. 1/3～1/2 B. 1/2～2/3 C. 2/3～3/4 D. 3/4～4/5 E. 以上都不对

37. 以下对混合筒叙述错误的是（ ）。

A. 混合筒有各种形状，以 V 形混合筒混合效率最高

B. 物料加入量一般不多于混合筒容积的 60%

C. 转速越快混合效率越高

D. 属于间歇生产设备

E. 适用于密度相近的固体粉末混合

38. 以下对多向运动混合机叙述错误的是（ ）。

A. 加入量一般不超过混合筒容积的 70%

B. 双锥形筒体在摆动臂的牵动下做多个方向运动

C. 属于间歇生产设备

D. 适用于固体粉末混合

E. 可用于团块的捏合

39. 以下对研磨混合叙述错误的是（　　）。

A. 小量药物混合可用乳钵

B. 大量药物混合可用电动乳钵、球磨机

C. 适用于结晶性药物混合

D. 可用于爆炸性药物的混合

E. 以上都不对

40. 安装上若干个滤袋，各袋平行排列，带有粉尘的空气进入袋中，粉末被截留，气体从袋上的小孔逸出，达到除尘的目的，能截留直径小于1μm的细粉的除尘方法是（　　）。

A. 离心除尘法（旋风分离器）　　B. 过滤除尘法（袋滤器）

C. 洗涤除尘法　　D. 电力除尘法

E. 以上都不是

二、填空题

1. 药筛分为编制筛和冲眼筛，主要用于高速运转的粉碎机内的筛板及药丸的筛选的药筛是（　　　）。

2. 一般情况下，球磨机中球和粉碎物料的总装量为罐体总容积的（　　　）%左右。

三、判断题

1. 球磨机其粉碎的主要部件是球罐内大小不等的圆球。（　　）

2. 流能磨粉碎物料是利用高压气流。（　　）

3. 常用的除尘方法主要是滤过除尘法，常用的是微孔滤膜。（　　）

4. 手摇筛套用时，细号在上，粗号在下。（　　）

5. 实际生产中常将粉碎机、旋风分离器、袋滤器串联起来，成为药物粉碎、分离的整体设备。（　　）

6. 重研冰片，轻研麝香。（　　）

第七章　散剂制备技术

教学目的

- 掌握散剂质量要求，掌握散剂制备技术。
- 熟悉散剂概念、分类。
- 了解散剂的特点。

第一节　基 本 知 识

一、散剂的含义与特点

散剂系指一种或数种药材或药材提取物经粉碎、均匀混合制成的粉末状制剂。

散剂是古老的剂型之一，在我国早期的医药典籍《黄帝内经》中已有散剂的记载。东汉末年张仲景所著《伤寒论》、《金贵要略》中记载散剂达五十余方。约成书于东汉末的《名医别录》中对散剂的粉碎方法已有“先切细曝燥乃捣，有各捣者，有合捣者……”的论述。这些制备原则至今仍在沿用。散剂历代应用颇多，迄今仍为常用剂型之一，其制法也随着科技的进步有了进一步的发展。

散剂比表面积较大，因而具有易分散、奏效快的特点。古代早有“散者散也，去急病用之”的记载。此外，散剂制作简便，剂量可随症增减，运输携带方便。当不便服用丸、片、胶囊等剂型时，均可改用散剂。但其嗅味、刺激性、吸湿性较大，化学活动性强，使部分药物易起变化。腐蚀性强和容易吸潮变质的药物不宜制成散剂。

二、散剂的分类和应用

散剂一般按其组成、用途及剂量进行分类。

按药物组成可分为单散剂和复方散剂。单散剂是由一种药物组成的散剂，如三七散、川贝散等。复方散剂是由两种或两种以上药物组成的散剂，如蛇胆川贝散（图 7-1）、云南白药（图 7-2）等。

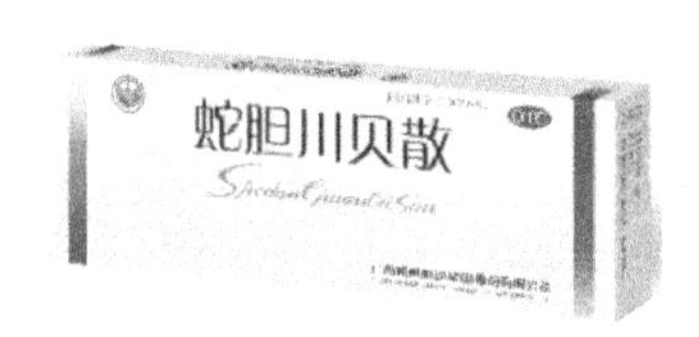

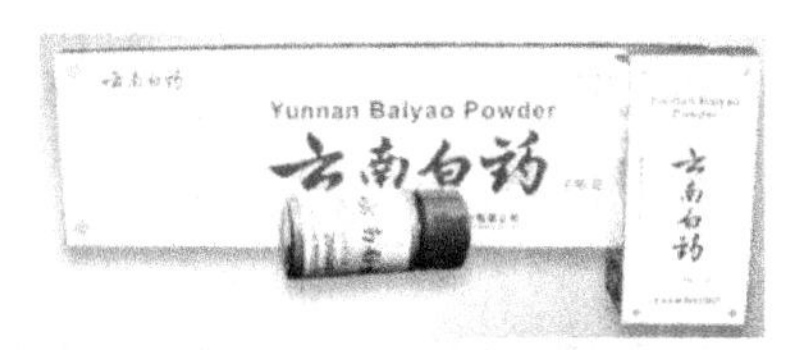

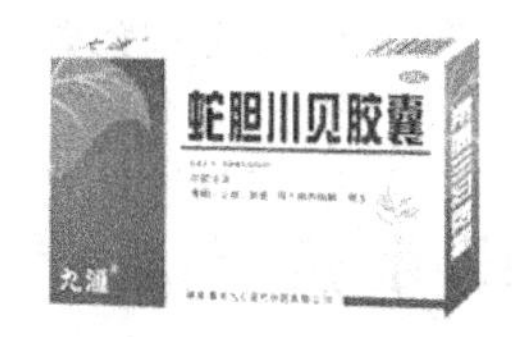

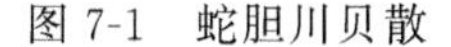

图 7-1　蛇胆川贝散　　图 7-2　云南白药　　图 7-3　蛇胆川贝胶囊

按药物用途可分为内服散剂、煮散剂和外用散剂。内服散剂是指直接内服的散剂，如蛇胆川贝散、一捻散等。另外还有以内服为主，兼作外用的散剂如七厘散、云南白药。煮散剂属于内服散剂，但粉末较粗，不能直接吞服，需采用酒渍或煎汤的方式服用，称煮散剂，如香苏散。外用散剂专供外用，一般粉末较细，如桂林西瓜霜、冰硼散等。

按药物剂量可分为剂量散剂和非剂量散剂。剂量散剂是指每包为一个剂量的散剂。如蛇胆川贝散等。非剂量散剂以总剂量形式发出，由患者按医嘱自己分取剂量，如桂林西瓜霜等。

散剂可直接应用，也可作为其他剂型的原料。如蛇胆川贝散可制成蛇胆川贝胶囊（图 7-3）。

三、散剂的质量要求

散剂应干燥疏松、混合均匀、色泽一致。

《中国药典》2010 年版规定，除另有规定外内服散剂应为细粉，儿科及外用散剂应为最细粉。

制备含有毒性药、贵重药或药物剂量小的散剂时应采用配研法（等量递增法）混合均匀并过筛。

除另有规定外，散剂应密闭储存，含挥发性药物或易吸潮药物的散剂应密封储存。

散剂应进行以下相应检查。

【粒度】 照《中国药典》附录粒度测定法（单筛分法）测定应符合规定。

细粉能全部通过五号筛，并含有能通过六号筛不少于 95%的粉末；最细粉能全部通过六号筛，并含有能通过七号筛不少于 95%的粉末。

知识链接

2010 年版《中国药典》粒度测定法（单筛分法）

除另有规定外，取供试品 10g，称定重量，置规定的药筛中，筛上加盖，并在筛下配有密合的接收容器，按水平方向旋转振摇至少 3min，并不时在垂直方向轻叩筛。取筛下的颗粒及粉末，称定重量，计算所占百分比。

【外观均匀度】 取供试品适量，置光滑纸上，平铺 $5cm^2$，将其表面压平，在明亮处观察，应色泽均匀，无花纹与色斑。

【水分】 照《中国药典》附录水分测定法测定。除另有规定外，不得过 9.0%。

知识链接

2010 年版《中国药典》收载 4 种水分测定法

第一法（烘干法）：本法适用于不含或少含挥发性成分的药品。

第二法（甲苯法）：本法适用于含挥发性成分的药品。

第三法（减压干燥法-减压干燥器）：本法适用于含有挥发性成分的贵重药品。

第四法（气相色谱法）。

知识链接

水分测定法第一法（烘干法）

取供试品 2～5g，平铺于干燥至恒重的扁形称瓶中，厚度不超过 5mm，疏松供试品不超过 10mm，精密称定，打开瓶盖在 100～105℃干燥 5h，将瓶盖盖好，移至干燥器中，冷却 30min，精密称定重量，再在上述温度干燥 1h，冷却，称重，至连续两次称重的差异不超过 5mg 为止。根据减失的重量，计算供试品中含水量（%）。

【装量差异】 单剂量包装的散剂，其装量差异限度检查应符合表 7-1 的规定。

表 7-1　单剂量包装的散剂装量差异限度

标示装量	装量差异限度	标示装量	装量差异限度
0.1g 或 0.1g 以下	±15%	1.5g 以上至 6g	±7%
0.1g 以上至 0.5g	±10%	6g 以上	±5%
0.5g 以上至 1.5g	±8%		

知识链接

单剂量包装的散剂装量差异检查法

取供试品 10 袋（瓶），分别称定每袋（瓶）内容物的重量，每袋（瓶）的重量与标示装量相比较，按表中的规定，超出装量差异限度的不得多于 2 袋（瓶），并不得有 1 袋（瓶）超出限度一倍。

【装量】 多剂量包装的散剂，照《中国药典》附录最低装量检查法检查，应符合表 7-2 的规定。

表 7-2　多剂量包装药品的装量差异限度标准

标示装量	口服及外用固体、半固体、液体、黏稠液体	
	平均装量	每个容器装量
20g(ml) 以下	不少于标示装量	不少于标示装量的 93%
20g(ml)至 50g(ml)	不少于标示装量	不少于标示装量的 95%
50g(ml)以上	不少于标示装量	不少于标示装量的 97%

知识链接

最低装量检查法

1. 重量法（适用于标示装量以重量计者）

除另有规定外，取供试品 5 个（50g 以上者 3 个），除去外盖和标签，容器外壁用适宜的方法清洁并干燥，分别精密称定重量，除去内容物，容器用适宜的溶剂洗净并干燥，再分别精密称定空容器的重量，求出每个容器内容物的装量与平均装量，按表中的规定，均应符合规定。如有 1 个容器装量不符合规定，则另取 5 个（或 50g 以上者 3 个）复试，均应符合规定。

2. 容量法（适用于标示装量以容量计者）

除另有规定外，取供试品 5 个（50ml 以上者 3 个），开启时注意避免损失，将内容物分别倾入预经标化的干燥量筒中，黏稠液体倾出后，将容器倒置 15min 以上，倾净。读出每个容器内容物的装量，并求出平均装量，按表 7-2 中的规定，均应符合规定。如有 1 个容器装量不符合规定，则另取 5 个（50g 以上者 3 个）复试，均应符合规定。

【无菌】 用于烧伤或严重创伤的外用散剂，照《中国药典》无菌检查法检查，应符合规定。

【微生物限度】 除另有规定外，照《中国药典》附录微生物限度检查法检查，应符合规定。微生物限度具体要求详见第三章第一节微生物限度标准。

第二节　散剂的制备

散剂制备的工艺流程：

备料→粉碎、过筛→混合→分剂量(内包装)→外包装→入库

粉碎、过筛、混合、分剂量（内包装）在D级洁净区，外包装、入库在一般生产区。

一、备料

如果购入的是没有经过炮制的药材，散剂的备料包括称量、净选、水洗、切制、炮炙、干燥灭菌各岗位。其工艺流程为：称量→净选→水洗→切制→(炮炙)→干燥灭菌。

如果购入的是已经炮制合格的净饮片，散剂的备料包括称量、水洗、干燥灭菌各岗位。其工艺流程为：称量→水洗→干燥灭菌。

称量、净选、水洗、切制、炮制在一般生产区，干燥灭菌岗位进料在一般生产区，出料在D级洁净区。

注：称量是散剂备料的第一步，设有单独的岗位，实际上每个岗位都要称量，以计算收率和平衡收率，只是不作为单独的岗位。

1. 称量岗位

称量是药品生产操作工必须具备的技能。操作时，按生产部门下发的批生产指令称量药材。量小的用天平称量（见图7-4、图7-5），量大的用机械台秤或电子台秤称量（见图7-6）。称量器具属于计量器具，国家定期强制检定。称量时，操作工要确认计量器具的计量范围与称量范围相符，计量器具上有检定“合格证”，并在规定的有效期内，未在有效期内，严禁使用。

称量岗位是生产开始的第一步，称量的正确与否将直接影响产品的质量，因此称量岗位要求双人复核，以免出现差错，同时QA必须在现场监控。

称量岗位的质量控制标准是称量准确无误。称量结束操作工填写物料交接单，物料交接给下道工序或交暂存室保存。

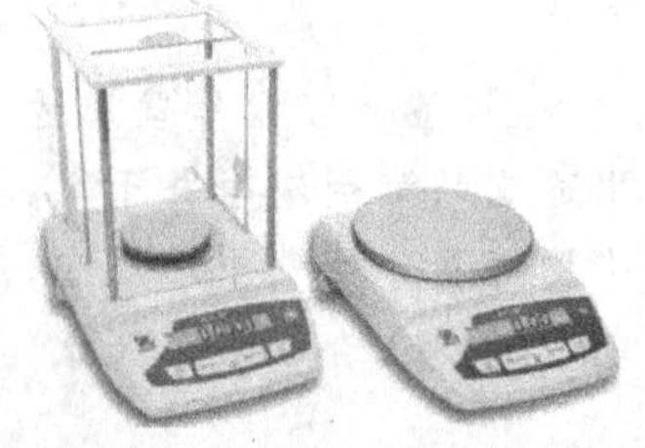

图7-4　电子天平

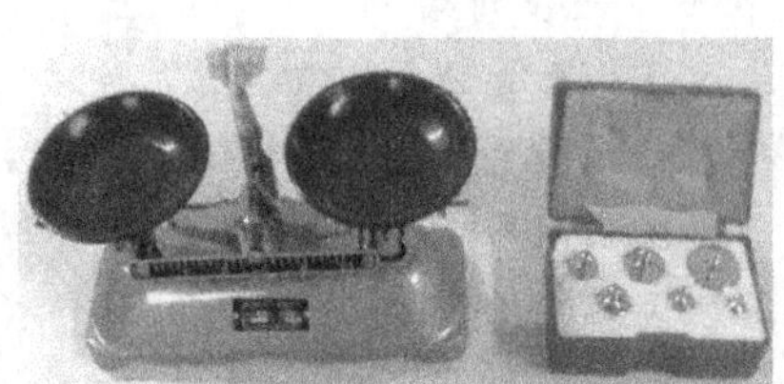

图7-5　架盘天平

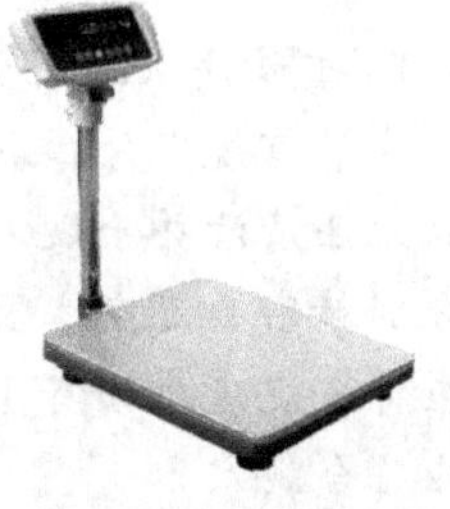

图7-6　电子台秤

2. 净选岗位

净选岗位多为人工对药材进行挑选。挑选时，先启动挑选台上方的引风机，然后将药材放在挑选台上，开始挑选。

净选岗位的质量控制标准是挑选后的药材货真质优，无掺伪、无虫蛀、无鼠咬、无霉变、无非药用部位。净选结束操作工填写物料交接单，物料交接给下道工序或交暂存室保存。

如果购入的药材为炮制合格的净饮片，可不进行挑选。

3. 水洗岗位

称量好的净饮片或挑选后的药材，在粉碎前要冲洗浮尘。有效成分不溶于水的药材可以

先用饮用水洗使之洁净。水洗操作可在洗药槽中人工洗，也可用洗药机洗，无论用哪种都是流水快速冲洗，速度快，时间短，以免长时间冲洗造成有效成分损失。

洗药机见图 7-7、图 7-8，其由进料口、出料口和中间密布孔眼的转筒组成，转筒内有一根喷水管，其上有出水小孔排出一行，转筒下有一个接水槽。操作时，先启动设备，开启进水阀门，药材由加料口加入，进入转筒的药材在筒内挡板的作用下，边被洗边向出口方向运行，洗药材的废水进入水槽，由出水口排出。

水洗岗位的质量控制标准是洗后的药材无泥沙及其他黏附物。水洗结束操作工填写物料交接单，物料交接给下道工序或交暂存室保存。

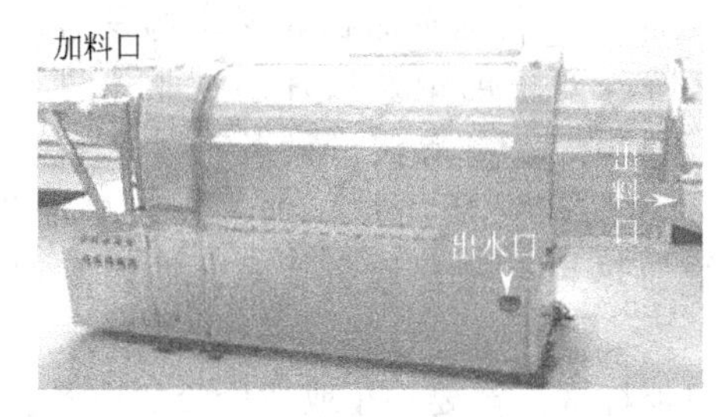

图 7-7　洗药机

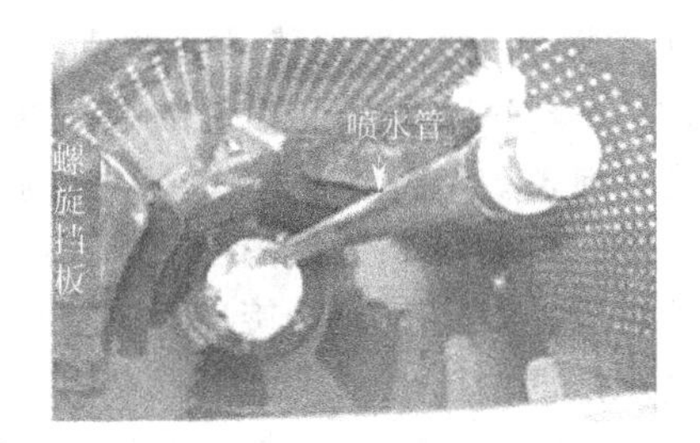

图 7-8　洗药机转筒内部构造

4. 切制岗位

如果购入的药材是个子（没切的整货）必须按《中国药典》要求或企业内控标准进行切制，加工成适宜的段、丝、块、片，以方便粉碎操作。对于较硬的药材，洗后要闷润一定时间达到可切的程度再切制。如果购入的药材为炮制合格的净饮片，可不进行切制。

知识链接

《中国药典》规定切制品，有片、段、块、丝等。其厚薄、长短、大小宽窄通常如下。

片：极薄片 0.5mm 以下，薄片 1～2mm，厚片 2～4mm；块：8～12mm 的方块；

段：短段 5～10mm，长段 10～15mm；丝：细丝 2～3mm，粗丝 5～10mm。

其他不宜切制的药材，一般应捣碎用。

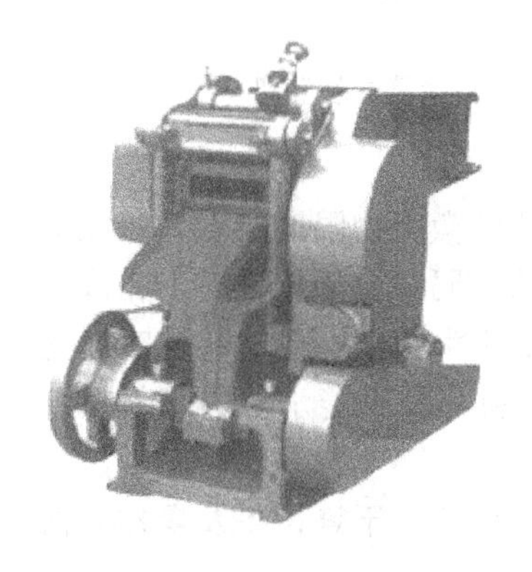

图 7-9　往复式切药机

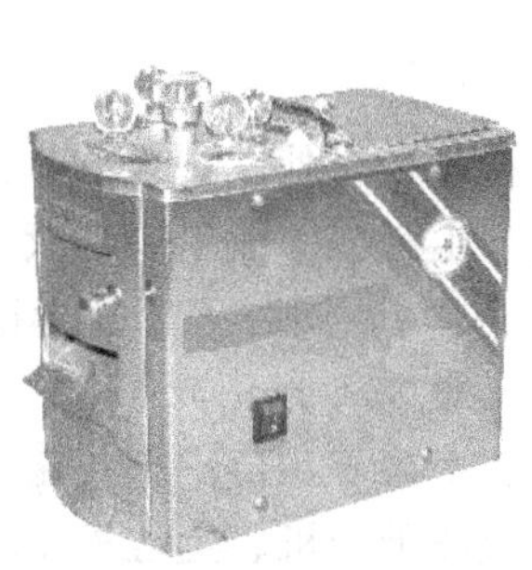

图 7-10　切药机外形

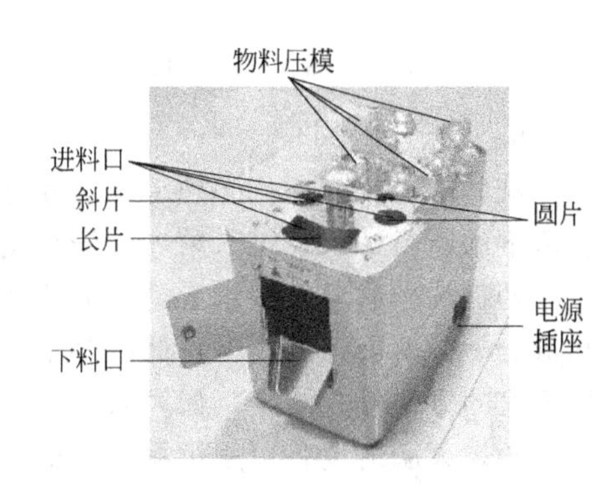

图 7-11　切药机各部位

切制均用切药机，见图 7-9～图 7-11。往复式切药机适用范围较广，可用于所有叶、皮、藤、根、草、花类和大部分果实、种子的切制，特制的输送带和压料机构将物料按设定的距离做步进移动，直线运动的切刀机构在输送带上切断物料，可按要求将药材切成块、片、段、丝。图 7-10、图 7-11 所示的切药机，配有的刀片在平面上做快速旋转运动，更适合切较硬的药材，同时要人工压住药材，离切刀近时要手持物料压模压住药材，才能完成切制，劳动强度较大。

药材切制质量控制标准是切制的块、片、段、丝符合企业内控标准。切制结束操作工填写物料交接单，物料交接给下道工序或交暂存室保存。

5. 炮炙岗位

翻开《中国药典》一部“成方制剂”，我们会看到其处方很多药材用的是生品饮片，只有处方中注明是炮炙品的，才进行炮炙。如“八珍丸”处方为：党参 100g、白术（炒）100g、茯苓 100g、甘草 50g、当归 150g、白芍 100g、川芎 75g、熟地黄 150g，八味药材中只有白术（炒）、熟地黄是炮炙品，其余六味为生品。一些炮炙品在药材市场是可以买到的，对于药材市场采购不到的炮炙饮片或企业有特殊要求的炮炙饮片，企业才自行对饮片进行炮炙。炮炙方法主要有蒸、炒、炙、焙、煨、煅、煮等法。设备有炒药机、蒸锅等。炒药机见图 7-12、图 7-13。操作时，将需要炒的药材从加料口加入，盖好盖板，启动炒药机，炒药筒开始旋转，启动加热器，开始加热直至符合炮炙要求。炒药时产生的烟气从排烟口排出。

药材炮炙质量控制标准是炮炙后药材符合企业内控标准。需要 QA 取样检验的炮炙品由操作工填写请验单，交 QA 取样送检。检验合格后，操作工填写物料交接单，物料交接给下道工序或交暂存室保存。

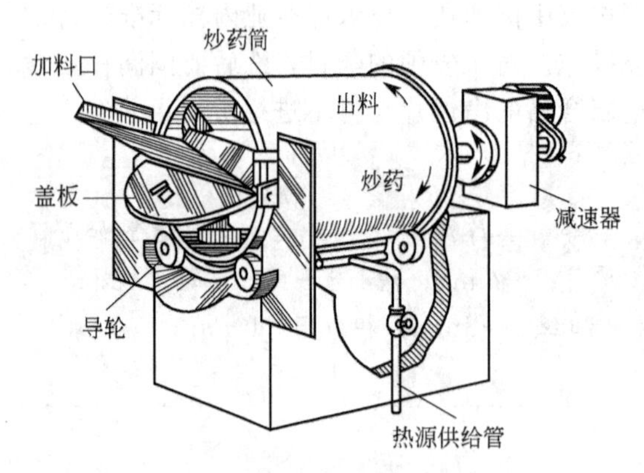

图 7-12　滚筒式炒药机示意图

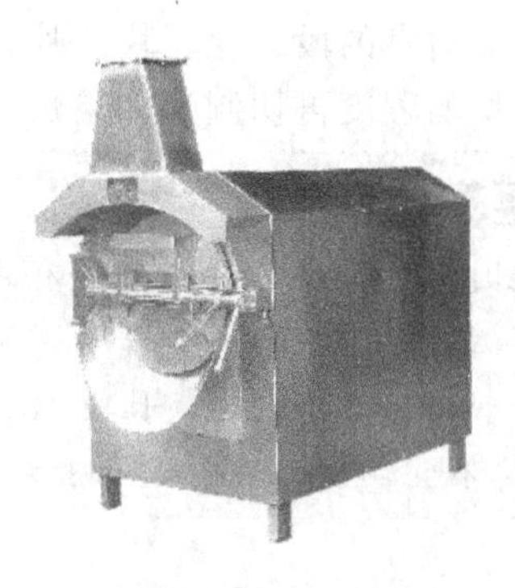

图 7-13　滚筒式炒药机

6. 灭菌干燥岗位

洗后的药材或饮片必须干燥后才能粉碎。另外散剂也有具体的微生物限度要求，因此制备散剂的原料必须经过灭菌才能进行制剂生产。一般干燥和灭菌在同一台干燥设备上完成。

药材洗净后要立即烘干（一般 80℃以下），同时灭菌。含挥发性成分的药材和长时间遇热成分易分解破坏的药材，低温烘干（一般 60℃以下）。对于细料药及不能水洗的药材也要用适宜的方法使之洁净，如风吹、干刷、干擦等，再进行灭菌。

干燥灭菌的设备可用烘箱、烘房、微波干燥机、远红外干燥机等。干燥设备及操作方法详见第五章第三节干燥技术。

灭菌的温度等参数参见第三章第二节。

干燥灭菌岗位质量控制项目为微生物限度，应符合《中国药典》或企业内控标准；水分控制在 5%以下或符合企业内控标准。干燥灭菌结束操作工填写请验单，交 QA 取样检验，请验项目为微生物限度、水分。检验合格后，操作工填写物料交接单，物料交接给下道工序或交暂存室保存。

二、粉碎、过筛

散剂是粉末状制剂，不符合粉末粒度要求的物料必须经过粉碎、过筛。粉碎、过筛的设备及其操作方法详见第六章第一节、第二节。

粉碎、过筛岗位质量控制项目为药粉粒度，应符合散剂粒度要求（细粉或最细粉）或企业内控标准。粉碎、过筛结束后操作工填写请验单，交 QA 取样检验，请验项目为药粉粒度。检验合格后，操作工填写物料交接单，物料交接给下道工序或交暂存室保存。

三、混合

对于多组分散剂各药粉必须混合均匀。混合的操作方法及设备详见第六章第三节。混合岗位质量控制项目为外观均匀度，应符合散剂外观均匀度要求。由于散剂有水分要求，要确认药粉水分合格才能进行内包装。所以一些企业在药粉混合岗位增加质量控制项目——水分，不超过 9.0%或符合企业内控标准。车间生产岗位水分检测一般采用快速水分测定仪（见图 7-14）检测，几分钟即可测出含水量。混合结束后操作工填写请验单，交 QA 取样检验，请验项目为外观均匀度、水分。外观均匀度和水分检查合格后，操作工填写物料交接单，物料交接给下道工序或交暂存室保存。

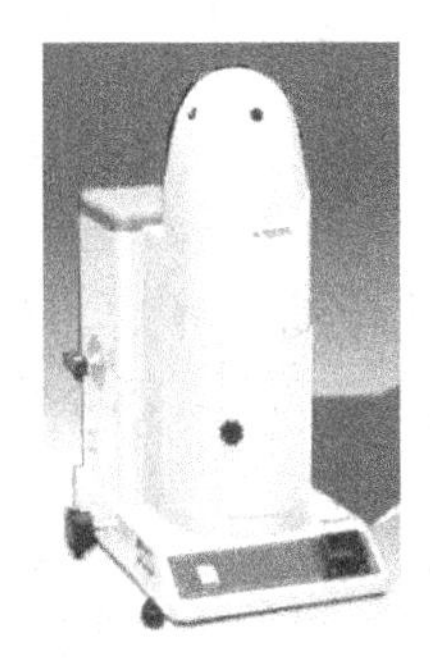

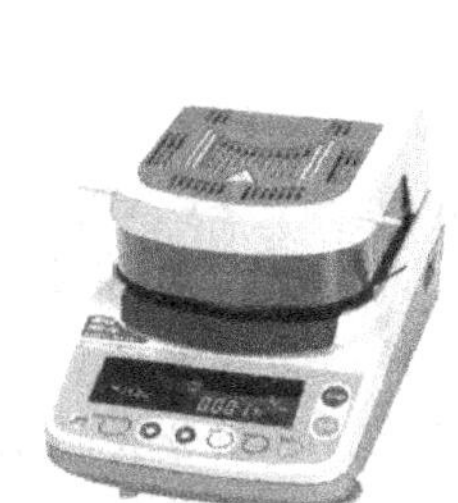

快速水分测定仪a　　快速水分测定仪b

图 7-14　快速水分测定仪

知识链接

快速水分测定仪 a：热量来源是红外线，测量时将定量样品放置在仪器内部的天平秤盘上，打开天平和红外线加热装置，样品在红外线的直接辐射下，游离水分迅速蒸发，当试样物中的游离水分充分蒸发失重相对稳定后，即能通过仪器的光学投影读数窗，直接读出试样物质含水率。该仪器的缺点是找平衡点较难。

快速水分测定仪 b：采用直管卤素灯加热系统，可设定测定重量范围并自动称重，几分钟即可完成水分测定。

几种特殊类型散剂的混合操作。

① 含毒剧药、细料药、贵重药或药物比例相差悬殊的散剂的混合，采用等量递增法混合。

② 含少量毒剧药的散剂。常添加一定量的稀释剂制成倍散。倍散是在小剂量的毒剧药中添加一定量的填充剂制成的稀释散，以利于下一步的配制。稀释散常有稀释 5 倍、10 倍散，亦有 100 倍散、1000 倍散。稀释散的稀释倍数可按药物的剂量而定，如剂量在 0.01～0.1g 者，可配制 1∶10 倍散（取药物 1 份加入赋形剂如乳糖或淀粉等 9 份）；如剂量在

0.01g以下，则应配成1∶100或1∶1000倍散。倍散配制时应采用等量递增法，稀释混匀后备用。

常用的稀释剂（辅料）有乳糖、淀粉、蔗糖、葡萄糖、糊精、碳酸镁、氧化镁、硫酸钙、精制碳酸钙等。为了保证散剂的均匀性及与未稀释原药的区别，一般将稀释散剂着色，即取与原药等量的色素混匀后再与稀释剂混匀。常用食用染料如苋莱红、胭脂红、靛蓝等将散剂染成一定的颜色，亦可借颜色深浅以区别倍散的浓度。如硫酸阿托品倍散。

③ 处方中有干浸膏的散剂的混合。将干浸膏粉碎成粉，再与其他固体药粉混合，如安宫牛黄散。

④ 含液体组分的散剂的混合。水性液体或半流体，如新鲜药汁、酊剂、流浸膏等，用处方中其他组分吸收，必要时可另加赋形剂（辅料）。若吸收后含水量过大，可低温干燥以除去水分。

非水液体：如液化的低共熔组分、挥发油等，用喷雾法喷入其他固体组分中，混匀。量少的可用乙醇溶解或稀释后与药粉混匀。也可用β环糊精包合、干燥，研成粉末后与药粉混匀。

知识链接

低共熔是指两种或两种以上的药物混合粉碎或混合后出现湿润或液化，这种现象叫低共熔（熔点降低）。

易产生低共熔的药物：酚类、醛类、酮类等，如薄荷脑、樟脑。例：樟脑熔点179℃，水杨酸苯酯熔点42℃，将45%樟脑及55%水杨酸苯酯混合，混合物熔点6℃，常温下液化。其他还有薄荷脑与冰片、樟脑与薄荷脑。

若处方中固体组分较多时，可将低共熔组分先低共熔，再以其他组分吸收混合，使之分散均匀。亦可分别与其他粉末混匀，再合并混匀。

易产生低共熔的药物不能用蜡纸包装，因为可引起低共熔现象。

四、分剂量

药粉混合好后，就要进行分剂量。分剂量也就是内包装。分剂量的方法包括重量法和容量法。重量法常用手秤（戥 děng 秤，见图7-15）或天平对逐个包装进行称量。适用于毒剧药或细料药的称量。

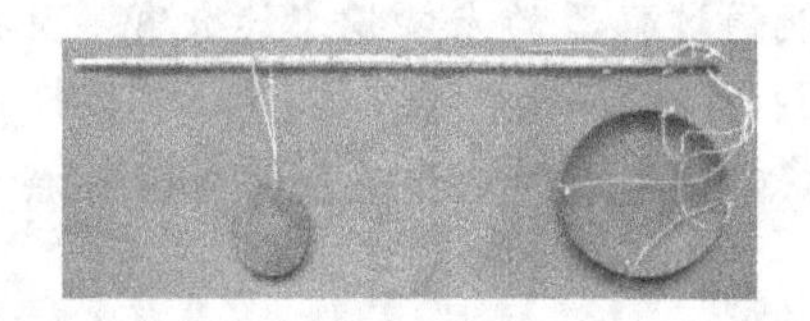

图7-15 戥秤

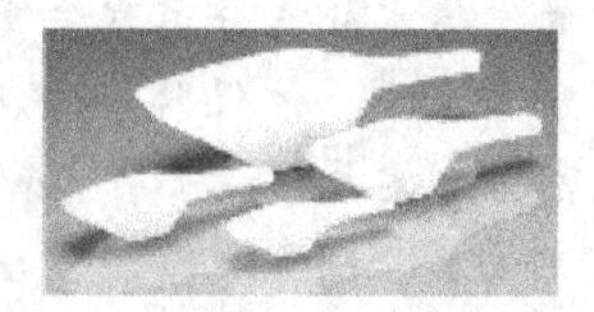

图7-16 散剂分量器

容量法手工少量填充常用的分剂量器具主要有药匙、散剂分量器（见图7-16），散剂分量器是由于分量器的大小容量不同，分装的散剂重量不同。散剂自动袋包机（见图7-17）的漏斗里有伺料电机和料位自动控制器，可使散剂的袋装剂量准确。散剂瓶装生产线（见图7-18）是集理瓶、灌装、旋盖、贴标为一体的联动生产线。

常用的内包装材料有塑料袋、铝塑复合膜、玻璃瓶或塑料瓶。塑料袋的材料是聚乙烯，装入散剂后及时密封。适宜一般散剂，含芳香细料及毒剧药的散剂不宜使用。铝塑复合膜袋密封性较塑料袋要好。玻璃瓶或塑料瓶适用于包装芳香性、挥发性、吸湿性、细料药及毒剧药的散剂。

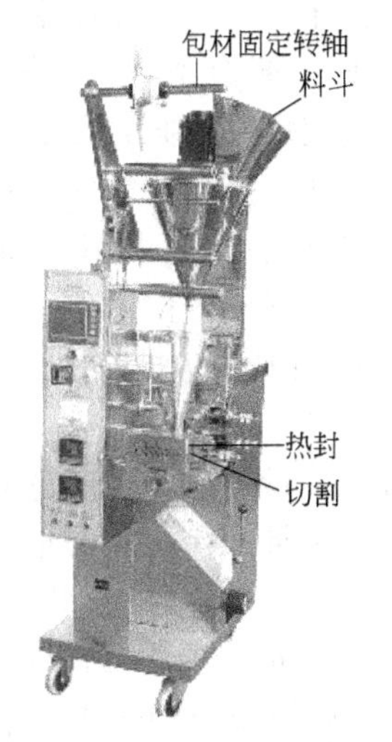

图 7-17　散剂自动袋包机

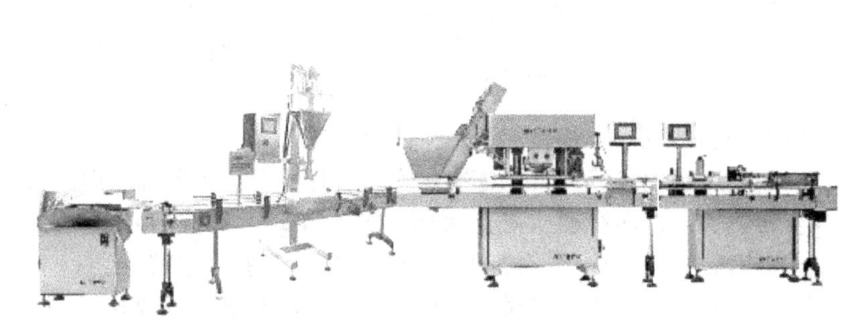

图 7-18　散剂瓶装生产线

知识链接

直接接触药品的包装材料和容器，必须符合药用要求，并由药品监督管理部门在审批药品时一并审批。药品生产企业不得使用未经批准的直接接触药品的包装材料和容器。内包装材料直接接触药品，使用前除进行材质质量、外观及尺寸检查外，还要进行微生物限度检查，不合格的不得使用。

内包装岗位质量控制项目是密封性，符合企业内控标准；装量差异符合表 7-1 要求或装量符合表 7-2 要求或符合企业内控标准。

在内包装开始时，由操作工填写请验单，请验项目为内包装后散剂的密封性、装量差异或装量。密封性检查一般用密封性测定仪，见图 7-19，测定时将容器内放入水（也可将水染色），将待测样品放入水中压上隔板，盖严上盖，开始抽气至规定的真空度，观察真空室内试验样品的气体外逸或水向内渗入情况，以判定试验样品的密封性。装量差异及装量检查法见散剂质量要求中相关内容。首次检验合格后即可开始正式生产，生产过程中要随时对密封性、装量差异或装量进行检验，控制产品质量在合格范围内。

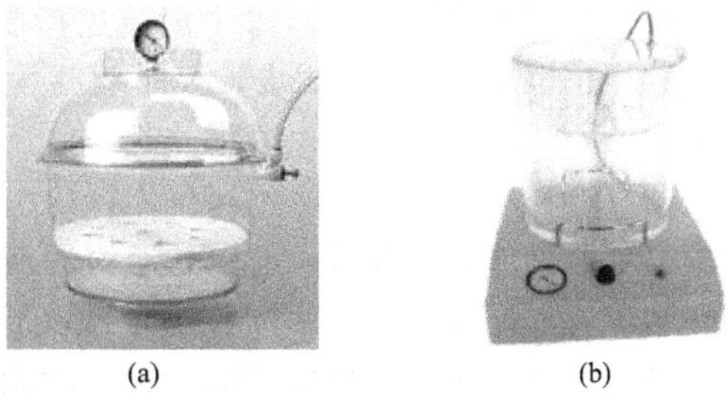

(a)　(b)

图 7-19　密封性测定仪

另外内包装岗位应随时进行包装质量检查，如包装的外观，批号、生产日期、有效期打印是否正确等。

生产结束后操作工将请验单的生产数量项填好，交 QA 取样检验。检验合格后，操作工填写物料交接单，物料交接给下道工序或交暂存室保存。

五、外包装

散剂内包装结束后，即可开始外包装。外包装包括装小盒、装中包装、装大箱。装小盒时要保证装入的内包装小袋或小瓶数量正确，每个小盒内必须放入一张说明书。一般每几个

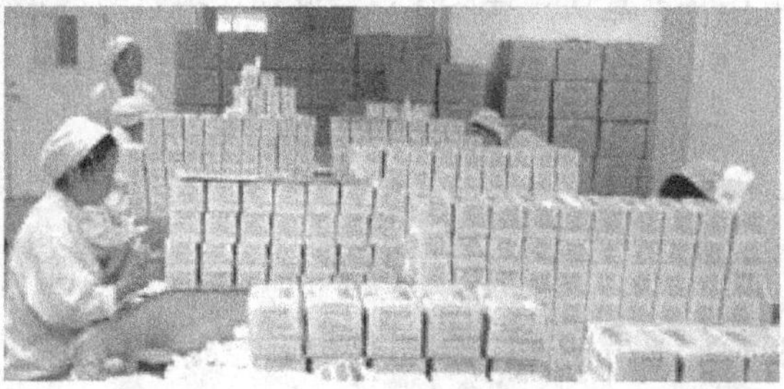

图 7-20 外包装现场

小盒装一个中包装盒，目前多用塑料进行热收缩包装成中包装，几个中包装装一个大箱，每个大箱内放有一张产品合格证（有的企业每个中包放一张合格证）。外包装时，装盒一般都是手工操作，盒上的“批号、生产日期、有效期至”的数字一般由喷码机喷上或打码机打上。大箱上的“批号、生产日期、有效期至”的数字一般由手工印上，也有用打码机打上的。图7-20是外包装现场，操作工着一般生产区服装。

包装过程中包装班长、QA人员要随时检查包装质量，即包装药品数量正确，包装的外观合格，每盒内均有说明书，大箱内有合格证，需要打印批号、生产日期、有效期的地方（内包装物上、包装盒和大箱上）均已打印，且打印正确。

包装结束，操作工填写请验单，申请全项检验。根据药品质量标准，每一项质量指标均检验的，称“全项检验”，简称“全检”，包括本产品的性状、鉴别（显微镜下粉末鉴别检查、薄层色谱法检查等）、检查（制剂通则散剂项下有关的各项检查，详见散剂的质量要求之散剂检查项目）、含量测定等。很多企业为了提前完成成品检验，常在包装开始不久即抽样检验。

六、入库

成品检验合格后，由外包装岗位负责人填写入库单，并与仓库接收负责人共同清点数量，分别在入库单上签字，成品入库。如果外包装已经结束，成品检验却未完成，可先填写寄库单，待检验完成并合格后，再写一份入库单。

七、清场

散剂生产工艺流程中的每个岗位生产结束都有规定必须完成的工作，即生产中常说的“清场”，这也是GMP的要求，简单概括为“四清”，即清物料、清文件、清卫生、更换状态标志。

（1）清物料　操作工将本岗位生产的中间成品或成品以及剩余的物料、可利用物料、废料等分别称量或清点数量，放入洁净容器及指定位置，容器外放物料标签，样稿见图7-21。操作工填写本岗位生产的中间产品或成品请验单，样稿见图7-22。检验合格后转入下道工序，填写物料交接单，样稿见图7-23。检验不合格及时上报，等待处理。

物料标签

物料品名		规格	
批号		日期	年　月　日
数量	共　（桶/件）	总重量	（kg）
用于生产的产品名称		工序	
操作工			
备注			

图 7-21 物料标签

产品请验单

药品名称		批号	
产品名称		数量	
请验部门		岗位	
产品规格		请验者	
检验项目		请验日期	
备注：			

图 7-22 产品请验单

（2）清文件　操作工填写批生产记录、批包装记录、设备运行记录等，设备运行记录样稿见图 7-26。填写完成后，需要上交的记录上交（批生产记录、批包装记录），不需要上交的文件放到指定位置（设备运行记录），并将本次生产所需的所有文本文件整理放至指定位置。

物料交接单

物料名称：________ 工序名称：________
批　　号：________ 规　　格：________
容 器 数：________ 交 料 人：________
数量/重量：________ 接 料 人：________
日　　期：____年____月____日
备　　注：________

图 7-23 物料交接单

操作间状态标志卡			
车间		岗位	
正在生产或停产前品种	品名：______ 批号：______ 规格：______ 生产时间：__年__月__日		
使用状态	□正在生产 □停产		
清洁状态	□未清洁 □已清洁		

图 7-24 操作间状态标志卡

清场合格证

原生产品名：________ 批号：________
调换品名：________ 批号：________
清场岗位：________ QA 检查员：________
责任者：________ 清场日期：________
有效期至：________

图 7-25 清场合格证

清场记录

产品名称		产品批号	
工序名称		清场日期	年　月　日
房间名称		房间编号	
清场原因	□更换批号或规格　□更换品种 □停产（或连续生产）超过有效期（一般生产区 5 天，D 级洁净区 3 天）		
清场项目	清场要求	完成情况	检查情况
文件整理	将结束产品的相关文件整理好、现场无遗留；批生产记录整理好，上交工艺员	□完成	□合格 □不合格
物料清理	加工后物料转交中间站或下道工序；尾料、剩余物料退中间站或暂存室；废弃物料清离现场，放置到规定地点。操作室无遗留物	□完成	□合格 □不合格
工器具、器具	送至清洗室清洁，操作室无遗留	□完成	□合格 □不合格
设备清洁	按各设备清洁规程清洁	□完成	□合格 □不合格
卫生清洁	操作室各部位无浮尘，无污迹，无积水，无不洁痕迹；地漏应无味，表面应清洁，无可见异物或污迹，无不洁痕迹	□完成	□合格 □不合格
更换设备、房间、容器及本批产品使用的状态标志	与更换后的状态相符	□完成	□合格 □不合格
备注：			
操作者：	工序班长：	QA 检查员：	

图 7-26 清场记录

（3）清卫生　包括操作间、容器具、设备设施等，均按相应的清洁 SOP 进行清洁、消毒。

（4）更换状态标志　停产后清场前更换停产未清洁的状态标志，如容器具“未清洁”；设备“设备完好”、“停止运行”、“未清洁”；操作间填写“操作间状态标志卡”，样稿见图 7-24，并标明“停产”、“未清洁”。

清洁后将容器具、设备、操作间“未清洁”状态标志更换为“已清洁”状态标志。

(5) 清场结束　清场人员请QA人员对操作间和设备设施清场情况进行检查，检查合格发放“清场合格证”，样稿见图7-25。操作工填写清场记录、设备清洁记录、设备消毒记录、生产区清洁记录等，样稿分别见图7-26～图7-29。操作工将清场合格证正本贴于本次清场的清场记录上，副本放在操作间门上。清场记录上交工艺员附在批生产记录中，其他清洁记录放到指定位置备查。设备运行记录见图7-30。

设备清洁记录

<table>
<tr><td colspan="8">清洁内容与要求</td></tr>
<tr><td colspan="8">一、清洁内容
1. 按该设备清洁标准程序清洁。
2. 将可拆卸的设备零部件，在清洗室用毛刷蘸取清洁剂刷洗，然后用饮用水冲洗，再用纯化水冲洗，待安装。
3. 不可拆卸的设备，用洁净抹布蘸取饮用水擦去药粉、药液至无渍，必要时用清洁剂擦拭，再依次用饮用水、纯化水擦拭。
4. 被机油等污染的设备零部件或机体用抹布依次蘸取丙酮、乙醇擦拭至无油渍，再依次用饮用水、纯化水擦拭。
二、清洁要求
1. 无肉眼可见残留药迹、污渍油污等，表面光亮，清洁无尘。
2. 设备零部件表面清洁，设备表面清洁光亮，设备外观零部件表面无油渍。
三、清洁工具
1. 毛刷　2. 洁净抹布　3. 洁净压缩空气　4. 胶管</td></tr>
<tr><td>设备名称</td><td>岗位名称</td><td>清洁剂</td><td>清洁日期</td><td>清洁结果</td><td>操作者</td><td>检查人</td><td>备注</td></tr>
<tr><td></td><td></td><td>10%洗洁精□
丙酮　□</td><td></td><td>合格□
不合格□</td><td></td><td></td><td></td></tr>
<tr><td></td><td></td><td>10%洗洁精□
丙酮　□</td><td></td><td>合格□
不合格□</td><td></td><td></td><td></td></tr>
<tr><td></td><td></td><td>10%洗洁精□
丙酮　□</td><td></td><td>合格□
不合格□</td><td></td><td></td><td></td></tr>
<tr><td></td><td></td><td>10%洗洁精□
丙酮　□</td><td></td><td>合格□
不合格□</td><td></td><td></td><td></td></tr>
</table>

图7-27　设备清洁记录

设备消毒记录

<table>
<tr><td colspan="8">消毒方法</td></tr>
<tr><td colspan="8">1. 洁净区与药品直接接触的设备可拆卸零部件，清洁后用丝光毛巾蘸消毒剂擦拭或喷壶喷消毒剂。
2. 洁净区与药品直接接触的设备不可拆卸零部件清洁后在线消毒。
消毒工具：1. 洁净毛巾　2. 喷壶</td></tr>
<tr><td>设备名称</td><td>岗位名称</td><td>消毒剂</td><td>消毒日期</td><td>消毒结果</td><td>操作者</td><td>检查人</td><td>备注</td></tr>
<tr><td></td><td></td><td>75%乙醇□
0.2%新洁尔灭□</td><td></td><td>合格□
不合格□</td><td></td><td></td><td></td></tr>
<tr><td></td><td></td><td>75%乙醇□
0.2%新洁尔灭□</td><td></td><td>合格□
不合格□</td><td></td><td></td><td></td></tr>
<tr><td></td><td></td><td>75%乙醇□
0.2%新洁尔灭□</td><td></td><td>合格□
不合格□</td><td></td><td></td><td></td></tr>
<tr><td></td><td></td><td>75%乙醇□
0.2%新洁尔灭□</td><td></td><td>合格□
不合格□</td><td></td><td></td><td></td></tr>
</table>

图7-28　设备消毒记录

生产区卫生清洁记录

1. 当日生产结束后，擦拭门窗、室内设施、用具及设备外壁，冲洗地面及地漏。 2. 设备检修、润滑后，清洁室内卫生。 3. 当月生产结束后，全面清洁顶棚、墙壁、门窗、排风口、暖气片、室内设施及设备外壁，冲洗地面及地漏。 4. 清洁顺序：门窗→室内用具→设备外壁→地面→地漏。 5. 生产结束后对区内工具、容器、器具等按规程进行清洁，摆放至指定地点。 6. 清洁剂：10%洗洁精。 7. 清洁工具：抹布、拖布、水桶等。					
清洁区域名称	清洁日期	清洁结果	操作者	检查人	备注
		合格□ 不合格□			
		合格□ 不合格□			
		合格□ 不合格□			
		合格□ 不合格□			
		合格□ 不合格□			
		合格□ 不合格□			
		合格□ 不合格□			

图 7-29 生产区卫生清洁记录

设备运行记录

设备名称				规格型号		
日期	运行时间	累计开机时间	运行状态	润滑情况	操作工签名	备注
年 月 日	时 分— 时 分		正 常□ 不正常□	良 好□ 添/注油□		
年 月 日	时 分— 时 分		正 常□ 不正常□	良 好□ 添/注油□		
年 月 日	时 分— 时 分		正 常□ 不正常□	良 好□ 添/注油□		
年 月 日	时 分— 时 分		正 常□ 不正常□	良 好□ 添/注油□		
年 月 日	时 分— 时 分		正 常□ 不正常□	良 好□ 添/注油□		
年 月 日	时 分— 时 分		正 常□ 不正常□	良 好□ 添/注油□		
注明：添/注油要求在备注栏内注明油的型号及添/注油量和加油部位。						

图 7-30 设备运行记录

练 习 题

一、了解《中国药典》收载的散剂“乌贝散”的制法，并分析乌贝散药品标准中都涉及了哪些学过的知识？

乌 贝 散

【处方】 海螵蛸（去壳） 850g 浙贝母 150g 陈皮油 1.5g

【制法】 以上三味，海螵蛸、浙贝母粉碎成细粉，加入陈皮油，混匀，过筛，即得。

【性状】 本品为黄白色的粉末；气微香，味咸、微苦。

【鉴别】

(1) 取本品，置显微镜下观察：不规则透明薄片或碎块，具细条纹或网状纹理。淀粉粒卵圆形，直径35～48μm，脐点点状、人字状或马蹄状，位于较小端，层纹细密。

(2) 取本品粉末10g，加浓氨试液5ml，拌匀，放置30min，加三氯甲烷50ml，超声处理2h，放冷，滤过，滤液蒸干，残渣加乙醇1ml溶解，作为供试品溶液。另取浙贝母对照药材2g，加浓氨试液5ml，拌匀，放置0.5h，加三氯甲烷30ml，同法制成对照药材溶液。照薄层色谱法试验，吸取供试品溶液10μl、对照药材溶液6μl，分别点于同一硅胶G薄层板上，以正己烷-乙酸乙酯-二乙胺（8：12：1）为展开剂，展开，取出，晾干，喷以稀碘化铋钾试液。供试品色谱中，在与对照药材色谱相应的位置上，显相同颜色的斑点。

【检查】 应符合《中国药典》散剂项下有关的各项规定。

【功能与主治】 制酸止痛，收敛止血。用于肝胃不和所致的胃脘疼痛、泛吐酸水、嘈杂似饥；胃及十二指肠溃疡见上述症候者。

【用法与用量】 饭前口服，一次3g，一日3次；十二指肠溃疡者可加倍服用。

【规格】 每瓶装45g。

注：制剂处方中的药材，均指净药材，注有炮制要求的药材，除另有规定外，应照《中国药典》一部该药材项下的方法炮制；制剂处方中规定的药量，系指净药材或炮制品粉碎后的药量。

二、单选题

1. 以下属于散剂概念的是（　　）。

A. 将药材细粉或药材提取物加适宜的黏合剂或其他辅料制成的球形或类球形制剂

B. 药材提取物与适宜的辅料或药材细粉制成具有一定粒度的颗粒状制剂

C. 将药材用适宜的方法加工后，加入适宜辅料填充于硬质空胶囊或密封于软质囊材中的制剂

D. 药材提取物、药材提取物加药材细粉或药材细粉与适宜辅料混匀压制成的圆片状或异形片状的固体制剂

E. 一种或数种药材或药材提取物经粉碎、均匀混合制成的粉末状制剂

2. 内服散剂应为（　　）。

A. 最粗粉　B. 粗粉　C. 细粉　D. 最细粉　E. 极细粉

3. 儿科及外用散剂应为（ ）。

A. 最粗粉　B. 粗粉　C. 细粉　D. 最细粉　E. 极细粉

4. 散剂应进行的检查项目不包括（　　）。

A. 粒度　B. 外观均匀度　C. 崩解时限　D. 装量差异或装量　E. 水分

5. 不符合散剂外观均匀度检查要求的是（　　）。

A. 干燥　B. 疏松　C. 混合均匀　D. 允许有少量色块　E. 色泽一致

6. 散剂的水分除另有规定外，不得过（　　）。

A. 6.0%　B. 7.0%　C. 8.0%　D. 9.0%　E. 10.0%

7. 散剂称量岗位叙述错误的是（　　）。

A. 按批生产指令称量　B. 量小的用天平称量，量大的用机械台秤或电子台秤称量

C. 双人复核　D. QA在场监控　E. 以上都不对

8. 以下可进行水洗的药材是（　　）。

A. 红花　B. 灵芝孢子粉　C. 藏红花　D. 黄芪　E. 蒲黄

9. 不能用于干燥灭菌的设备是（　　）。

A. 烘箱　B. 烘房　C. 冷冻干燥机　D. 微波干燥机　E. 远红外干燥机

10. 制备散剂的药材，有效成分遇热稳定的药材淋洗后立即烘干，烘干温度一般在（　　）以下，同时灭菌。

A. 100℃　B. 90℃　C. 80℃　D. 70℃　E. 60℃

11. 含挥发性成分的药材和长时间遇热成分易分解破坏的药材，烘干温度一般在（　　）以下。

A. 100℃　B. 90℃　C. 80℃　D. 70℃　E. 60℃

12. 有效成分遇热不稳定的药材，其灭菌方法宜选用（ ）。

A. 钴60辐照灭菌 B. 干热空气灭菌 C. 远红外灭菌 D. 微波灭菌 E. 热压灭菌

13. 药材粉碎过筛后应进行质量控制的项目是（ ）。

A. 装量差异或装量 B. 药粉粒度 C. 水分 D. 微生物限度 E. 混合均匀度

14. 散剂的药粉在混合后内包装前除了检验外观均匀度外，还要（ ）检验合格才能进行内包装。

A. 装量差异或装量 B. 药粉粒度 C. 水分 D. 微生物限度 E. 混合均匀度

15. 散剂中含有液体或半流体成分的加入方法不包括（ ）。

A. 用处方中其他组分吸收或在国家批准文件允许的情况下加赋形剂（辅料）吸收

B. 水性液体含水量过大的可用低温干燥等适宜的方法除去水分

C. 非水性液体量少的可用乙醇溶解或稀释后与药粉混匀

D. 非水性液体如挥发油等可用β环糊精包合、干燥，研成粉末后与药粉混匀

E. 液体与药粉制成颗粒

16. 散剂常用的分剂量器械不包括（ ）。

A. 铝塑泡罩包装机 B. 戥秤 C. 天平 D. 散剂分量器 E. 散剂自动袋包机

17. 毒剧药或细料药散剂的分剂量器械一般用（ ）。

A. 铝塑泡罩包装机 B. 自动颗粒包装机 C. 天平或戥秤 D. 散剂分量器 E. 自动定量分包机

18. 分剂量岗位质量控制叙述错误的是（ ）。

A. 密封性检查合格

B. 装量差异（单剂量）或装量（多剂量）符合《中国药典》散剂项下要求或符合企业内控标准

C. 包装质量检查，如包装的外观，批号、生产日期、有效期打印是否正确等

D. 密封性、装量差异或装量的检验应由操作工及时填写请验单

E. 以上各项检验操作工自己检验即可不用请验

19. 外包装岗位请验项目正确的是（ ）。

A. 全检 B. 外观均匀度 C. 装量差异或装量 D. 微生物限度 E. 水分

20. 各岗位生产结束应做的工作正确的是（ ）。

A. 清物料 B. 清文件 C. 清卫生 D. 更换状态标志 E. 以上都包括

三、判断题

1. 多剂量包装的散剂检查装量差异。（ ）

2. 用于烧伤或严重创伤的外用散剂，应进行微生物限度检查。（ ）

3. 如果购入的药材为炮制合格的净饮片，可不进行挑选、切制和炮炙。（ ）

4. 水洗岗位为人工或洗药机流水快速冲洗。（ ）

5. 不宜切制的药材可以整用。（ ）

6. 干燥灭菌岗位应进行的质量控制是微生物限度、水分。（ ）

7. 无论是内包装还是外包装都要打印三行数字，即“批号、生产日期、有效期至”。（ ）

8. 操作工将清场合格证副本贴于本次清场的清场记录上，正本放在操作间门上。（ ）

四、简答题

1. 简述散剂制备工艺流程。生产各岗位都在何种生产区？

2. 简述散剂各岗位生产结束应做的工作有哪些？

第八章　丸剂制备技术

教学目的

- 掌握丸剂的质量要求；蜜丸、滴丸、水丸的制备技术。
- 熟悉各种丸剂的含义和特点；丸剂的分类。滴丸的基质、冷却剂的要求与选用。
- 了解糊丸、蜡丸、微丸的制法；丸剂的包衣。

第一节　基本知识

一、丸剂的含义与特点

丸剂是指将药材细粉或药材提取物加适宜的黏合剂或其他辅料制成的球形或类球形制剂。

丸剂是中药传统剂型中较为重要的剂型，在中成药中占比例最大。古代经典医书对丸剂的品种、处方、规格、剂量、用法及制法和包衣等均有记载。自20世纪80年代以来，随着科技的进步，丸剂的制备由手工作坊式制作，发展成为半自动化、自动化工厂批量生产，特别是发展了浓缩丸、滴丸、微丸等新型丸剂。见图8-1～图8-5。

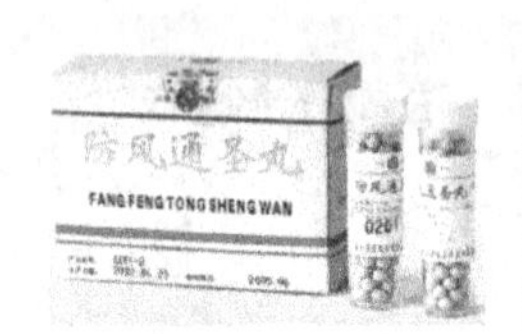

图8-1　水丸

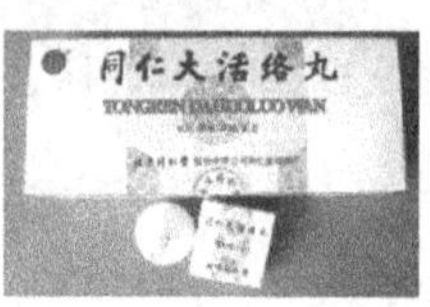

图8-2　蜜丸

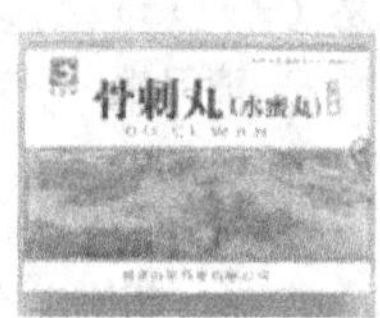

图8-3　水蜜丸

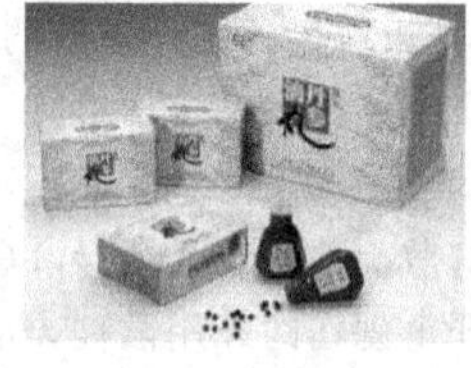

图8-4　滴丸

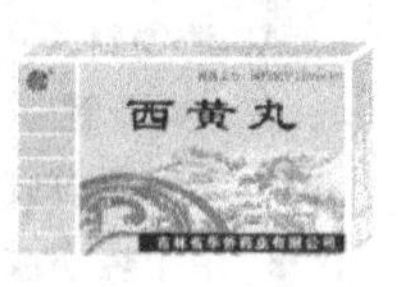

图8-5　糊丸

传统的丸剂作用迟缓，多用于治疗慢性病。某些新型丸剂可用于急救，如滴丸。丸剂可缓和某些药物的毒副作用，如糊丸、蜡丸；可减缓某些药物成分的挥散，如芳香药物或特殊气味药物可泛在丸剂中层。缺点是服用量大，且不方便；生产过程长，增加了微生物的污染机会。

二、丸剂的分类

按辅料不同分类：水丸、蜜丸、水蜜丸、浓缩丸、糊丸、蜡丸、滴丸等，凡直径小于2.5mm的各类丸剂统称微丸。

按制备方法分类。分为以下几种。

① 泛制丸。即在转动的适宜的机械或容器中，将药物细粉与辅料交替润湿、撒布，不断翻滚，逐渐增大成型的丸剂。如水丸、水蜜丸、浓缩丸、糊丸、微丸等。

② 塑制丸。即药物细粉加适宜的黏合剂，混匀制成软硬适度、可塑性较大的丸块，再以此制丸条、分粒、搓圆而成丸粒的一种丸剂。如蜜丸、糊丸、蜡丸、浓缩丸等。

③ 滴制丸。即利用一种熔点较低的脂肪性基质或水溶性基质，将主药溶解、乳化、混悬后，

用适当的装置滴入另一种与之不相混溶的液体冷却剂中，冷凝制成丸剂。如速效救心丸等。

三、各种丸剂比较

见表8-1。

表8-1 各种丸剂比较表

种类	含 义	制法	辅料	特 点
水丸	水丸系指药材细粉以水(或根据制法用黄酒、醋、稀药汁、糖液等)为黏合剂制成的丸剂	泛制法为主，少有塑制法	水、黄酒或白酒、米醋、蔗糖	1. 药可分层泛入(如内缓释外速释)； 2. 丸粒小易吞服； 3. 工时长
蜜丸	蜜丸系指药材细粉以蜂蜜为黏合剂制成的丸剂。其中每丸重量在0.5g(含0.5g)以上的称大蜜丸，每丸重量在0.5g以下的称小蜜丸	塑制法	蜂蜜	1. 蜂蜜有补益作用； 2. 不适于糖尿病人； 3. 丸粒大不易吞服
水蜜丸	水蜜丸系指药材细粉以蜂蜜和水为黏合剂制成的丸剂	泛制法、塑制法	水、蜂蜜	1. 节省蜂蜜，降低成本； 2. 丸粒小易吞服
浓缩丸	浓缩丸系指药材或部分药材提取浓缩后，与适宜的辅料或其余药材细粉，以水、蜂蜜或蜂蜜和水为黏合剂制成的丸剂。根据所用黏合剂的不同，分为浓缩水丸、浓缩蜜丸和浓缩水蜜丸	泛制法、塑制法	水、蜂蜜	1. 有效成分含量高； 2. 崩解时间长； 3. 丸粒小易吞服
糊丸	糊丸系指药材细粉以米糊或面糊等为黏合剂制成的丸剂	塑制法、泛制法	米粉、面粉	1. 释药缓慢，减少刺激； 2. 溶散时间长
蜡丸	指药材细粉以蜂蜡为黏合剂制成的丸剂	塑制法	蜂蜡	释药缓慢，减少刺激；
微丸	指直径小于2.5mm的各类丸剂	泛制法、塑制法	略	1. 释药稳定，可靠均匀； 2. 比表面积大，生物利用度高； 3. 根据需要释放药物(速释、缓释、控释)
滴丸	系指药材经适宜的方法提取、纯化、浓缩并与适宜的基质加热熔融混匀后，滴入不相混溶的冷凝液中，收缩冷凝而制成的球形或类球形制剂	滴制法	略	1. 起效迅速，生物利用度高； 2. 生产效率高； 3. 用药部位多； 4. 载药量小

注：辅料中的水除特殊要求外均指纯化水。

四、丸剂的质量要求

除另有规定外，丸剂应密封储存。供制丸剂用的药粉应为细粉或最细粉。

丸剂应进行以下相应检查。

【外观】 丸剂外观应圆整均匀、色泽一致。大蜜丸和小蜜丸应细腻滋润、软硬适中。滴丸应无粘连现象，表面无冷凝液黏附。蜡丸表面应光滑无裂纹，丸内不得有蜡点和颗粒。

【水分】 照《中国药典》附录水分测定法测定，应符合规定（测定方法及适用范围详见散剂质量要求的【水分】项下）。

《中国药典》规定，除另有规定外，蜡丸、滴丸不检查水分。

水丸、糊丸和浓缩水丸中所含水分不得过9.0%；

水蜜丸、浓缩水蜜丸中所含水分不得过12.0%；

蜜丸、浓缩蜜丸中所含水分不得过15.0%。

【重量差异】 除另有规定外，丸剂重量差异应符合表8-2的规定。

表 8-2 丸剂重量差异限度

标示重量(或平均重量)	重量差异限度	标示重量(或平均重量)	重量差异限度
0.05g或0.05g以下	±12%	1.5g以上至3g	±8%
0.05g以上至0.1g	±11%	3g以上至6g	±7%
0.1g以上至0.3g	±10%	6g以上至9g	±6%
0.3g以上至1.5g	±9%	9g以上	±5%

知识链接

丸剂重量差异检查法

以10丸为1份(丸重1.5g及1.5g以上的以1丸为1份),取供试品10份,分别称定重量,再与每份标示重量(每丸标示量×称取丸数)相比较(无标示重量的丸剂,与平均重量比较),按表8-2的规定,超出重量差异限度的不得多于2份,并不得有1份超出限度1倍。

除另有规定外,滴丸剂重量差异应符合表8-3的规定。

表 8-3 滴丸剂重量差异限度

平均重量	重量差异限度	平均重量	重量差异限度
0.03g及0.03g以下	±15%	0.1g以上至0.3g	±10%
0.03g以上至0.1g	±12%	0.3g以上	±7.5%

知识链接

滴丸剂重量差异检查法

取供试品20丸,精密称定总重量,求得平均丸重后,再分别精密称定每丸的重量。每丸重量与平均丸重相比较,按表8-3的规定,超出限度的不得多于2丸,并不得有1丸超出限度一倍。

包糖衣丸剂应检查丸芯的重量差异并符合规定,包糖衣后不再检查重量差异,其他包衣丸剂应在包衣后检查重量差异并符合规定;凡进行装量差异检查的单剂量包装丸剂,不再进行重量差异检查。

【装量差异】 单剂量包装的丸剂,其装量差异限度应符合表8-4的规定。单剂量包装的滴丸剂,其装量差异限度应符合表8-5的规定。

表 8-4 丸剂装量差异限度

标示装量	装量差异限度	标示装量	装量差异限度
0.5g及0.5g以下	±12%	3g以上至6g	±6%
0.5g以上至1g	±11%	6g以上至9g	±5%
1g以上至2g	±10%	9g以上	±4%
2g以上至3g	±8%		

表 8-5 滴丸剂装量差异限度

标示装量	装量差异限度	标示装量	装量差异限度
0.5g及0.5g以下	±12%	2g以上至3g	±8%
0.5g以上至1g	±11 %	3g以上	±6%
1g以上至2g	±10 %		

知识链接

装量差异检查法

取供试品10袋（瓶），分别称定每袋（瓶）内容物的重量，每袋（瓶）装量与标示装量相比较，按表8-4、表8-5的规定，超出装量差异限度的不得多于2袋（瓶），并不得有1袋（瓶）超出限度1倍。

【装量】 装量以重量标示的多剂量包装丸剂，照《中国药典》附录最低装量检查法检查，应符合规定。装量限度标准及检查法详见第七章散剂的质量要求之【装量】项。以丸数标示的多剂量包装丸剂，不检查装量。

【溶散时限】 溶散时限检查用崩解仪，见图8-6～图8-8。

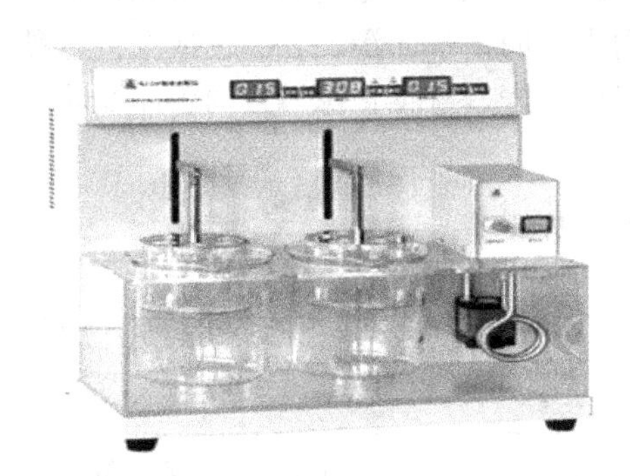

图8-6　崩解仪

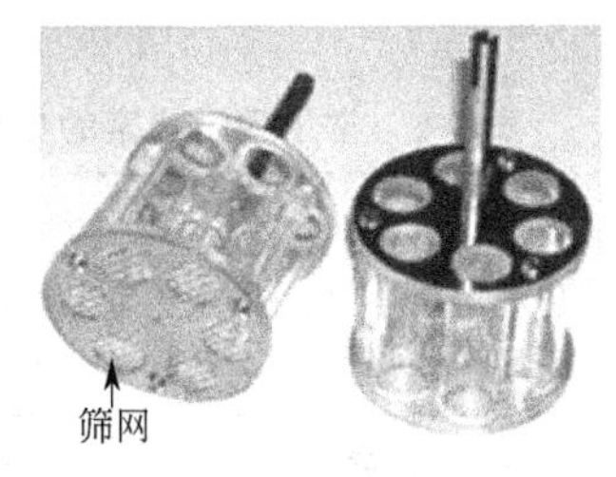

图8-7　崩解仪吊篮

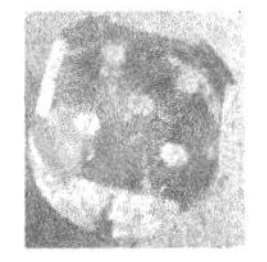

图8-8　崩解仪挡板

除另有规定外，大蜜丸及研碎、嚼碎后或用开水、黄酒等分散后服用的丸剂不检查溶散时限；

滴丸应在30min内全部溶散；

小蜜丸、水蜜丸和水丸、包衣滴丸应在1h内全部溶散；

浓缩丸和糊丸应在2h内全部溶散；

蜡丸照《中国药典》附录崩解时限检查法项下的肠溶衣片检查法检查，应符合规定。即盐酸液（0.1mol/L）中2h不得有裂缝、崩解或软化，磷酸盐缓冲液（pH6.8）中1h应全部溶化或崩解。

上述检查应在规定时间内全部通过筛网。如有细小颗粒状物未通过筛网，但已软化无硬心者可按符合规定论。

知识链接

溶散时限检查法

除另有规定外，取供试品6丸，选择适当孔径筛网的吊篮（丸剂直径在2.5mm以下的用孔径约0.42mm的筛网；丸剂直径在2.5～3.5mm之间的用孔径约1.0mm的筛网；丸剂直径在3.5mm以上的用孔径约2.0mm的筛网），照《中国药典》附录崩解时限检查法片剂项下的方法加挡板进行检查。操作过程中如供试品黏附挡板妨碍检查时，应另取供试品6丸，以不加挡板进行检查。

【微生物限度】 除另有规定外，照《中国药典》附录微生物限度检查法检查，应符合规定。微生物限度具体要求详见第三章第一节微生物限度标准。

第二节 蜜丸制备技术

一、蜜丸的赋形剂——蜂蜜

(一) 蜂蜜的质量

应符合《中国药典》标准。

蜂蜜是蜜丸的主要赋形剂，具有补中益气、缓急止痛、止咳润肠、解毒、缓和药性、矫味矫臭等作用。其主要成分是葡萄糖和果糖，另外含有少量蔗糖、有机酸、挥发油、维生素（维生素 A、维生素 B、维生素 D、维生素 E、维生素 K 等）、酶类（淀粉酶、脂酶转化酶等）、无机盐（钙、磷、铁、镁、硫、钠、钾、碘）等营养成分。蜂蜜由于蜜源不同，其外观和成分含量也不同。蜂蜜质量的优劣，直接影响蜜丸质量，优质蜂蜜使制成的蜜丸柔软光滑、滋润，且储存期内不变质。制备蜜丸的蜂蜜应选用半透明，带光泽，乳白色或淡黄色黏稠糖浆状液体或稠如凝脂状的半流体，味纯甜、有香气的蜂蜜。常见蜜源蜂蜜的色泽及状态见表 8-6。

表 8-6 常见蜜源蜂蜜的色泽及状态

蜜源植物	色泽	状态	气味
白荆条、柑橘、刺槐、椴树、荔枝、芝麻、梨花等	呈乳白色、白色、淡黄色	透明黏稠的液体或凝如脂状的结晶体，油性大、水分少	味纯甜、具有蜜源植物的花香
油菜、枣花、葵花、棉花等	浅琥珀色、黄色、琥珀色	透明黏稠的液体或结晶体	味甜、具有蜜源植物的花香
乌桕等	黄色、琥珀色、深琥珀色	透明或半透明黏稠液体或结晶体	味道甜、无异味
荞麦、桉树等	深琥珀色、深棕色	半透明黏稠液体或结晶体	味道甜、有刺激性

需要注意的是有毒植物如曼陀罗、雪上一枝蒿的花蜜，蜜色深而苦涩，不可食用。由于蜂蜜短缺等原因，有人尝试用人造蜂蜜即果葡糖浆代替天然蜂蜜。人造蜂蜜是用蔗糖水解或淀粉酶解而成，外观虽然与天然蜂蜜相似，但滋补作用将大打折扣。如果蜜丸辅料明确是天然蜂蜜而用人工蜂蜜代替，无疑是一种违法行为。

知识链接

《中国药典》2010 年版收载的蜂蜜质量标准

本品为蜜蜂科昆虫中华蜜蜂 *Apis cerana* Fabricius 或意大利蜂 *Apis mellifera* Linnaeus 所酿的蜜。春至秋季采收，滤过。

【性状】 本品为半透明、带光泽、浓稠的液体，白色至淡黄色或橘黄色至黄褐色，放久或遇冷渐有白色颗粒状结晶析出。气芳香，味极甜。

相对密度 本品如有结晶析出，可置于不超过 60℃ 的水浴中，待结晶全部融化后，搅匀，冷却至 25℃，按照相对密度测定法项下的韦氏比重秤法测定，相对密度应在 1.349 以上。

【检查】 酸度：取本品 10g，加新沸过的冷水 50ml，混匀，加酚酞指示液 2 滴与氢氧化钠滴定液（0.1mol/L）4ml，应显粉红色，10s 内不消失。

淀粉和糊精：取本品2g，加水10ml，加热煮沸，放冷，加碘试液1滴，不得显蓝色、绿色或红褐色。

5-羟甲基糠醛：取蜂蜜约5.0g，精密称定，置50ml量瓶中，加水约25ml溶解，加15%亚铁氰化钾溶液及30%醋酸锌溶液各0.5ml，加水至刻度（必要时加乙醇1滴消除泡沫），摇匀，用干燥滤纸滤过，精密量取续滤液各5ml，分别置于甲、乙两个具塞试管中，甲管加水5.0ml，乙管加新制的0.2%亚硫酸氢钠溶液5.0ml作空白，混匀，照紫外-可见分光光度法（《中国药典》2010年版附录Ⅴ A），在284nm和336nm的波长处测定吸光度。

在284nm与336nm波长处的吸光度差不得大于0.34。

【含量测定】 碱性酒石酸铜试液的标定：取葡萄糖约0.5g，于105℃干燥至恒重，精密称定，置100ml量瓶中，加水使溶解并稀释至刻度，摇匀。另精密量取碱性酒石酸铜试液20ml，置锥形瓶中，加热并保持在微沸的情况下，用上述葡萄糖溶液滴定至溶液的蓝色几乎消失，再继续沸腾1min，加1%亚甲蓝溶液1滴，仍在微沸状态下，继续缓缓滴定至溶液的蓝色消失，预测得所需葡萄糖溶液的容积（ml）。再另精密量取碱性酒石酸铜试液20ml，自滴定管中加上述葡萄糖溶液滴定至终点前约剩1ml。照上述预滴定的方法，自“加热并保持在微沸的情况下”起，依法滴定。根据滴定结果算出每1ml碱性酒石酸铜试液相当于无水葡萄糖的重量（g），即得。

测定法：取本品约1g，精密称定，置250ml量瓶中，加水使溶解并稀释至刻度，摇匀，移置滴定管中。照上述碱性酒石酸铜试液的标定，自“另精密量取碱性酒石酸铜试液20ml”起，依法滴定，并将滴定结果按下式计算：

$$\text{还原糖含量}(\%)=\frac{\text{每1ml碱性酒石酸酮试液相当于无水葡萄糖的重量(g)}\times 20}{\text{供试样品重量(g)}\div 250\times\text{滴定所耗供试品溶液的容积(ml)}}\times 100\%$$

本品含还原糖不得少于64.0%。

【性味与归经】 甘，平。归肺、脾、大肠经。

【功能与主治】 补中，润燥，止痛，解毒。用于脘腹虚痛，肺燥干咳，肠燥便秘；外治疮疡不敛，水火烫伤。

【用法与用量】 15～30g。

【贮藏】 置阴凉处。

（二）蜂蜜的炼制

1. 炼蜜的目的

是除杂质，除水分，增黏性，杀微生物，破坏酶。

2. 炼蜜的方法

小量生产：将蜂蜜置锅中，加热使之变成易流动的均匀液体后，过筛除去死蜂及浮沫等杂质，再入锅继续加热至制丸所需的程度。

大量生产：多用常压或减压罐炼制，即将生蜂蜜置罐中，加入适量清水（蜜水总量不能超过罐容积的1/2），加热至沸腾，用四号或五号筛过滤，再抽入罐中继续加热炼制，其炼制程度应根据处方中药物性质、药粉含水量，来掌握炼制的时间、温度、炼蜜颜色、水分等，炼成嫩蜜、中蜜或老蜜。

3. 炼蜜的规格、特点及应用

① 嫩蜜。系指蜂蜜加热至105～115℃而得的制品，蜂蜜的颜色无明显变化，稍带黏性，

含水量18%～20%，相对密度为1.34左右。

嫩蜜适于含多量油脂、黏液质、糖类及动物组织等的药物制丸。

② 中蜜。系指蜂蜜加热至116～118℃，满锅内出现均匀淡黄色细气泡（鱼眼泡）的制品，其含水量约为14%～16%，相对密度为1.37左右，用手捻有黏性，但两手指离开无长白丝。

中蜜适于含纤维质、淀粉及含部分油脂、糖类等一般性药物制丸。

③ 老蜜。系指蜂蜜加热至119～122℃，出现较大的红棕色气泡（牛眼泡）时的制品，其含水量在10%以下，相对密度为1.40，黏性强，两手指捻之离开出现长白丝，滴入冷水中成珠状。

老蜜适用于含多量纤维质及黏性差的矿物质药物制丸。

蜂蜜入厂时按《中国药典》标准检验，在生产线上一般采用在线快速检测。水分在线检测常用手持糖量计检测，见图8-9。相对密度常用比重计检测，见图8-10。

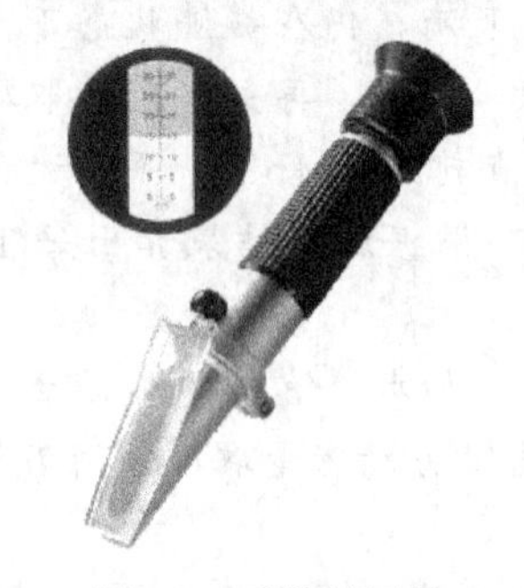

图8-9 手持糖量计

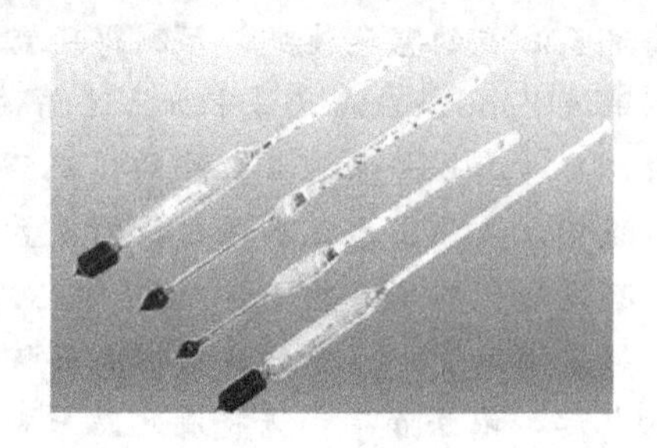

图8-10 比重计

二、蜜丸的制备

蜜丸生产工艺流程：

炼蜜、药粉→制丸块→制丸条→分粒搓圆→（干燥）[1]→内包装→外包装→入库

所在生产区：除外包装、入库在一般生产区外，其余均在D级洁净区。

注〔1〕：是指在一定情况下不需要干燥。

（一）制备药粉

制备药粉的工艺流程为：备料→粉碎过筛→混合。

1. 备料

制备药粉的备料同第七章第二节散剂制备技术之“备料”。

2. 粉碎、过筛

根据工艺规程要求，将备料好的饮片粉碎过筛成细粉或最细粉。操作方法及设备详见第六章第一节、第二节。生产区在D级洁净区。粉碎、过筛岗位质量控制项目为药粉粒度，应符合丸剂对药粉的粒度要求（细粉或最细粉）或企业内控标准。粉碎、过筛结束操作工填写请验单，交QA取样检验，请验项目为药粉粒度。检验合格后，操作工填写物料交接单，物料交接给下道工序或交暂存室保存。

3. 混合

操作方法及设备详见第六章第三节。生产区在D级洁净区。混合岗位质量控制项目为混合均匀度，应符合企业内控标准。混合结束操作工填写请验单，交QA取样检验，请验项目为混合均匀度。检验合格后，操作工填写物料交接单，物料交接给下道工序或交暂存室保存。

（二）蜂蜜炼制

根据工艺规程要求，将蜂蜜炼制成要求的规格。炼制方法见前述。生产区在D级洁净区。蜂蜜炼制岗位质量控制项目为水分和相对密度，应符合企业内控标准，参见“炼蜜的规格、特点及应用”部分内容。蜂蜜炼制结束操作工填写请验单，交QA取样检验，请验项目为水分和相对密度。检验合格后，操作工填写物料交接单，物料交接给下道工序或交暂存室保存。

（三）配制润滑剂

为了便于操作，防止药物与工具粘连，同时使丸药表面光滑，制丸过程中，须使用适量的润滑剂，但用量不宜过多，以免服后病人感到不适。常用的润滑油有蜂蜡与芝麻油的融合物、植物油和95%乙醇。

蜂蜡与芝麻油的融合物：将芝麻油与蜂蜡共同加热熔化、搅匀，冷却后即成油膏状的润滑剂，其油蜡配比为10∶(2～3)。但夏天或南方气温高、湿度大时，用蜡量宜稍高；而冬天或北方气温低，湿度小，用油量宜稍高。

植物油：麻油、大豆油或菜籽油等。

95%乙醇：目前中药自动制丸机的润滑多用95%乙醇。易挥发，无残留。

（四）制丸块（合坨）

和药设备一般采用捏和机，见图8-11。捏和机是由金属槽和两组强力的“∽”形桨叶所构成。槽底呈半圆形，两组桨叶以不同的转速向相反方向旋转，由于桨叶的搅拌揉捏及桨叶与槽壁间的研磨等作用而使药料混合均匀。

操作时一般先加入定量药粉，然后加入定量的炼制蜂蜜，使桨叶转动，反复捏和，直至成为全部湿润、色泽一致，并能从桨叶及槽壁剥落的丸块。丸块制好后，一般放置0.5h左右（使蜂蜜充分湿润），即可开始制丸条。注意丸块放置过程中要保持丸块湿度，防止干裂。

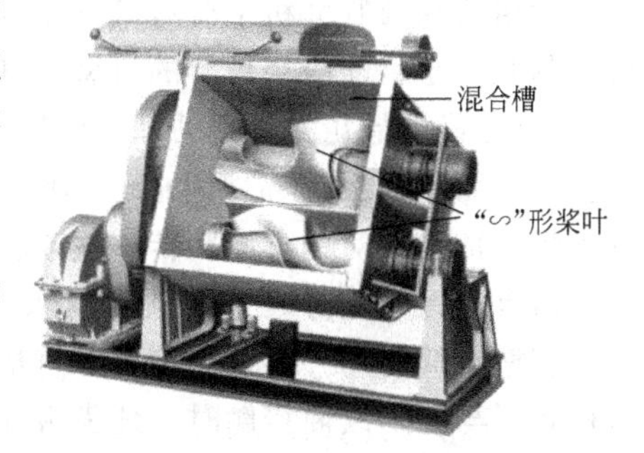

图8-11　捏和机

制备丸块岗位的质量控制项目是丸块的软硬度，以不影响丸粒的成型和在储存中不变形为度。丸块的黏稠度，应以不易黏附槽壁，不粘手为宜。

影响丸块质量的主要因素如下。

① 炼蜜规格。见前述。

② 和药蜜温。热蜜和药，即炼好的蜂蜜趁热加入药粉中和药，适合一般药材处方；温蜜和药，即炼好的蜂蜜放凉至60℃左右，适用于黏性药材多（树脂类、胶类）、含挥发性药材的处方。

③ 用蜜量。一般(1∶1)～(1∶1.5)，也有小于1∶1或高于1∶2的。用蜜量主要取决于：a. 药物性质，如含糖类、胶质等黏性强的药粉，蜜量宜少；纤维较多、质地疏松、黏性极差的药粉用蜜量宜多。b. 气候季节，如夏季用蜜量宜少，冬季用蜜量宜多。c. 和药方法，如机械和药用蜜量较少，手工和药用蜜量较多。

④ 混合时间。在一定范围内，混合时间长则丸块质量好。

⑤ 混合方法。在一定范围内，机械和药较手工和药所制丸块软。

（五）制丸条

手工制丸条：搓条板搓丸条，即由上下两块平板组成，制丸条时，按照每次制成丸粒数和丸重，称取一定数量丸块，置于搓条板上，手持上板，二板对合前后搓动，施以适当压力，使丸块被搓成粗细均匀的丸条。

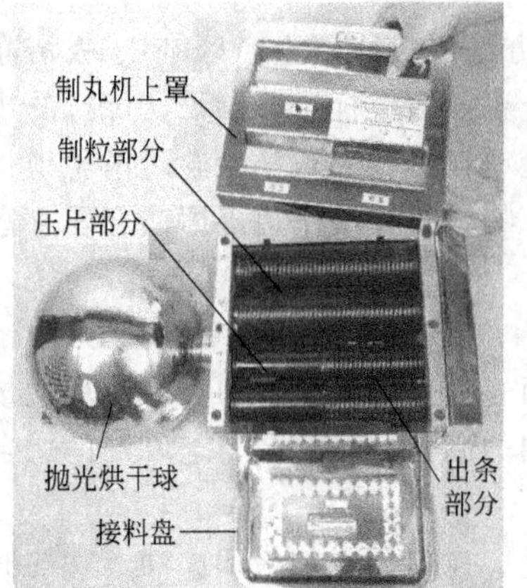

图 8-12 半自动中药制丸机

实验室制丸条：常用半自动中药制丸机，见图 8-12。该机将制丸条、分粒搓圆、干燥在一台设备上完成。

大量生产 ：目前常用联合制丸机，将出丸条、分粒搓圆在一台设备上完成，生产效率高，详见后述。

制丸条岗位质量控制项目为丸条粗细适中，均匀一致，表面光滑、内部充实无空隙。

（六）分粒搓圆

分粒搓圆是将粗细均匀的丸条分割成丸粒。

少量生产：可用搓丸板，操作时将粗细均匀的丸条横放在搓丸板底槽沟上，用有沟槽的压丸板先轻轻前后搓动逐渐加压，然后继续搓压，直至上下齿端相遇而将丸条切成小段，再搓成光圆的丸粒为度。

目前实验室少量制丸常使用半自动中药制丸机，见图 8-12。其主要部件由主机和抛光烘干球两部分组成。使用时，先将制好的丸块压成饼状，启动设备，将料饼放入压片口内，设备将料饼压成薄厚均匀的片。将片放入制条口，设备将片制成丸条。将丸条放在制粒口上，设备即将丸条制成丸粒。将丸粒放入抛光烘干球，启动设备，丸粒经过一定时间的转动，即被滚圆抛光，再经加热即可将丸粒烘干成需要的水分含量。该机可制备蜜丸、水蜜丸、浓缩丸等，实现一机多用。

大量生产：采用联合制丸机。联合制丸机可使制丸条、分粒、搓圆在一台设备上完成。

常用的联合制丸机主要有滚筒式制丸机、HZY-14C 型制丸机、中药自动制丸机。中药自动制丸机是目前应用最广的机型，基本上取代了其他机型。

① 滚筒式制丸机。此机可直接将丸块制成丸粒。其主要构造由加料斗、有槽滚筒、牙齿板、滚筒及搓板等部件组成，如图 8-13。操作时，将制好的丸块从加料斗加入，由于带有刮板的轴呈相对的方向旋转，逐渐将丸块带下、填入有沟槽的滚筒的槽内；槽外黏着的丸块，由有槽滚筒侧旁装置的刮刀刮除。有槽滚筒由撑牙带动而与牙齿板配合做有节奏的运动。有槽滚筒转动一次，牙齿板即将槽内填充的丸块剔出，使之附着于齿板的牙齿上。当牙齿板转下与圆形滚筒接触时，牙齿板轧头自动落下，将牙齿板牙齿上的丸块刮下，使丸块落于圆形滚筒上，搓板由于偏心轴的转动而做水平反复抖动，丸块自圆形滚筒带下，由于搓丸板的抖动而搓成圆形丸粒，落于容器中。

② HZY-14C 型制丸机。本机是在滚筒式制丸结构的基础上，采用光电讯号系统控制出条、切丸等主要工序。

本机的工作原理是由螺旋输送器挤出的药条，通过跟随切刀的滚轮，经过传送带到达翻转传送带。当药条碰上第一个光电讯号，切刀立即切断药条，被切断的药条继续向前碰上第二个光电讯号时，翻转传送带翻转，将药条送入碾辊滚压输出成品。本机特点是由光电讯号限位控制，各部位动作协调，碾辊型线正确、转速高，药条挤出采用直流电机无级调速，药丸重量由药条微调嘴调节，丸重差异不超过药典规定范围，成品圆整。

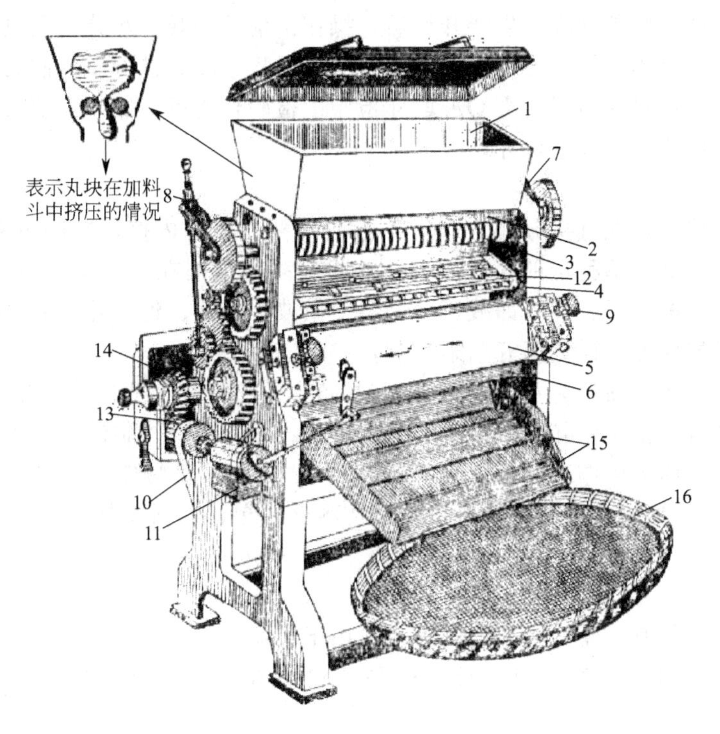

图 8-13 滚筒式制丸机

1—加料斗；2—轴；3—有槽滚筒；4—牙齿板；5—搓板；6—大滚筒；7，8—撑牙；9—调节器；10—传动皮带；11—偏心轴；12—牙齿板轧头；13—蜗杆；14—蜗轮；15—铁皮板；16—旋转竹匾

③ 中药自动制丸机。目前，制药企业多采用全自动制丸机 ZW-80A、ZW-40A 等型号，其主要部件有加料斗、推进器、出条嘴、导轮和一对刀具，见图 8-14、图 8-15。丸块在加料斗内经推进器的挤压作用通过出条嘴制成丸条，丸条经导轮至刀具切、搓，制成丸粒。该机可制备蜜丸、水蜜丸、浓缩丸等，实现一机多用。

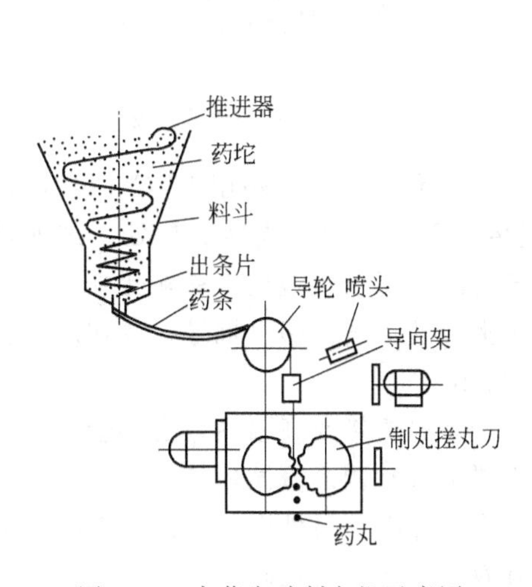

图 8-14 中药自动制丸机示意图

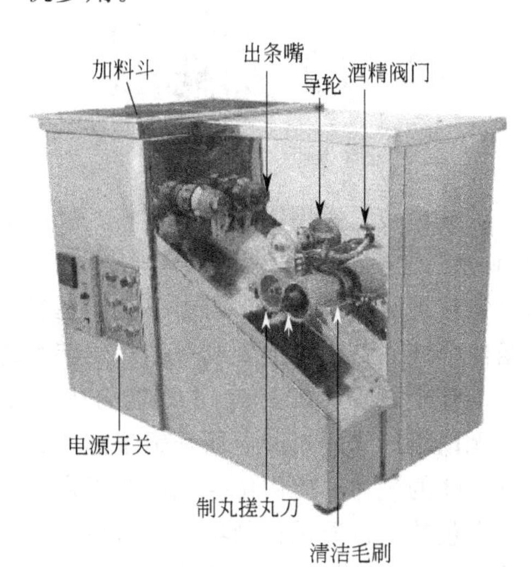

图 8-15 中药自动制丸机

分粒搓圆岗位质量控制项目为外观，应圆整均匀、色泽一致、细腻滋润、软硬适中。水分在 15.0%以下；重量差异，符合表 8-2 要求；溶散时限（小蜜丸），60min 内全部溶散；

或以上各项符合企业内控标准。生产开始后，操作工请验外观、水分、重量差异、溶散时限（小蜜丸），所有项目均合格后方可正式生产。生产过程中随时进行质量控制，生产结束操作工将请验单的生产数量项填好，交QA取样检验。检验合格后，操作工填写物料交接单，物料交接给下道工序或交暂存室保存。

（七）干燥

水分检验合格的蜜丸直接分装。水分高于15.0%或企业内控标准的蜜丸需在80℃以下干燥，含挥发性或遇热不稳定的药物成分、淀粉较多的丸剂在60℃以下干燥。可选用常压干燥设备如烘箱、减压干燥设备如减压干燥器、微波干燥器、远红外干燥设备对蜜丸进行干燥。干燥设备及操作方法详见第五章第三节。

干燥岗位质量控制项目为水分，不得超过15.0%或符合企业内控标准。由于干燥操作可能对蜜丸的外观、重量差异、溶散时限产生影响，因此还要控制外观、重量差异、溶散时限符合要求。干燥结束操作工填写请验单交给QA，请验项目为外观、水分、重量差异、溶散时限（小蜜丸）。检验合格后，操作工填写物料交接单，物料交接给下道工序或交暂存室保存。

（八）内包装

蜜丸的包装材料有纸盒、铝塑泡罩等，适用于普通蜜丸的包装；蜡壳适用于含芳香性药物或含贵重药材的丸剂包装。直接接触药品的包装材料和容器要求详见散剂内包装知识链接。

手工包装：用纸盒包装，要先把药丸用蜡纸包裹，在用塑料小圆盒包装；药丸也可不包蜡纸，然后将药丸装于两个螺口镶嵌形成的塑料小圆球内或纸盒内，外面蘸取一层蜡衣，将接口封严，见图8-16。

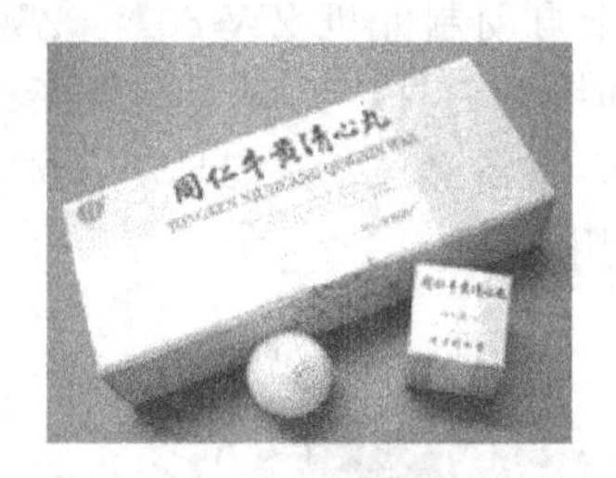

图8-16 蜡壳包装

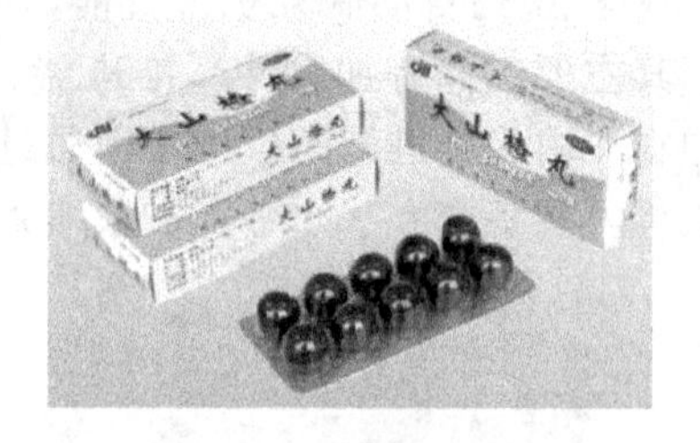

图8-17 铝塑泡罩包装

机械包装：常用铝塑泡罩包装，见图8-17、图8-18。包装材料为药用PVC（聚氯乙烯）和药用铝箔。包装时，启动设备，PVC在齿轮链接传动下，运转至成型加热处，被加热变软；运转至吸泡成型处被吸出小泡；运转至药物填充处时，每个小泡放入一粒药丸；运转至铝箔热合处，与铝箔热合成一体；运转至冲裁和打印批号处，被打印上批号，并切成需要的大小。整个过程约需80s。生产能力达1万～1.5万丸/h。

无论是熔蜡蘸蜡岗位还是铝塑泡罩包装岗位，由于高温熔蜡或高温热缩合都会产生少量不良气味的气体，此岗位空气需要吸走直接排放，不得进入空调系统循环。

内包装岗位质量控制项目为密封性，应符合企业内控标准；另外内包装岗位应随时进行包装质量检查，如包装的外观，批号、生产日期、有效期打印是否正确等。

在内包装开始时，要由操作工填写请验单，申请检验包装后蜜丸的密封性。首次检验合格后即可开始正式生产，生产过程中要随时对密封性进行质量控制。

生产结束操作工将请验单的生产数量项填好，交QA取样检验。检验合格后，操作工填

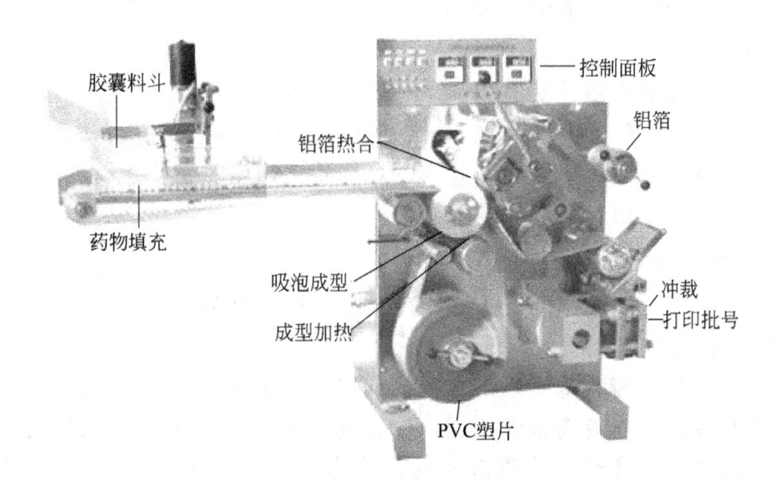

图 8-18　铝塑泡罩包装机

写物料交接单，物料交接给下道工序或交暂存室保存。

（九）外包装、入库（同散剂）

各岗位生产结束后应做的工作，同散剂。

蜜丸常发生的问题与解决办法如下。

① 表面粗糙。制备出的蜜丸表面粗糙的原因有药料中含纤维、矿物或贝壳类药过多；药粉过粗；加蜜量少而且混合不均；润滑剂用量不足。

一般是将药料粉碎得更细些，加大用蜜量，给足润滑剂等办法解决。

② 蜜丸变硬。蜜丸在存放过程中变得坚硬的原因有用蜜量不足；蜜炼制的过老；个别含胶类药比例量较多，合坨时蜜温过高而使其烊化又凝固。

针对以上原因，采用将蜜量用足并使蜜温适宜、炼蜜程度适当等办法解决。

③ 皱皮。蜜丸在储存一定时间后，在其表面呈现皱褶，称为皱皮或脱皮。其原因包括炼蜜较嫩而含水分过多，当水分蒸发后蜜丸萎缩；包装不严，蜜丸在湿热季节吸潮，而在干燥季节水分蒸发，使蜜丸反复产生胀缩现象而造成；润滑剂使用不当。

其解决办法是将蜜炼制一定程度，控制含水量适当；加强包装使之严密，最好用蜡壳包装；所用润滑剂适宜并均匀。

④ 空心。当将蜜丸掰开时，在其中心有一个小空隙，常见饴糖状物质析出，其原因主要是制丸时揉搓不够。对此克服的办法是加强合坨和搓丸。

第三节　滴丸制备技术

滴丸是指药材经适宜的方法提取、纯化、浓缩并与适宜的基质加热熔融混匀后，滴入不相混溶的冷凝液中，收缩冷凝而制成的球形或类球形制剂。

一、滴丸基质的要求与选用

滴丸中除主药外的其他辅料称为基质。

1. 滴丸基质的要求

熔点较低，在 80～100℃能熔融成液体，而遇骤冷后又能凝结成固体（在室温下仍保持固体状态），且与主药混合后仍能保持上述物理状态；与主药不发生任何化学反应，也不影响主药的疗效与含量测定；对人体无害。

2. 滴丸基质

包括水溶性基质和非水溶性基质。

水溶性基质有聚乙二醇6000、聚乙二醇4000、泊洛沙姆、硬脂酸钠、甘油明胶等。

非水溶性基质有硬脂酸、单硬脂酸甘油酯、蜂蜡、虫蜡、氢化植物油等。

根据主药性质，选择适宜的滴丸基质。

二、滴丸冷凝液的要求与选用

滴丸冷凝液是用于冷却滴出的液滴，使之冷凝成固体丸剂的液体。

1. 滴丸冷凝液的要求

安全无害，不溶解主药和基质，不与主药和基质发生化学反应，不影响疗效。有适宜的相对密度，即冷却液密度与液滴密度相近，使滴丸在冷凝液中缓缓下沉或上浮，充分凝固使丸形圆整。黏度适当，即液滴与冷凝液间的黏附力小于液滴的内聚力，促使液滴收缩凝固成丸。

2. 滴丸基质的选用

在实际应用中，可根据基质的性质选择冷凝液。

水溶性基质滴丸选液状石蜡、植物油、甲基硅油等作冷凝液。

非水溶性基质的滴丸选水、不同浓度乙醇等作冷凝液。

药物可溶解、乳化、混悬在基质中，但要保证加入基质中的药物不能溶解进入冷凝液中。

三、滴丸的制备

滴丸生产工艺流程：

提取物 + 基质→熔融 →配制滴制液→滴制→冷凝→除冷凝液→选丸→干燥→内包装→外包装→入库

所在生产区：除外包装、入库在一般生产区外，其余均在D级洁净区。

(一) 制备提取物

提取物可以是浸膏也可以是浸膏粉。

制备工艺流程为：备料→制备浸膏或浸膏粉。

1. 备料

如果购入的是没有经过炮制的药材，滴丸的备料包括称量、净选、水洗、切制、炮炙、干燥各岗位。其工艺流程为：称量→净选→水洗→切制→（炮炙）→干燥。如果备料结束直接提取则不用干燥，但要进行水洗、切制损耗的验证，得出合理的投料数据。凡是不直接提取的饮片必须干燥后存放。如果购入的是已经炮制合格的净饮片，则可称量后直接浸提进行浸膏或浸膏粉的制备。如果是化学纯品直接粉碎过筛备用。

称量、净选、水洗、切制、炮制、干燥均在一般生产区。质量控制项目同散剂。

2. 制备浸膏

制备滴丸的浸膏，一般要求含水量较低。含水量大，滴丸发软容易变形。制备浸膏的提取、分离、精制、浓缩质量控制要求按批复的国家药品标准执行。操作方法及设备详见第四章第二节、第三节及第五章第二节。制备浸膏岗位质量控制项目为浸膏的相对密度，应符合国家药品标准；微生物限度，应符合企业内控标准。有时为了避免过度加热造成浸膏焦煳产生的焦屑残留于浸膏中，最好进行溶化性检查（一般用烧杯取膏桶底部的样品加水稀释后观察烧杯底部)，如果发现浸膏中有焦屑，要及时补充过滤（一般200目以上较好)。如果微生物限度检查不合格，还要进行补充灭菌，直至合格。制备浸膏结束，由操作工填写请验单，请验项目是相对密度、溶化性、微生物限度。检查合格后，操作工填写物料交接单，物料交接给下道工序或交暂存室保存。

3. 制备浸膏粉

如果提取物不是浸膏而是浸膏粉，则需将制备的浸膏进行干燥，不符合粒度要求的干燥物还要进行粉碎、过筛。适合浸膏干燥的设备有喷雾干燥机、烘箱、减压干燥器、微波干燥机等。操作方法及设备详见第五章第三节。以上干燥设备除喷雾干燥机使浸膏干燥后的干燥物为粉末状外，其余干燥设备制备的干浸膏均需要粉碎、过筛，才能得到合格的浸膏粉。粉碎、过筛方法及设备详见第六章第一节、第二节。制备浸膏粉岗位的质量控制项目为浸膏粉的粒度、溶化性、微生物限度，应符合企业内控标准。制备浸膏粉结束后，由操作工填写请验单，请验项目是粒度、溶化性、微生物限度。检查合格后，操作工填写物料交接单，物料交接给下道工序或交暂存室保存。

（二）基质熔融

取基质加入适宜的容器中，采用适宜的加热方法加热至80～100℃，使之熔融成液态。基质熔融的质量控制标准是基质全部呈液态。

（三）配制滴制液

向熔融基质中加入提取物或化学纯品药物，进行溶解或乳化或混悬均匀，抽真空或静置除去气泡，80～100℃保温备用。药液温度要恒定在80～100℃，温度过高药液变稀，滴速增快，易产生小丸或双丸，成品丸重偏小；温度过低药液变稠，滴速减慢，丸粒常拖尾，成品畸形，丸重偏大。滴制液的质量控制标准是药物与基质非常均匀的溶解或乳化或混悬在一起，没有残余气泡，温度恒定在80～100℃。

（四）冷凝液的贮备

选择适当的冷凝液装于冷凝柱内，柱长度应能使滴丸足以冷却成型（柱长一般在40～140cm)，采用适宜方法使冷凝液温度控制在10～15℃，温度过高时丸粒易粘连并粒，不能成型。冷凝液质量控制标准是冷凝液温度恒定在10～15℃。

（五）滴制

滴丸滴制原理见图8-19。滴丸机见图8-20。调节滴头与冷凝柱距离、滴速，将药液滴入冷凝液中，使药滴凝固成丸，在冷凝液中徐徐下沉（滴丸密度大于冷凝液时）或上浮（滴丸密度小于冷凝液时)。滴丸从滴丸机的出口排出，进入离心机或其他除冷凝液的设备，再进入选丸机，然后进入干燥机内，得到中间产品滴丸。滴嘴内径、滴距、滴速要严格控制，否则所成丸粒难以合格。一般滴管口与冷却液液面距离，宜控制在5cm以下。在一定范围内管径大则滴制的丸也大，反之则小。

滴丸机主要由带加热恒温装置的贮液罐（缸)、滴管系统（滴头及定量控制器)、冷凝柱、收集器等组成。目前滴丸生产均采用滴丸机、除冷凝液机、选丸干燥机形成联动机组。

熔融基质和配制滴制液在图8-20（a）中完成。操作时，将基质从进料口加入后，关闭进料口，启动贮液罐加热按钮，开始加热，启动搅拌按钮开始搅拌。从视窗观察基质完全熔融后，停止搅拌，从进料口将浸膏或浸膏粉加入后，关闭进料口，开动搅拌，从放料口取样检查滴制液搅拌均匀后，放置一定时间使气泡溢出或采用减压将气泡抽出。

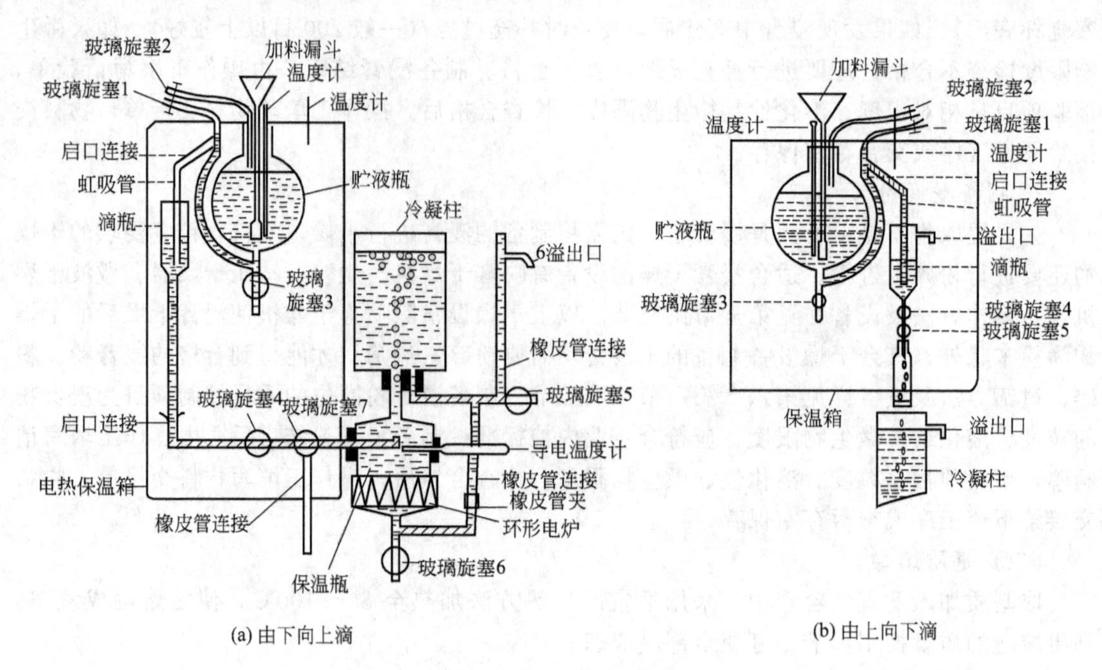

(a) 由下向上滴　　(b) 由上向下滴

图 8-19　滴丸制备示意图

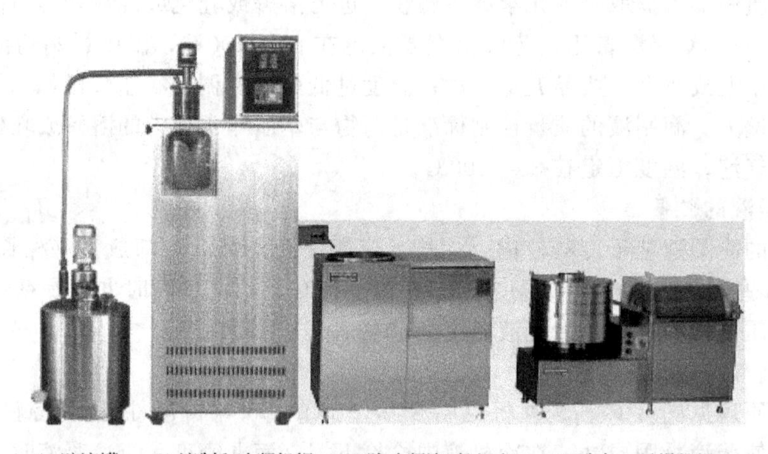

(a) 贮液罐　(b) 滴制和冷凝机组　(c) 除冷凝液(离心)机　(d) 选丸、干燥机组

图 8-20　滴制、除冷凝液、选丸、干燥机组

滴制和冷凝在图 8-20（b）中完成。滴制时，先将滴头安好，调整好滴头与冷凝液液面的距离，将滴制液抽入滴丸机上部的滴灌中，开始滴制，此时要注意滴丸的圆整度和大小，及时调整滴速，直至滴丸符合要求即可。

滴制岗位质量控制项目是滴丸外观圆整均匀、色泽一致，重量差异符合表 8-3 要求或符合企业内控标准。滴制开始后，操作工请验外观、重量差异，检验合格后方可正式生产。生产过程中随时进行质量控制。

（六）除冷凝液

洗去（多用乙醇或石油醚）或沥净（离心）、擦干冷凝液。图 8-20（c）是离心方法除冷凝液，此种方法是目前最常用的方法。操作时，来自滴丸机的滴丸进入离心机，在离心力的作用下，冷凝液由丸上脱离并被收集再利用。除冷凝液岗位质量控制标准是滴丸表面无冷凝液残留。

（七）选丸

人工挑选或选丸机筛选。图 8-20（d）为筛选干燥联动设备，滴丸除去冷凝液后加入选丸机中，启动设备，开始筛选，不合格滴丸被分离出去。选丸岗位质量控制项目是外观圆整均匀、色泽一致，重量差异符合表 8-3 要求或符合企业内控标准。

（八）干燥

挑选合格的滴丸进入干燥滚筒内，如图 8-20(d)，设定吹风时间，滴丸在滚筒内边翻转边被吹风。吹干后，室温下晾 4h。少量生产也可在干燥器内室温下干燥。干燥岗位质量控制项目是滴丸外观圆整均匀、色泽一致、干燥无粘连，重量差异符合表 8-3 要求或符合企业内控标准。干燥结束后，由操作工填写请验单，交 QA 取样检验，请验项目是外观、重量差异。检查合格后，操作工填写物料交接单，物料交接给下道工序或交暂存室保存。

注：1. 选出的不合格滴丸经吹风干燥后，返回配制滴制液的罐中重新滴制。

2.《中国药典》规定凡进行装量差异检查的单剂量包装滴丸剂，不检查重量差异。但企业为了装量差异合格一般此岗位还是要进行重量差异控制，只是外包装全检时不再进行重量差异检查。

（九）内包装

滴丸内包装的包装材料有玻璃瓶、塑料瓶、瓷瓶等，为了防止运输时冲击，常用棉花、纸填塞瓶内空隙，并以软木塞浸蜡或塑料内衬浸蜡为内盖，或用铝箔封瓶口，再加外盖密封。

包装可用数丸板（见图 8-21）、丸剂定量分装机（见图 8-22）或自动瓶装生产线（见图 8-23）进行丸剂的内包装。该生产线是将理瓶、装丸、塞纸、旋盖、铝箔封口、贴标签联动进行的自动化生产线，大大提高了生产效率。

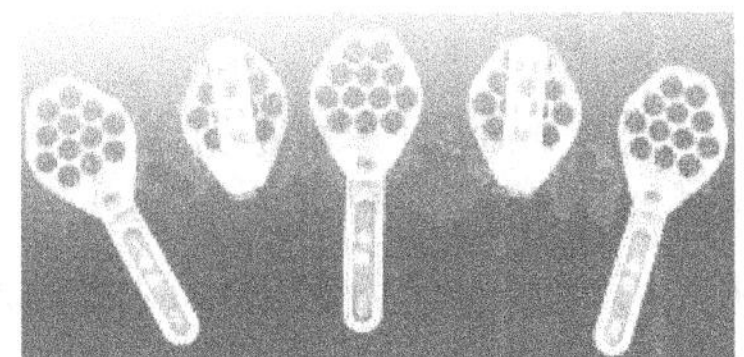

图 8-21　数丸板

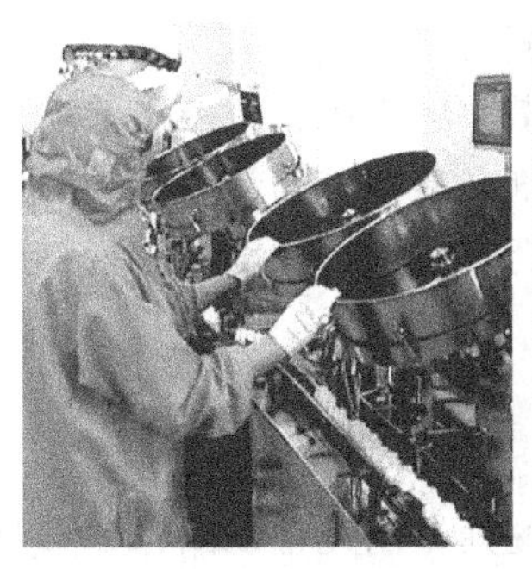
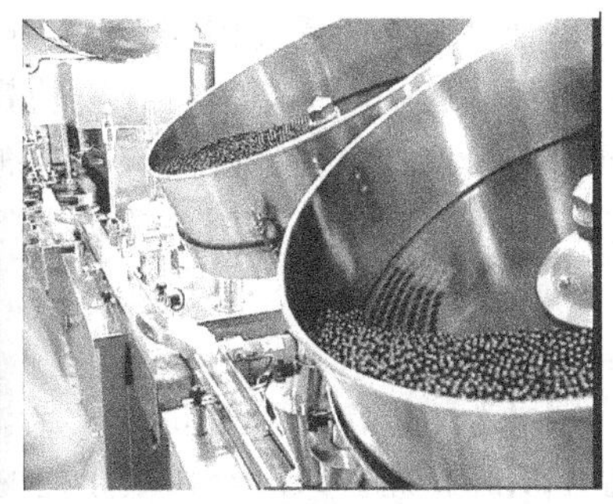

图 8-22　丸剂定量分装机

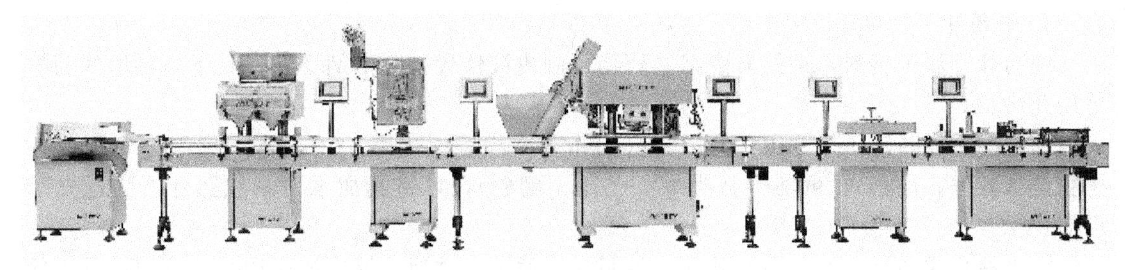

图 8-23　自动瓶装生产线

内包装岗位质量控制项目为密封性，应检查合格；装量差异（单剂量），应符合表8-5或企业内控标准；按丸数装的应丸数正确。另外内包装岗位应随时进行包装质量检查，如包装的外观，批号、生产日期、有效期打印是否正确等。

注：凡进行装量差异检查的单剂量包装滴丸剂，不再检查重量差异。以丸数服用的不检查装量差异。

在内包装开始时，由操作工填写请验单，申请为密封性、装量差异。首次检验合格后即可开始正式生产，生产过程中要随时对密封性、装量差异进行质量控制。

生产结束操作工将请验单填好，交QA取样检验。检验合格后，操作工填写物料交接单，物料交接给下道工序或交暂存室保存。

（十）外包装、入库（同散剂）

各岗位生产结束应做的工作，同散剂。

第四节　水丸制备技术

一、水丸的赋形剂

水丸制备中所加入的以润湿药粉，诱导其黏性，使之利于成型的辅料称为水丸的赋形剂。有的赋形剂（如酒、醋等）也能增加主药中某些有效成分的溶解度和协同药物发挥疗效。水丸常用的赋形剂有以下几种。

1. 水

属于润湿剂。水本身虽无黏性，但能润湿溶解药物中的黏液质、糖、淀粉、胶质等，润湿后产生黏性，即可泛制成丸。处方中有强心苷类的药物，如洋地黄等，不宜用水作湿润剂，因为水能使原药粉中的酶逐渐分解强心苷。

2. 酒

属于润湿剂。常用黄酒（含醇量约为12%～15%）和白酒（含醇量约为50%～70%），当黄酒和白酒缺乏时，也可以用不同浓度的药用乙醇代替。酒润湿药粉产生的黏性比水弱，当用水为润湿剂使黏合力太强而泛丸困难者常以酒代之。

酒穿透力强，有活血通络、引药上行、祛风散寒的作用，故舒筋活血之类的处方常以酒作赋形剂泛丸。同时，酒也是一种良好的有机溶剂，有助于药粉中生物碱、苷类、挥发油等溶出，以提高疗效。酒还具有防腐作用，可防止药物在泛制过程中霉变，还易于挥发而使制品容易干燥。

3. 醋

属于润湿剂。常用米醋，含醋酸为3%～5%。

醋能散瘀活血，消肿止痛。入肝经散瘀止痛的处方制丸常以醋作赋形剂。醋可使药物中生物碱变成盐，从而有利于药物中碱性成分的溶解，增强疗效。

4. 中药汁

中药汁不属于辅料，是处方中某些药物可制成液体代替赋形剂泛丸，具下列性质的药材可用此法。

加水溶解成药汁：处方中含有浸膏（如儿茶、芦荟）、胶类（如阿胶、龟胶、鳖甲胶）、树脂类（乳香、没药）、可溶性盐类（如芒硝、硼砂），可将其加水调制成药汁作为泛丸赋形剂。

加水稀释成药汁：处方中有乳汁、牛胆汁、熊胆、竹沥汁等液体药物时，可加适量水稀释成药汁，作为泛丸的赋形剂。

压榨取汁或煎汁：处方中有生姜、大葱或其他鲜药时，为了防止鲜药的有效成分受热破坏、可将鲜药捣碎榨取其汁或煎汁，作为泛丸赋形剂。

加水煎取药汁：富含纤维的药物、质地坚硬的药物，可加水煎汁，作为泛丸赋形剂。

注意：以上制汁方法，在生产时，应以国家批件为准，不得擅自改变生产工艺。

此外，用以上液体泛丸黏性不足时，也可用糖液作黏合剂泛丸。

二、水丸的制备

泛制法制备水丸生产工艺流程：

药粉
赋形剂
起模→成型→盖面→干燥→选丸→内包装→外包装→入库

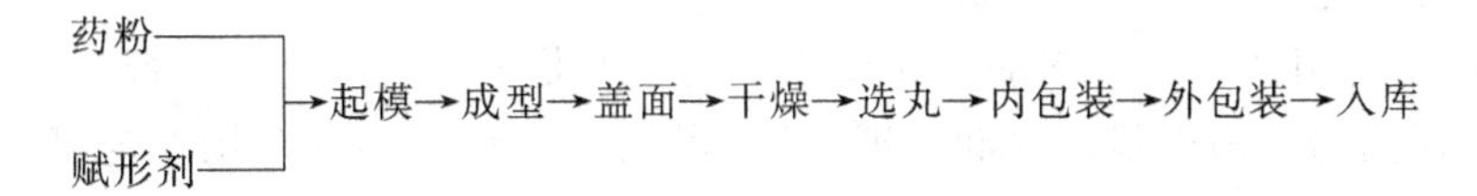

所在生产区：除外包装、入库在一般生产区外，其余均在D级洁净区。

（一）制备药粉

与“散剂”制备药粉相同，详见第七章第二节“备料，粉碎、过筛，混合”。

（二）准备赋形剂

水丸的润湿剂或黏合剂即是水丸的赋形剂。将检验合格的泛丸赋形剂如水、酒、醋、蔗糖等称好备用。处方中有药物需制汁者，制成药汁备用，具体方法见水丸赋形剂之中药汁项。

（三）起模

起模是指将药粉制成0.5～1mm小球的操作过程，也叫做模子。起模是泛制法制备丸剂的关键操作，模子的形状直接影响丸剂的圆整度，模子的数目和粒径影响成型过程中筛选的次数、丸粒的规格及药物含量的均匀度。

1. 起模方法

手工起模：小量或特殊品种用此法。用具是丸药匾（桌匾、吊匾、手摇匾）。丸药匾又称打盘、迭匾，系用竹皮编成。匾面应光滑平整，不漏水，新编竹匾应先用砂纸打光、抹平，再用桐油或生漆与真丝绸布裱光。刷子用棕或马兰根做成条形或刀形刷。

机械起模：机械起模设备有包衣机（见图8-24）、离心流动制丸机（见图8-25）等。

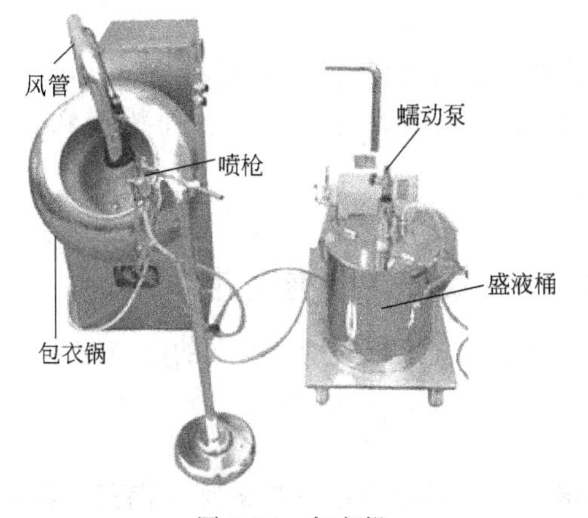

图8-24　包衣机

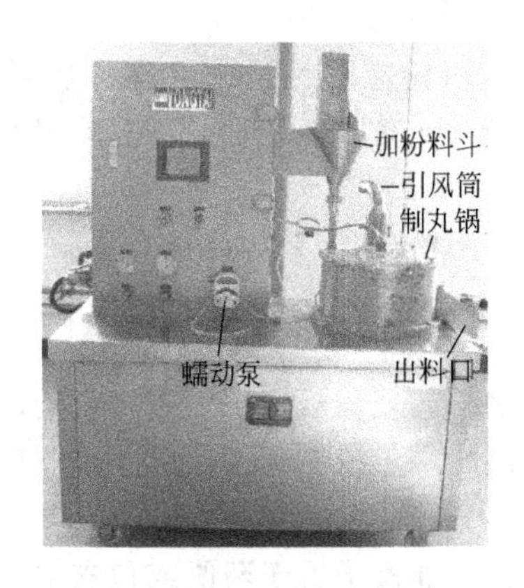

图8-25　离心流动制丸机

包衣机为片剂包衣的主要设备，其锅体部分由紫铜或不锈钢等化学活性较低、传热较快的金属制成。常见包衣锅的式样有荸荠形及球形。人工撒粉、喷水的包衣锅，其附属设备有加热装置、吹风装置及除尘装置。机械喷水的包衣锅，附属设备加有喷液装置（盛液容器、蠕动泵、喷枪等）。

包衣机起模主要包括以下几种方法。

① 喷水加粉起模法。转动包衣锅→向锅内一侧区域喷少量水（润湿即可）→向润湿部位撒粉→用干刷子沿锅转动相反方向刷→得到细小颗粒→稍加转动后向颗粒喷水（刚刚润湿即可）→向湿颗粒上撒粉→适当搅拌揉搓分开黏结颗粒→如此反复直至达需要丸模大小→筛取一号筛和二号筛之间小丸→得合格丸模。

② 药粉加水起模法。与喷水加粉起模法不同之处是先将起模药粉一部分放入包衣锅中，转动包衣锅向锅内药粉喷少量水（润湿即可），得到细小粉粒，其余操作与喷水加粉起模法相同。

以上两种方法制得丸模较紧密，但大小不均，操作时间长。

③ 湿粉制粒起模法。将药粉用水混匀，制得“手握成团，触之即散”的软材→过二号筛制成颗粒→颗粒放包衣锅内→再撒少量干粉→搅匀→继续在锅内旋转使成球形→选取一号筛和二号筛之间小丸→得合格丸模。

此法丸模成型率高、均匀，但模子松散。

离心流动制丸机（见图 8-25），其制丸部分——制丸锅，其底部是一个绕轴旋转的圆盘，由不锈钢制成。附属设备有吹风装置、引风装置、加粉装置、喷液装置（盛液容器、蠕动泵、喷枪等）。

离心流动制丸机起模法主要包括以下几种方法。

① 药粉加水起模法。启动制丸锅→向锅内加药粉→喷水（润湿即可）→转动一定时间→得到细小粉粒→再加粉、再喷水→如此反复操作→选取一号筛和二号筛之间小丸→得合格丸模。该法起模时间长，生产效率低。

② 湿粉制粒起模法。将药粉用水混匀，制得“手握成团，触之即散”的软材→过二号筛制成颗粒→颗粒放转盘内→撒干粉→搅匀→在锅内旋转→再喷水、再撒粉→如此反复操作→选取一号筛和二号筛之间小丸→得合格丸模。该法起模时间短，生产效率高。

以上起模法，除了水也可以用水丸的其他赋形剂。

2. 起模注意事项

起模用粉应黏性适中。在原料处理时，可将黏性适中的药材（如天花粉、桔梗、大黄、山药等）留出一部分，粉碎成最细粉，起模用。起模时每次加水、加粉量和方法要恰当。

起模用粉量：

$$X(\text{kg})=0.625\times[\text{药粉总量(kg)}/100\text{ 粒成品水丸干重(g)}]$$

如果工艺规程规定了固定批量的起模用粉量，则可以直接折算投产批量的起模用粉量。

起模的质量控制标准是模子外观应圆整均匀。

(四) 成型

即将标准模子置于药匾或包衣锅或离心流动制丸机内，在丸模上反复加水润湿、撒粉、滚圆、筛选，至大小符合要求为止。

成型操作中应注意以下几个方面。

① 每次加粉加水要适当。加水量以丸粒表面润湿而不粘连为宜；加粉量以被润湿丸粒完全吸收为度。每100kg药粉加水量可参考表8-7。

表8-7 每100kg药粉加水量 单位：kg

药粉	加水量	药粉	加水量
燥性药粉	80～100	矿物药粉	20～30
油性药粉	30～40	一般药粉	50～70
黏性药粉	30～45		

② 滚转时间适当，以丸粒坚实致密而不影响溶散为宜。

③ 起模和成型过程中产生的歪粒、粉块、过大过小丸粒随时筛选出来用水调成糊状，泛于丸粒上。

④ 处方中挥发性、特殊气味及刺激性大的药材，最好单独粉碎泛于丸粒中层，以避免挥发或掩盖不良气味。

⑤ 含朱砂、硫黄及含酸性成分的丸剂最好用不锈钢包衣锅（与铜反应）。

筛选设备主要有手摇筛、振动筛、滚筒筛、检丸器等，具体操作详见选丸。成型的质量控制标准是水丸外观圆整均匀，丸的大小符合企业内控标准。

（五）盖面

盖面是将药材极细粉、清水或清浆泛制在筛选合格的丸粒上，使丸粒表面致密、光洁、色泽一致的操作。盖面包括干粉盖面、清水盖面、清浆盖面。

干粉盖面：先将丸粒润湿，然后将用于盖面的药粉一次或分次撒布于丸粒上，滚动一定时间至丸粒表面光圆、紧密即可取出。此法盖面的丸粒干燥后，表面色泽均匀、美观。

盖面后一般还需让丸粒充分滚动、撞击，使其光、圆、紧密，药工习称“收盘”，手工泛丸收盘时药匾需转动几百次，机械泛丸也需10～15min。

清水盖面：将清水喷于丸粒上，充分润湿，滚动一定时间，迅速取出，干燥，否则成品干燥后色泽不匀。此法盖面的丸粒表面色泽仅次于干粉盖面。

清浆盖面：将废丸粒或特别留下的细粉加水制成的混悬液均匀撒布于丸粒上，特别注意清浆要分布均匀，滚动一定时间，迅速取出，干燥，否则成品干燥后色泽不匀。

盖面的质量控制标准是外观应圆整均匀、色泽一致。

（六）干燥

泛制丸含水量多，易发霉变质，应及时干燥，干燥温度一般在80℃以下，含挥发性或遇热分解成分在60℃以下。

泛制丸干燥可选用常压干燥设备如烘箱、减压干燥设备如减压干燥器、微波干燥器、远红外干燥设备对水丸进行干燥。详见第五章第三节。

水丸干燥岗位质量控制项目是水分，不得超过9.0%或企业内控标准。水丸干燥结束，由操作工填写请验单，请验项目是水分。检查合格后，操作工填写物料交接单，物料交接给下道工序或交暂存室保存。

（七）筛选

用圆孔筛选出大小合格的丸粒，使成品大小均匀。

手工选丸用手摇筛，即用孔径大小适宜的冲眼筛进行筛选，大量生产用滚筒筛、筛丸机、检丸器等。

机械筛选用滚筒筛、筛丸机、检丸器、立式检丸器。

1. 滚筒筛

见图 8-26，筛子由薄铁片卷成，筒上布满筛眼，筒身分三段，前段的筛孔小，后段的筛孔大，以便丸粒从前向后滚动时，按不同大小，分档收集大小不同的丸粒。多用于泛丸加大过程中出现过大、畸形丸粒时，及时分离。

操作时，根据具体品种的规格选用不同筛号的筛筒。将待筛选的丸粒加在装料斗中，徐徐滚入滚筒，当滚筒旋转时，丸粒按大小不同通过筛孔分成三等，分别由筒底孔眼漏下落入三个接收器中，不能通过筛孔的粗丸则由滚筒末端落入另一接收器，嵌在筛孔中的丸粒由毛刷刷下。

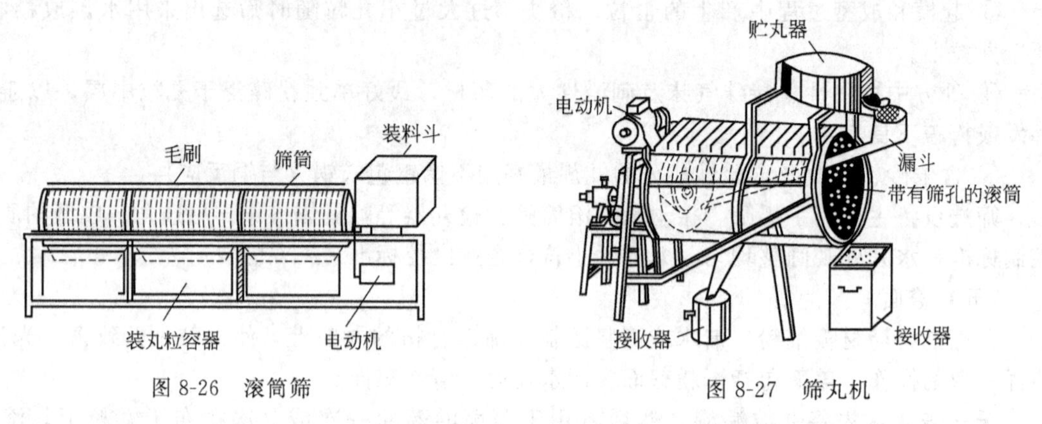

图 8-26 滚筒筛

图 8-27 筛丸机

2. 筛丸机

见图 8-27，结构与滚筒筛完全相似，不同之处在于此机滚筒筒身不分段，孔眼直径完全一样。操作与滚筒筛完全相似，主要用于干燥后的丸粒筛选。

3. 检丸器

见图 8-28。此器分上下两层，每层装三块斜置玻璃板，玻璃之间相隔一定距离，上层玻璃板上方装有漏斗。此设备仅适用于体积较小而质硬的丸剂。而且挑选干丸的效果较湿丸好。

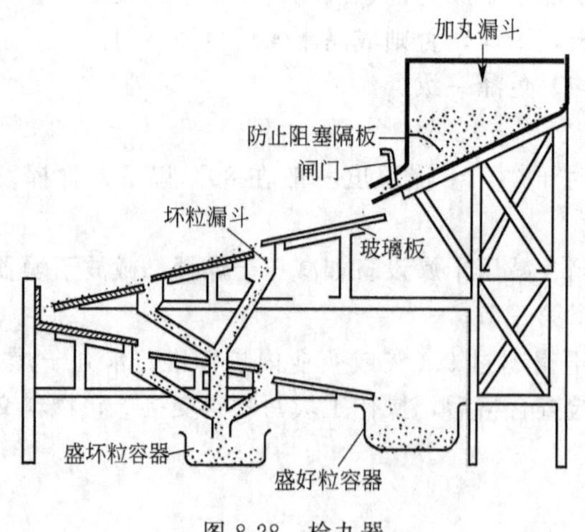

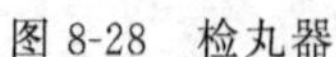

图 8-28 检丸器

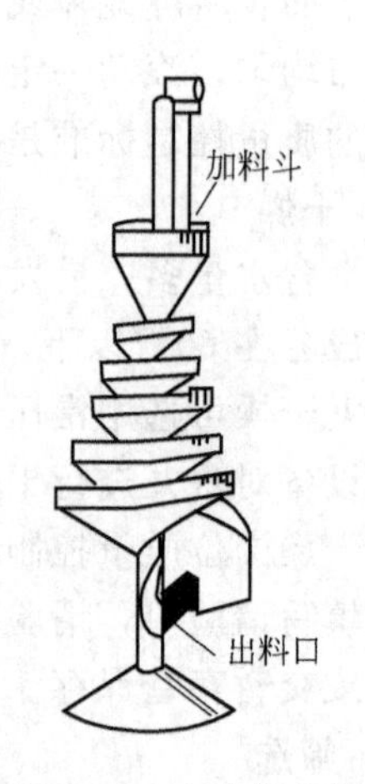

图 8-29 立式检丸器

操作时，丸剂由加丸漏斗经过闸门落于玻璃板上，即沿玻璃板的斜坡向下滚，当滚至两玻璃板的间隙时，完整的丸粒滚转比较快，故能跳过全部间隙到达盛放好丸粒的容器内，但畸形的丸粒由于滚动迟缓或滑动，当至玻璃板间隙时则不能越过即漏下，另器收集，玻璃板的间隙愈多所挑捡的丸剂愈完整。

4. 立式检丸器

见图 8-29。此设备由薄的金属铁板制成。适用于分离畸形丸与合格的丸粒。

操作时，丸剂沿一螺旋形的斜面滚下，形状整齐、表面光洁的丸粒滚动快，因为做旋转运动产生的离心力大，所以沿螺旋板的外侧向下滚动；形状不规则、表面不光滑的畸形丸滚动速度慢，产生的离心力小，所以沿螺旋板的内侧徐徐滚下，从而将畸形丸与合格的丸粒分开。

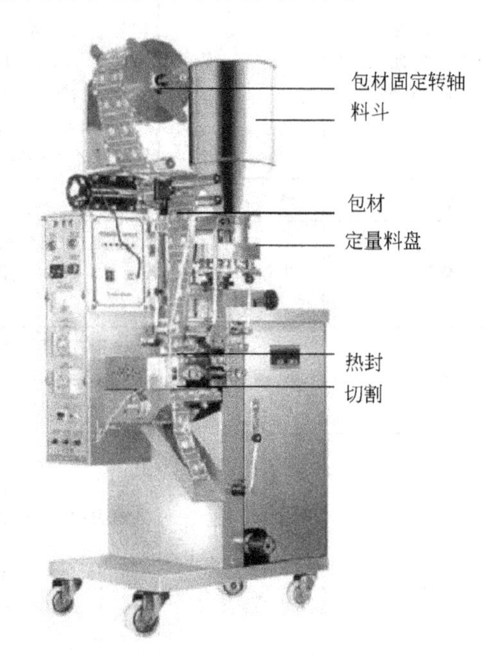

图 8-30　丸剂自动袋装机

筛选岗位质量控制项目是外观圆整均匀、色泽一致；重量差异符合表 8-2 要求或符合企业内控标准（检查装量差异的不检查重量差异）；溶散时限，1h 内全部溶散或符合企业内控标准。

筛选后的丸剂由操作工填写请验单，请验项目是外观、重量差异、溶散时限，应符合《中国药典》或企业内控标准。检查合格后，操作工填写物料交接单，物料交接给下道工序或交暂存室保存。

（八）内包装

水丸内包装的包装材料有玻璃瓶、塑料瓶、瓷瓶等，为了防止运输时冲击，常用棉花、纸填塞瓶内空隙，并以软木塞浸蜡或塑料内衬浸蜡为内盖，或用铝箔封瓶口，再加外盖密封。也可封装于塑料膜或铝塑复合膜中。

包装的方法常按数量分装，可用数丸板、丸剂瓶装生产线，见滴丸相关内容。也可用塑料袋或铝塑复合膜压袋包装，袋装设备见图 8-30、袋装样品见图 8-31。

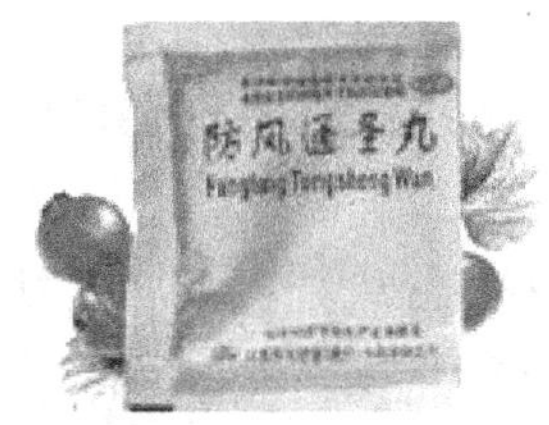

图 8-31　装袋后的丸剂

丸剂内包装岗位质量控制项目为密封性，应符合企业内控标准；装量差异符合表 8-4 要求，装量符合第七章表 7-2 要求，或符合企业内控标准。另外内包装岗位应随时进行包装质量检查，如包装的外观，批号、生产日期、有效期打印是否正确等。

注：凡进行装量差异检查的单剂量包装丸剂，不再检查重量差异。以丸数标示的多剂量包装丸剂，不检查装量差异。

在内包装开始时，要由操作工填写请验单，请验项目为包装后水丸的密封性、装量差异或装量差异。首次检验合格后即可开始正式生产，生产过程中要随时对密封性、装量差异进行质量控制。

生产结束操作工将请验单填写好，交 QA 取样检验。检验合格后，操作工填写物料交接单，物料交接给下道工序或交暂存室保存。

（九）外包装、入库（同散剂）

各岗位生产结束后应做的工作，同散剂。

知识链接

其他丸剂的制备技术

丸剂种类	所用辅料	制备方法
浓缩丸(包括浓缩蜜丸、浓缩水丸、浓缩水蜜丸)	蜂蜜、水	1. 塑制法:即将药材浸膏与药材细粉,也可根据情况再加适量炼蜜或辅料混合均匀制得。塑制法具体制法可参照蜜丸制备方法。 2. 泛制法:①膏少粉多时,可将浸膏作为黏合剂。②膏多粉少时,稠膏与药粉混合、干燥、粉碎,再以水、蜜水或乙醇泛丸。泛制法的具体制法可参照水丸制备方法。 注:浓缩丸加入炼蜜的即为浓缩蜜丸,加入蜜水的即为浓缩水蜜丸,只加水或不同浓度乙醇的即为浓缩水丸
水蜜丸	蜂蜜、水	多用泛制法
糊丸	米粉、面粉、水	塑制法:总药粉∶糊粉约为3∶1 泛制法:糊粉用量约为药粉总量的5%～10%。多余糊粉可炒熟后拌入药粉中泛丸
蜡丸	蜂蜡	塑制法:药粉∶蜂蜡约为(1∶0.5)～(1∶1),根据处方中药物的性质而定。制备时,将蜂蜡加热熔化,待冷却至60℃左右按比例加入药粉,混合均匀,趁热按塑制法制丸,并注意保温
微丸	与普通片剂、颗粒剂相同,详见片剂、颗粒剂辅料	1. 滚动成丸法:即泛丸法,常用设备为包衣锅 2. 离心-流化造粒法:药物以溶液、混悬液或干燥粉末的形式沉积在预制成型的丸核表面,在流化床中制备。目前有离心流动制丸机,起模、成丸、干燥、包衣工序能在一台设备上完成 3. 挤压-滚圆成丸法:将药物与辅料制成可塑性湿物料,放入挤压机械中挤压成高密度条状物,在滚圆机中打碎成颗粒,逐渐滚成圆球形,即得 4. 喷雾干燥成丸法:包括喷雾干燥和喷雾冷冻两种方法。将热融物、溶液或混悬液喷雾成球形颗粒,即得微丸 5. 其他:融合法制丸、微囊包囊制微丸、快速搅拌成丸法等

知识链接

丸剂的包衣

根据需要,丸剂也可进行包衣。包衣是指在丸剂表面上包裹一层物质,使之与外界隔绝的操作。包衣操作在内包装工序前进行。

包衣的目的是增加药物稳定性;矫味并减少药物的刺激性;控制丸剂的溶散,如肠溶衣或分层泛入的药可在不同时间起效;改善外观,易于识别,以免误服。

包衣的种类有药物衣、保护衣、肠溶衣。

药物衣:包衣物料是丸剂处方组成部分,有明显的药理作用,既可发挥疗效、保护丸粒,又可增加美观。常见有朱砂衣(如朱砂安神丸)、黄柏衣(如四妙丸)、青黛衣(如千金止带丸)、百草霜衣(如六神丸)、滑石粉衣(防风通圣丸)等。

保护衣:糖衣、薄膜衣等。

肠溶衣:药丸包衣后在胃中不溶散,在肠中溶散。

用于包衣的包衣料要粉碎成极细粉。黏合剂可选用10%以上的胶浆、20%以上的糖浆或胶浆和糖浆的混合物。待包衣的丸剂除蜜丸外均应充分干燥,以免包衣过程中丸剂变形或包衣后衣层皱缩或脱壳。包衣的操作方法及设备可参照第十一章片剂的包衣。

练　习　题

一、了解《中国药典》收载六味地黄丸的制法，并分析六味地黄丸药品质量标准中都涉及了哪些学过的知识？

六味地黄丸

【处方】 熟地黄 160g　　山茱萸（制）80g　　牡丹皮 60g　　山药 80g
茯苓 60g　　泽泻 60g

【制法】 以上六味，粉碎成细粉，过筛，混匀。每 100g 粉末加炼蜜 35～50g 与适量的水，泛丸，干燥，制成水蜜丸；或加炼蜜 80～110g 制成小蜜丸或大蜜丸，即得。

【性状】 本品为棕黑色的水蜜丸、黑褐色的小蜜丸或大蜜丸；味甜而酸。

【鉴别】

(1) 取本品，置显微镜下观察：淀粉粒三角状卵形或矩圆形，直径 24～40μm，脐点短缝状或人字状。不规则分枝状团块无色，遇水合氯醛液溶化；菌丝无色，直径 4～6μm。薄壁组织灰棕色至黑棕色，细胞多皱缩，内含棕色核状物。草酸钙簇晶存在于无色薄壁细胞中，有时数个排列成行。果皮表皮细胞橙黄色，表面观类多角形，垂周壁略连珠状增厚。薄壁细胞类圆形，有椭圆形纹孔，集成纹孔群；内皮细胞垂周壁波状弯曲，较厚，木化，有细疏细孔沟。

(2) 取本品水蜜丸 6g，研碎；或取小蜜丸或大蜜丸 9g，剪碎，加硅藻土 4g，研匀。加乙醚 40ml，回流 1h，滤过，滤液挥去乙醚，残渣加丙酮 1ml 使溶解，作为供试品溶液。另取丹皮酚对照品，加丙酮制成每 1ml 含 1mg 的溶液，作为对照品溶液。照薄层色谱法试验，吸取上述两种溶液各 10μl，分别点于同一硅胶 G 薄层板上，以环己烷-乙酸乙酯（3∶1）为展开剂，展开，取出，晾干，喷以盐酸酸性 5%三氯化铁乙醇溶液，加热至斑点显色清晰。供试品色谱中，在与对照品色谱相应的位置上，显相同的蓝褐色斑点。

【检查】 应符合丸剂项下有关的各项规定。

【含量测定】

山茱萸：照高效液相色谱法测定。

色谱条件与系统适用性试验，以十八烷基硅烷键合硅胶为填充剂，以四氢呋喃-乙腈-甲醇-0.05%磷酸溶液（1∶8∶4∶87）为流动相，检测波长为 236nm，柱温 40℃。理论板数按马钱苷峰计算应不低于 4000。

对照品溶液的制备：取马钱苷对照品适量，精密称定，加 50%甲醇制成每 1ml 含 20μg 的溶液，即得。

供试品溶液的制备：取本品水蜜丸或小蜜丸，切碎，取约 0.7g，精密称定，或取重量差异项下的大蜜丸，剪碎，取约 1g，精密称定，置具塞锥形瓶中，精密加入 50%甲醇 25ml，密塞，称定重量，超声处理（功率 250W，频率 33kHz）15min 使溶散，加热回流 1h，放冷，再称定重量，用 50%甲醇补足减失的重量，摇匀滤过。精密量取续滤液 10ml，置中性氧化铝柱（100～200 目，4g，内径 1cm，干法装柱）上，用 40%甲醇 50ml 洗脱，收集流出液及洗脱液，蒸干，残渣加 50%甲醇适量使溶解，并转移至 10ml 量瓶中，加 50%甲醇稀释至刻度，摇匀，即得。

测定法：分别精密吸取对照品溶液与供试品溶液各 10μl，注入液相色谱仪，测定，即得。

本品含山茱萸以马钱苷（$C_{17}H_{26}O_{10}$）计，水蜜丸每 1g 不得少于 0.70mg；小蜜丸每 1g 不得少于 0.50mg；大蜜丸每丸不得少于 4.5mg。

牡丹皮：照高效液相色谱法测定。

色谱条件与系统适用性试验，以十八烷基硅烷键合硅胶为填充剂，以甲醇-水（70∶30）为流动相，检测波长为 274nm。理论板数按丹皮酚峰计算应不低于 3500。

对照品溶液的制备：取丹皮酚对照品适量，精密称定，加甲醇制成每 1ml 含 20μg 的溶液，即得。

供试品溶液的制备：取本品水蜜丸或小蜜丸，切碎，取约 0.3g，精密称定，或取重量差异项下的大蜜丸，剪碎，取约 0.4g，精密称定，置具塞锥形瓶中，精密加入 50%甲醇 50ml，密塞，称定重量，超声处理（功率 250W，频率 33kHz）45min，放冷，再称定重量，用 50%甲醇补足减失的重量，摇匀，滤过，取续滤液，即得。

测定法：分别精密吸取对照品溶液 10μl 与供试品溶液各 20μl，注入液相色谱仪，测定，即得。

本品含牡丹皮按丹皮酚（$C_9H_{10}O_3$）计，水蜜丸每 1g 不得少于 0.9mg；小蜜丸每 1g 不得少于 0.70mg；大蜜丸每丸不得少于 6.3mg。

【功能与主治】 滋阴补肾。用于肾阴亏损，头晕耳鸣，腰膝酸软，骨蒸潮热，盗汗遗精，消渴。

【用法与用量】 口服，水蜜丸一次 6g，小蜜丸一次 9g，大蜜丸一次 1 丸，一日 2 次。

【规格】 大蜜丸每丸重 9g。

二、了解《中国药典》收载复方丹参滴丸的制法，并分析《中国药典》收载复方丹参滴丸药品质量标准中都涉及了哪些学过的知识？

复方丹参滴丸

【处方】 丹参　　三七　　冰片

【制法】 以上三味，丹参、三七加水煎煮，煎液滤过，滤液浓缩，加入乙醇，静置使沉淀，取上清液，回收乙醇，浓缩成稠膏，备用；冰片研细。取聚乙二醇适量，加热使熔融，加入上述稠膏和冰片细粉，混匀，滴入冷却的液体石蜡中，制成滴丸，或包薄膜衣，即得。

【性状】 本品为棕色的滴丸或薄膜衣滴丸；气香，味微苦。

【鉴别】

① 取本品 40 丸，研碎，加无水乙醇 10ml，超声处理 10min，滤过，滤液作为供试品溶液。另取冰片对照品，加无水乙醇制成每 1ml 含 1mg 的溶液，作为对照品溶液。照薄层色谱法试验，吸取上述两种溶液各 5～10μl，分别点于同一硅胶 G 薄层板上，以环已烷-乙酸乙酯（17∶3）为展开剂，展开，取出，晾干，喷以 1%香草醛硫酸溶液，在 105℃加热至斑点显色清晰。供试品色谱中，在与对照品色谱相应的位置上，显相同颜色的斑点。

② 取本品 20 丸，置离心管中，加入约 40℃的稀氨溶液（取浓氨溶液 8ml，加水使成 100ml，混匀）9ml，振摇使溶解，离心，取上清液，通过 D101 型大孔吸附树脂柱（内径约 0.7cm，柱高约 5cm），用水 15ml 洗脱，弃去水洗脱液，再用甲醇洗脱，弃去初洗脱液约 0.4ml，收集续洗脱液约 5ml，作为供试品溶液。另取三七皂苷 R1 对照品，加甲醇制成每 1ml 含 2mg 的溶液，作为对照品溶液。照薄层色谱法试验，吸取供试品溶液 15μl、对照品溶液 5μl，分别点于同一硅胶 G 薄层板上，以正丁醇-乙酸乙酯-水（4∶1∶5）的上层溶液为展开剂，展开，取出，晾干，喷以 10%硫酸乙醇溶液，在 105℃加热约 10min。供试品色谱中，在与对照品色谱相应的位置上，显相同颜色的斑点。

③ 取本品 15 丸，置离心管中，加水 1ml 和稀盐酸 2 滴，振摇使溶解，加入乙酸乙酯 3ml，振摇 1min 后离心 2min，取上清液作为供试品溶液。另取丹参素钠对照品，加甲醇制成每 1ml 含 1mg 的溶液，作为对照品溶液。照薄层色谱法试验，吸取供试品溶液 10μl、对照品溶液 2μl，分别点于同一硅胶 G 薄层板上，以三氯甲烷-丙酮-甲酸（25∶10∶4）为展开剂，展开，取出，晾干，置氨蒸气中熏 15min 后，显淡黄色斑点，放置 30min 后置紫外光灯（365nm）下检视。供试品色谱中，在与对照品色谱相应的位置上，显相同颜色的荧光斑点。

【检查】 应符合滴丸剂项下有关的各项规定。

【含量测定】 照高效液相色谱法测定。

色谱条件与系统适用性试验：用十八烷基硅烷键合硅胶为填充剂；甲醇-水-冰醋酸（8∶91∶1）为流动相；检测波长为 281nm。理论板数按丹参素峰计算应不低于 2000。

对照品溶液的制备：取丹参素钠对照品适量，精密称定，加甲醇制成每 1ml 含 0.16mg 的溶液（相当于每 1ml 含丹参素 0.144mg），即得。

供试品溶液的制备：取 12 丸，精密称定，置 25ml 量瓶中（薄膜衣滴丸压破包衣，用适量甲醇洗涤乳钵，洗液并入量瓶中），加甲醇至约 15ml，超声处理（功率 50W，频率 50kHz，水浴温度 25℃）10min 使溶解，放冷，加甲醇至刻度，摇匀，离心（转速为每分钟 2000 转）5min，取上清液，即得。

测定法：分别精密吸取对照品溶液 5μl 与供试品溶液 5～10μl，注入液相色谱仪，测定，即得。

本品每丸含丹参以丹参素（$C_9H_{10}O_5$）计，不得少于 0.10mg。

【功能与主治】 活血化瘀，理气止痛。用于气滞血瘀所致的胸痹，症见胸闷、心前区刺痛；冠心病心绞痛见上述证候者。

【用法与用量】 吞服或舌下含服。一次 10 丸，一日 3 次，28 天为一个疗程；或遵医嘱。

【注意】 孕妇慎用。

【规格】 每丸重 25mg；薄膜衣滴丸每丸重 27mg。

【贮藏】 密封。

三、了解《中国药典》收载二妙丸的制法，并分析《中国药典》收载二妙丸药品质量标准中都涉及了哪些学过的知识？

二　妙　丸

【处方】 苍术（炒）　500g　　黄柏（炒）　500g

【制法】 以上二味，粉碎成细粉，过筛，混匀，用水泛丸，干燥，即得。

【性状】 本品为黄棕色的水丸；气微香，味苦涩。

【鉴别】

① 取本品，置显微镜下观察：草酸钙针晶细小，长10～32μm，不规则地充塞于薄壁细胞中。纤维束鲜黄色，周围细胞含草酸钙方晶，形成晶纤维，含晶细胞壁木化增厚。

② 取本品2g，研细，加乙醚15ml，超声处理15min，滤过，滤液挥去乙醚，残渣加乙酸乙酯1ml使溶解，作为供试品溶液。另取苍术对照药材0.25g，同法制成对照药材溶液。照薄层色谱法试验，吸取上述两种溶液各5μl，分别点于同一硅胶G薄层板上，以石油醚（60～90℃）-乙酸乙酯（10∶1）为展开剂，展距4cm，取出，晾干，再以环己烷为展开剂，展距7cm，取出，晾干，喷以5%对二甲氨基苯甲醛的10%硫酸乙醇溶液，80℃加热至斑点显色清晰。供试品色谱中，在与对照药材色谱相应的位置上，显相同颜色的斑点。

③ 取本品0.1g，研碎，加甲醇5ml，置水浴上加热回流15min，滤过，滤液补加甲醇使成5ml，作为供试品溶液。另取黄柏对照药材0.1g，同法制成对照药材溶液。再取盐酸小檗碱对照品，加甲醇制成每1ml含0.5mg的溶液，作为对照品溶液。照薄层色谱法试验，吸取上述三种溶液各1μl，分别点于同一硅胶G薄层板上，以苯-乙酸乙酯-异丙醇-甲醇-浓氨试液（12∶6∶3∶3∶1）为展开剂，置氨蒸气预饱和的展开缸内，展开，取出，晾干，置紫外光灯（365nm）下检视。供试品色谱中，在与对照药材及对照品色谱相应的位置上，显相同的黄色荧光斑点。

【检查】 应符合丸剂项下有关的各项规定。

【含量测定】 取本品适量，研细，取约1g，精密称定，置索氏提取器中，加乙醚适量，加热回流1～2h，弃去乙醚液，残渣挥去乙醚，加甲醇适量，回流提取至提取液无色，将提取液（必要时适当浓缩）转移至50ml量瓶中，用甲醇稀释至刻度，摇匀，作为供试品溶液。另取盐酸小檗碱对照品适量，精密称定，加甲醇制成每1ml含0.06mg的溶液，作为对照品溶液。照薄层色谱法试验，精密吸取供试品溶液1μl、对照品溶液1μl和3μl，分别交叉点于同一硅胶G薄层板上，以苯-乙酸乙酯-异丙醇-甲醇-浓氨试液（12∶6∶3∶3∶1）为展开剂，置用氨蒸气与展开剂同时预饱和15min的展开缸内，展开，取出，晾干，照薄层色谱法（《中国药典》2010年版附录Ⅵ B薄层色谱扫描法）进行荧光扫描，激发波长$\lambda=365nm$，测量供试品吸光度积分值与对照品吸光度积分值，计算，即得。

本品每1g含黄柏以盐酸小檗碱（$C_{20}H_{18}ClNO_4$）计，不得少于3.0mg。

【功能与主治】 燥湿清热。用于湿热下注，足膝红肿热痛，下肢丹毒，白带，阴囊湿痒。

【用法与用量】 口服，一次6～9g，一日2次。

四、单选题

1. 以下属于丸剂概念的是（　）。

A. 将药材细粉或药材提取物加适宜的黏合剂或其他辅料制成的球形或类球形制剂

B. 药材提取物与适宜的辅料或药材细粉制成具有一定粒度的颗粒状制剂

C. 将药材用适宜的方法加工后，加入适宜辅料填充于硬质空胶囊或密封于软质囊材中的制剂

D. 药材提取物、药材提取物加药材细粉或药材细粉与适宜辅料混匀压制成的圆片状或异形片状的固体制剂

E. 一种或数种药材或药材提取物经粉碎、均匀混合制成的粉末状制剂

2. 制丸时，药物细粉加适宜的黏合剂，混匀制成软硬适度、可塑性较大的丸块，再以此制丸条、分粒、搓圆而成丸粒的制丸方法是（　）。

A. 泛制丸　B. 塑制丸　C. 滴制丸　D. 压制丸　E. 以上都不是

3. 药材细粉以水（或根据制法用黄酒、醋、稀药汁、糖液等）为黏合剂制成的丸剂是（　）。

A. 水蜜丸　B. 蜜丸　C. 水丸　D. 浓缩丸　E. 滴丸

4. 药材细粉以蜂蜜为黏合剂制成的丸剂是（　）。

A. 水蜜丸　B. 蜜丸　C. 水丸　D. 浓缩丸　E. 滴丸

5. 每丸重量在（　　）以下的称小蜜丸。

A. 0.2g　B. 0.3g　C. 0.4g　D. 0.5g　E. 0.6g

6. 蜜丸的制备方法是（　　）。

A. 塑制法　B. 泛制法　C. 滴制法　D. 压制法　E. 以上都不对

7. 供丸剂用的药粉应为（　　）。

A. 细粉　B. 最细粉　C. 细粉或最细粉　D. 最细粉　E. 极细粉

8. 中药丸剂的检查项目不包括（　　）。

A. 外观　B. 水分　C. 溶散时限　D. 无菌　E. 重量差异

9.《中国药典》规定水丸的水分不得过（　　）。

A. 6.0%　B. 9.0%　C. 12.0%　D. 15.0%　E. 18.0%

10.《中国药典》规定蜜丸水分不得过（　　）。

A. 11.0%　B. 12.0%　C. 13.0%　D. 14.0%　E. 15.0%

11. 不检查水分的丸剂是（　　）。

A. 蜜丸　B. 水蜜丸　C. 水丸　D. 蜡丸　E. 浓缩蜜丸

12. 关于《中国药典》对各丸剂的溶散时限规定表述错误的是（　　）。

A. 浓缩丸应在 2h 内全部溶散

B. 水丸应在 1h 内全部溶散

C. 滴丸 30min 内全部溶散

D. 大蜜丸不检查溶散时限

E. 包衣滴丸 2h 内全部溶散

13. 丸剂的干燥温度正确的是（　　）。

A. 水蜜丸应在 100℃以下进行干燥

B. 水蜜丸应在 90℃以下进行干燥

C. 浓缩水蜜丸应在 90℃以下进行干燥

D. 浓缩水丸应在 90℃以下进行干燥

E. 含挥发性成分或淀粉较多的丸剂包括糊丸应在 60℃以下进行干燥

14. 颜色无明显变化，稍带黏性，含水量 18%～20%，相对密度为 1.34 左右的炼制蜂蜜是（　　）。

A. 嫩蜜　B. 中蜜　C. 中老蜜　D. 老蜜　E. 以上都不是

15. 炼制时满锅内出现均匀淡黄色细气泡（鱼眼泡），其含水量约为 14%～16%，相对密度为 1.37 左右，用手捻有黏性，但两手指离开无长白丝的炼制蜂蜜是（　　）。

A. 嫩蜜　B. 中蜜　C. 中老蜜　D. 老蜜　E. 以上都不是

16. 制备蜜丸的润滑剂不包括（　　）。

A. 蜂蜡与芝麻油的融合物　B. 麻油　C. 大豆油　D. 聚乙二醇　E. 95%乙醇

17. 蜜丸制丸块（合坨）的和药设备一般采用（　　）。

A. 混合筒　B. 多项运动混合机　C. 捏和机　D. 中药自动制丸机　E. 以上都不是

18. 以下关于蜜丸用蜜量的叙述错误的是（　　）。

A. 用蜜量一般为（1∶1）～（1∶1.5）

B. 药物性质：含糖类、胶质等黏性强药粉，蜜量宜少

C. 纤维较多、质地疏松、黏性极差的药粉用蜜量宜多

D. 夏季用蜜量宜多，冬季用蜜量宜少

E. 机械和药用蜜量较少，手工和药用蜜量较多

19. 以下不属于制备蜜丸设备的是（　　）。

A. 半自动中药制丸机　B. 滚筒式制丸机

C. HZY-14C 型制丸机　D. 自动旋转轧囊机

E. 中药自动制丸机

20. 制备蜜丸丸条质量控制不包括（　　）。

A. 粗细适中　B. 均匀一致　C. 表面光滑　D. 内部充实无空隙　E. 圆整均匀

21. 制备蜜丸分粒搓圆标准不包括（　　）。

A. 外观应圆整均匀、色泽一致、细腻滋润、软硬适中
B. 水分符合企业内控标准
C. 重量差异符合企业内控标准
D. 小蜜丸溶散时限符合企业内控标准
E. 大蜜丸溶散时限符合企业内控标准
22. 蜜丸干燥时，一般在（ ）以下干燥。
A. 100℃ B. 90℃ C. 80℃ D. 70℃ E. 60℃
23. 不能用于蜜丸干燥的设备是（ ）。
A. 烘箱 B. 减压干燥器 C. 喷雾干燥机 D. 微波干燥机 E. 远红外干燥机
24. 蜜丸干燥后不进行质量控制的项目是（ ）。
A. 外观 B. 水分 C. 装量差异或装量 D. 重量差异 E. 溶散时限（小蜜丸）
25. 蜜丸内包装岗位的质量控制项目是（ ）。
A. 密封性 B. 水分 C. 溶散时限 D. 重量差异 E. 以上都不是
26. 滴丸不进行质量检查的项目是（ ）。
A. 外观 B. 重量差异或装量差异 C. 溶散时限 D. 水分 E. 微生物限度
27. 滴丸水溶性基质不包括（ ）。
A. 聚乙二醇6000和聚乙二醇4000 B. 泊洛沙姆 C. 硬脂酸
D. 硬脂酸钠 E. 甘油明胶
28. 滴丸非水溶性基质不包括（ ）。
A. 硬脂酸 B. 硬脂酸钠 C. 单硬脂酸甘油酯 D. 蜂蜡和虫蜡 E. 氢化植物油
29. 水溶性基质滴丸不宜选用（ ）作冷凝液。
A. 液状石蜡 B. 植物油 C. 甲基硅油 D. 水 E. 以上都不对
30. 非水溶性基质的滴丸宜选用（ ）作冷凝液。
A. 液状石蜡 B. 植物油 C. 甲基硅油 D. 水 E. 以上都不对
31. 滴丸基质熔融时，一般加热至（ ），使之熔融成液态。
A. 40～60℃ B. 60～80℃ C. 80～100℃ D. 100～120℃ E. 120～140℃
32. 制备滴丸时滴制液控制温度正确的是（ ）。
A. 60～80℃ B. 70～90℃ C. 80～100℃ D. 90～110℃ E. 100～120℃
33. 滴丸冷凝液应控制温度在（ ）。
A. 9～14℃ B. 10～15℃ C. 11～16℃ D. 12～17℃ E. 13～18℃
34. 一般滴管口与冷却液液面距离，宜控制在（ ）以下。
A. 5cm B. 6cm C. 7cm D. 8cm E. 9cm
35. 除滴丸上冷凝液方法不包括（ ）。
A. 乙醇洗 B. 石油醚洗 C. 水洗 D. 离心 E. 擦干
36. 不属于水丸赋形剂的是（ ）。
A. 水 B. 蜂蜜 C. 酒 D. 醋 E. 中药汁
37. 水丸起模是指将药粉制成（ ）小球的操作过程。
A. 0.1～0.5mm B. 0.5～1mm C. 1～1.5mm D. 1.5～2mm E. 2～2.5mm
38. 将标准模子置于药匾或包衣锅内，在丸模上反复加水润湿、撒粉、滚圆、筛选，至大小符合要求为止的操作是（ ）。
A. 起模 B. 成型 C. 盖面 D. 干燥 E. 选丸
39. 将药材极细粉、清水或清浆泛制在筛选合格的丸粒上，使丸粒表面致密、光洁、色泽一致的操作是（ ）。
A. 起模 B. 成型 C. 盖面 D. 干燥 E. 选丸
40. 水丸干燥温度一般情况在（ ）以下。
A. 100℃ B. 90℃ C. 80℃ D. 70℃ E. 60℃
41. 由薄的金属铁板制成，丸剂沿一螺旋形的斜面滚下，利用离心力将畸形丸与合格的丸粒分开的水丸筛选设备是（ ）。

A. 滚筒筛　　B. 筛丸机　　C. 检丸器　　D. 立式检丸器　　E. 以上都不是

五、判断题

1. 丸剂按制法分有泛制丸、塑制丸、滴制丸和压制丸。(　　)
2. 根据所用黏合剂的不同，浓缩丸分为浓缩水丸、浓缩蜜丸、浓缩水蜜丸。(　　)
3. 丸剂外观应圆整均匀、色泽一致。大蜜丸和小蜜丸应细腻滋润、软硬适中。滴丸应无粘连现象，表面无冷凝液黏附。蜡丸表面应光滑无裂纹，丸内可以有少量的蜡点和颗粒。(　　)
4. 溶散时限检查，如有细小颗粒状物未通过筛网，但已软化无硬心者可按符合规定论。(　　)
5. 炼蜜的规格包括嫩蜜、中蜜、老蜜、中老蜜。(　　)
6. 老蜜适用于含多量纤维质及黏性差的矿物质药物制丸。(　　)
7. 一般药材处方热蜜和药。(　　)
8. 黏性药材多，含挥发性药材处方温蜜（60～80℃）和药。(　　)
9. 滴丸的滴制液温度过低，药液变稠，滴速减慢，丸粒常拖尾，成品畸形，丸重偏大。(　　)
10. 在一定范围内管径大则滴制的丸小，反之则大。(　　)
11. 包衣机起膜法主要包括喷水加粉起模法、药粉加水起模法和湿粉制粒起模法。(　　)
12. 水丸成型过程中，滚转时间越长丸粒越坚实致密越好。(　　)
13. 起模和成型过程中产生的歪粒、粉块、过大过小丸粒随时筛选出来扔掉。(　　)
14. 水丸盖面的方法包括干粉盖面、清水盖面和清浆盖面。(　　)

六、简答题

1. 简述蜜丸生产工艺流程。
2. 蜜丸空心的原因及解决办法是什么？
3. 简述制备滴丸生产工艺流程。
4. 丸剂各岗位生产结束应做的工作有哪些？

第九章　颗粒剂制备技术

教学目的

- 掌握颗粒剂质量要求；颗粒剂的制备技术。
- 熟悉颗粒剂的含义、分类及辅料。
- 了解颗粒剂的特点。

第一节　基本知识

一、颗粒剂的含义与特点

颗粒剂是指药材提取物与适宜的辅料或药材细粉制成具有一定粒度的颗粒状制剂。见图 9-1。

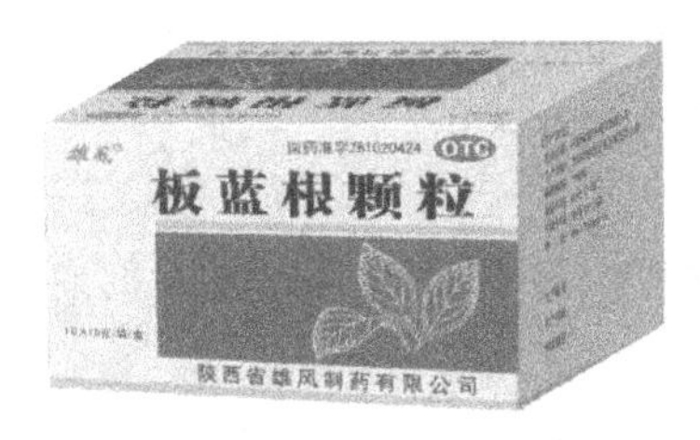

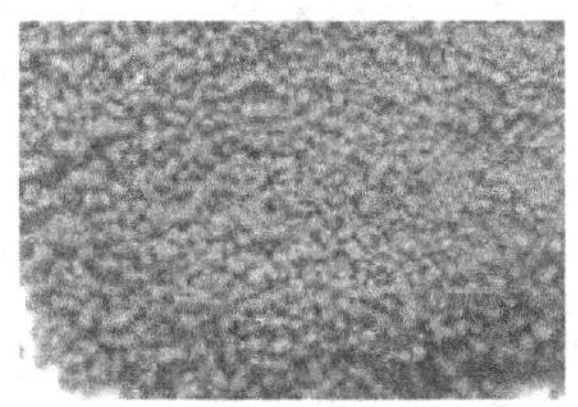
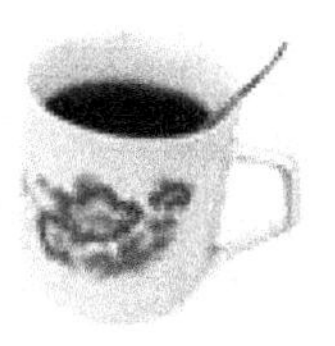

图 9-1　板蓝根颗粒剂

颗粒剂是在汤剂和糖浆剂基础上发展起来的一种新剂型。具有吸收快、显效迅速、服用方便、服用量小、易于贮藏（不易霉败变质）、制备工艺适于机械化生产等优点。但颗粒剂易吸潮，必须注意包装和保存。有的颗粒剂含有多量糖，不适宜糖尿病人、老年人、肥胖病人服用。

二、颗粒剂的分类

按溶解性能：可分为可溶性颗粒剂、混悬性颗粒剂及泡腾性颗粒剂。可溶性颗粒剂分为水溶性颗粒和酒溶性颗粒，颗粒剂绝大多数为水溶性颗粒剂。

按成品形状：可分为颗粒状、块状冲剂，以前者应用最多。后者是将干燥的颗粒加润滑剂后，经压块机压制成一定重量的块状物。

三、颗粒剂的质量要求

除另有规定外，药材应按各该品种项下规定的方法进行提取、纯化、浓缩至规定相对密度的清膏，采用适宜的方法干燥，并制成细粉，加适量的辅料或药材细粉，混匀并制成颗粒；也可将清膏加适量辅料或药材细粉，混匀并制成颗粒。应控制辅料用量，一般前者不超过干膏量的 2 倍，后者不超过清膏量的 5 倍。

除另有规定外，挥发油应均匀喷入干燥颗粒中，密闭至规定时间或用 β 环糊精包合后加入。

制备颗粒剂时可加入矫味剂和芳香剂；为防潮、掩盖药物的不良气味也可包薄膜衣。必要时，包衣颗粒剂应检查残留溶剂。

除另有规定外，颗粒剂应密封，在干燥处储存，防止受潮。

颗粒剂应进行以下相应检查。

【外观】颗粒剂应干燥、颗粒均匀、色泽一致，无吸潮、结块、潮解等现象。

【粒度】除另有规定外，照《中国药典》附录粒度测定法（双筛分法）测定不能通过一号筛和能通过五号筛的总和，不得过15%。

知识链接

双筛分法测定法测定粒度

除另有规定外，取供试品30g，称定重量，置规定的药筛中，保持水平状态过筛，左右往返，边筛动边轻叩3min。取不能通过小号筛和能通过大号筛的颗粒及粉末，称定重量，计算所占百分比。

【水分】 照《中国药典》附录水分测定法测定，除另有规定外，不得过6.0%（测定方法及适用范围详见散剂）。

【溶化性】 取供试品1袋（多剂量包装取10g），加热水（70～80℃）200ml，搅拌5min，立即观察。可溶颗粒应全部溶化，允许有轻微浑浊；混悬性颗粒剂应能混悬均匀。

泡腾颗粒：取供试品3袋，分别置盛有200ml水的烧杯中，水温为15～25℃，应能迅速产生气体而呈泡腾状，5min内颗粒应完全分散或溶解在水中。

颗粒剂按上述方法检查，均不得有焦屑等。

【装量差异】单剂量包装的颗粒剂，其装量差异照《中国药典》附录制剂通则颗粒剂项下检查应符合规定。颗粒剂装量差异限度见表9-1。

表9-1 颗粒剂装量差异限度表

标示装量	装量差异限度	标示装量	装量差异限度
1g或1g以下	±10%	1.5g以上至6g	±7%
1g以上至1.5g	±8%	6g以上	±5%

知识链接

颗粒剂装量差异限度检查法

取供试品10袋，分别称定每袋内容物的重量，每袋装量与标示装量相比较，按表中的规定，超出装量差异限度的不得多于2袋，并不得有1袋超出限度1倍。

【装量】多剂量包装的颗粒剂，照《中国药典》附录最低装量检查法检查，应符合规定（装量限度标准及检查法详见散剂）。

【微生物限度】照《中国药典》附录微生物限度检查法检查，应符合规定。微生物限度具体要求详见第三章第一节微生物限度标准。

第二节 颗粒剂的制备

一、颗粒剂的辅料

1. 水溶性颗粒剂辅料

常用辅料有糖粉、糊精。

糖粉：为蔗糖结晶的细粉，一般经低温（60℃）干燥，粉碎过80～100目筛，备用。是可溶性颗粒剂的优良赋形剂，并有矫味及黏合作用。

糖粉易吸湿结块，应注意密封保存或临用时粉碎。

知识链接

固体制剂所用糖粉一般采用蔗糖中的砂糖为原料经粉碎过筛而得。白砂糖与绵白糖相比具有更好的脆性和更高的纯度。以蔗糖为主要成分的食糖根据纯度由高到低分为：冰糖、白砂糖、绵白糖和赤砂糖（也称红糖或黑糖），冰糖是砂糖的结晶再制品。蔗糖在甜菜和甘蔗中含量最丰富。

糊精：淀粉的水解产物，宜选用可溶性糊精。本品1份能在3份热水中溶解成胶体溶液，在醇中不溶。使用前应根据具体情况考虑是否需要干燥、过筛等。

其他：乳糖、可溶性淀粉、甘露醇等。

知识链接

乳糖：是存在哺乳动物乳汁中的双糖。

可溶性淀粉：普通淀粉采用化学的或物理的方法制成的在热水中呈半透明胶状物的物质，是一种改变了物理特性的淀粉。

甘露醇：是一种己六醇，可从海带中提取，或以蔗糖和葡萄糖为原料合成而得。

2. 酒溶性颗粒剂辅料

主要为蔗糖粉以及可溶解于酒中的矫味剂。

3. 混悬性颗粒剂辅料

一般不加辅料，其中的药粉可代替辅料。如果加辅料，除了水溶性颗粒剂辅料外，常用的辅料还有淀粉等。

4. 泡腾性颗粒剂辅料

泡腾性颗粒剂主要加入在水中相遇后发生化学反应生成二氧化碳气体的酸性辅料和碱性辅料。酸性辅料为枸橼酸、酒石酸，碱性辅料为碳酸氢钠。

除以上辅料外，如果原辅料均为固体，一般需要加入润湿剂或黏合剂制备颗粒（干法制粒除外），润湿剂主要有水、不同浓度的乙醇，黏合剂有糖水等。为了改善口感，也可加入矫味剂，主要有甜蜜素（合成）、甜菊素、阿司帕坦（合成，含苯丙氨酸，先天性苯丙氨酸羟化酶缺陷患者忌用）等。

二、制备工艺

颗粒剂按溶解性能分为四类，但颗粒剂绝大多数为水溶性颗粒剂。下面以水溶性颗粒剂为例，介绍颗粒剂的制备方法。

水溶性颗粒剂生产工艺流程：

浸膏或浸膏粉 + 辅料 →（混合）[1]→（制软材）[2]→制颗粒→干燥→选粒（整粒）→内包装→外包装→入库

所在生产区：除外包装、入库在一般生产区外，其余均在D级洁净区。

注［1］［2］：是指在一定情况下不用混合和制软材。

(一) 制备浸膏或浸膏粉

同第八章第三节“滴丸的制备技术之制备提取物”。

知识链接

不同制粒方法所用浸膏的适宜相对密度

挤出式制粒：浸提液一般浓缩至相对密度为1.30～1.35（50～60℃）的稠膏。

流化喷雾制粒：浸提液一般浓缩至相对密度为1.20～1.25（50～60℃）的浸膏。

制成浸膏粉：可将浸提液浓缩至相对密度为1.17～1.20（50～60℃），直接喷雾干燥成干膏粉。也可将浸提液浓缩，干燥成干浸膏，再进行粉碎得到浸膏粉。

以上情况，如果国家批复药品标准已经明确是某一相对密度的浸膏或是浸膏粉，则必须按国家批复质量标准执行。

(二) 混合

如果粉末状物料有2种以上，则需要先混匀再制软材或制粒。有制软材操作的则在制软材设备中（如槽型混合机）完成混合后再制软材，没有制软材操作直接制粒的则在制粒设备中完成混合后再制粒。

混合岗位质量控制项目为混合均匀度，应符合企业内控标准。混合时间按工艺要求执行即可，不用请验，因在制软材或制粒时也有混合过程。

(三) 制软材

流化喷雾制粒不需制软材，快速搅拌制粒是将混合、制软材、制粒在一台设备（高速搅拌制粒机）上完成，挤出式制粒需要制软材。手工制软材即将辅料、药粉等置适宜的容器内混合均匀，加入药物稠膏（或干膏粉）搅拌混匀，必要时加适量50%～70%乙醇，调整湿度制成“手握成团，轻压则散”的软材，见图9-2、图9-3。制软材设备一般用槽型混合机（详见第六章第三节）。

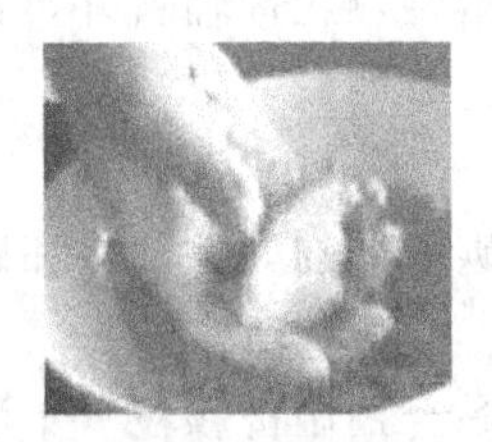

图9-2 软材手握成团

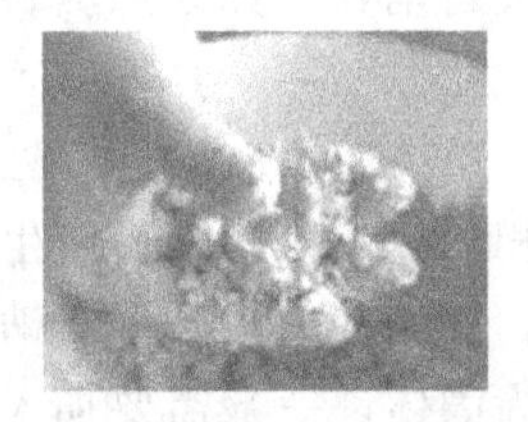

图9-3 软材团块轻压即散开

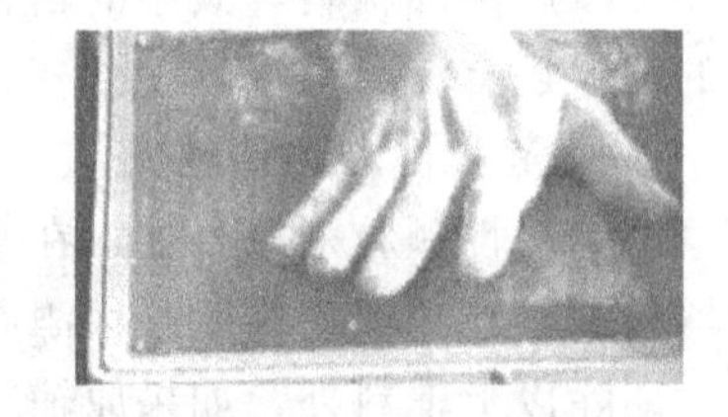

图9-4 手工制颗粒

制软材的质量控制项目是软材“手握成团，轻压则散”。操作工自己掌握即可，不用请验。

(四) 制粒

1. 挤出制粒法

少量制备：手工制粒筛。一般选用安装12目筛网的筛子，将软材握成团块，放在筛网上用手掌推压，使软材通过筛网并成为颗粒状，见图9-4。

大生产：摇摆式制粒机、旋转式制粒机，见图9-5～图9-8。

摇摆式制粒机见图9-5、图9-6，制粒部分主要由料斗、往复转动轴、手轮和筛网组成。

摇摆式制粒机的操作方法是将两个手轮连接的杆从里侧的槽中卸下，将尼龙网（10～14目）两边插入两手轮杆的夹缝中，然后将两个手轮杆再安入槽中，两手轮同时向外旋转绷紧尼龙网。在网下面放一个接料盘。启动制粒机，向料斗中加入已经制好的软材，利用往复转

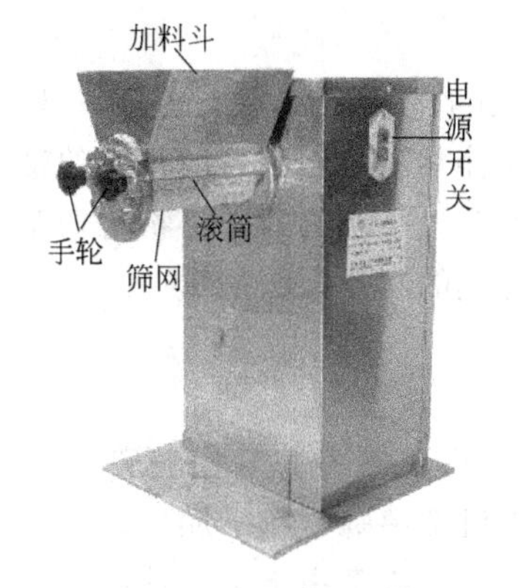

图 9-5 摇摆式制粒机

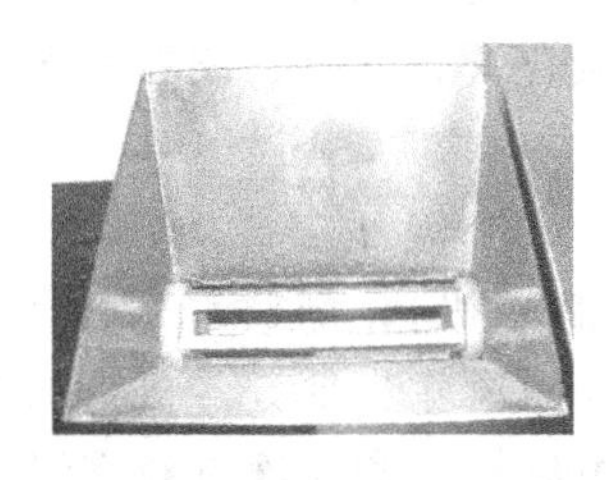

图 9-6 摇摆式制粒机加料斗及往复转动轴

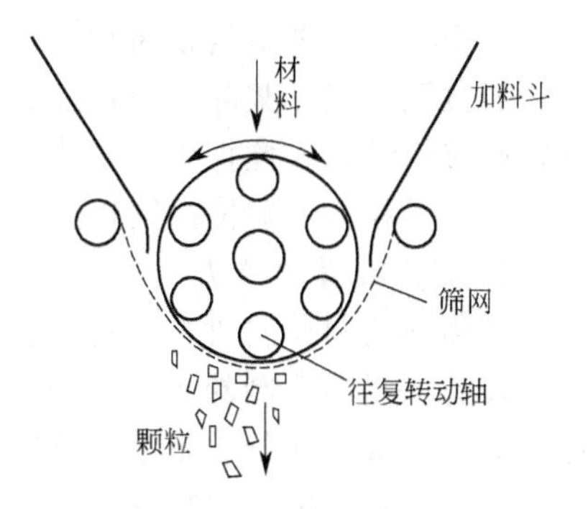

图 9-7 摇摆式制粒机制粒示意图

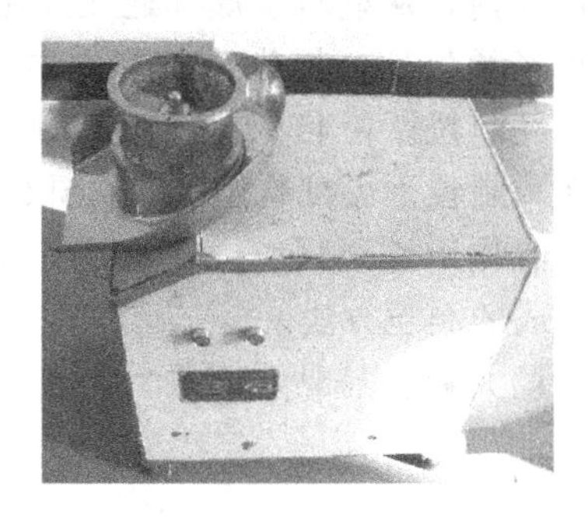

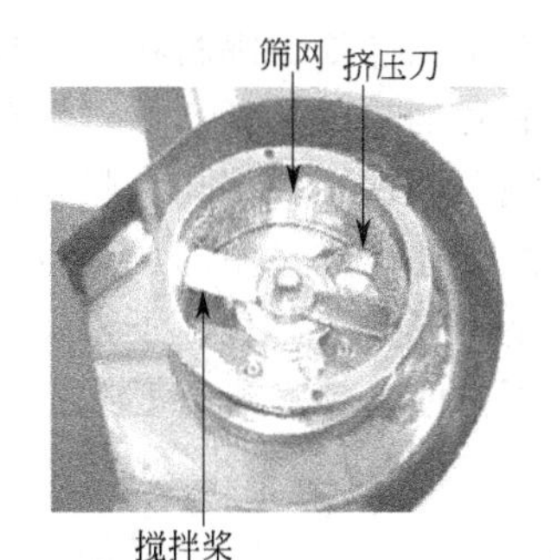

图 9-8 旋转式制粒机及其制粒部分结构

动轴的往复运动，将软材挤压出筛网而制成均匀的颗粒，见图 9-7，接入盘中的湿颗粒要均匀分布在盘中，厚度最好在 2cm 以下，以免由于颗粒铺的太厚致使干燥时间过长，造成湿颗粒结成大块。

旋转式制粒机见图 9-8，制粒部分主要由圆形不锈钢筛网、搅拌桨和挤压刀组成。

旋转式制粒机操作时，先在出料口下方放一个接料盘，启动制粒机，然后将制好的软材加入圆形筛网内，利用搅拌桨的搅拌和挤压刀与圆形筛网之间的挤压作用，将软材挤压出筛网而制成均匀的颗粒。

制粒注意事项：颗粒由筛孔落下时成长条状，表明软材过软，黏合剂或润湿剂用量过多。软材通过筛网后呈粉状，表明软材过干，黏合剂或润湿剂用量少，应适当调整黏合剂或润湿剂用量。

2. 高速搅拌制粒法

主要用高速搅拌制粒机，见图 9-9 和图 9-10。

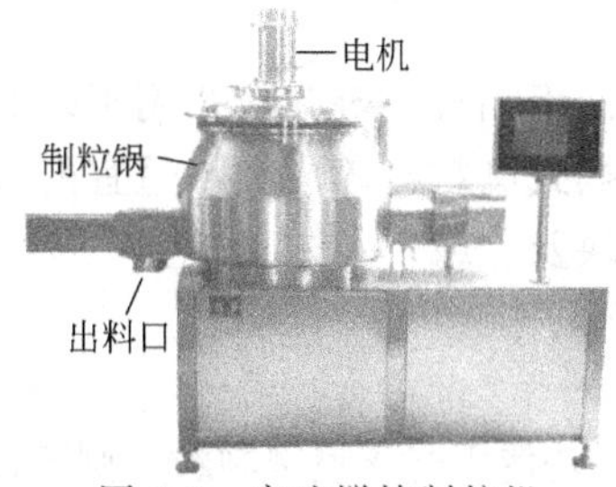

图 9-9 高速搅拌制粒机

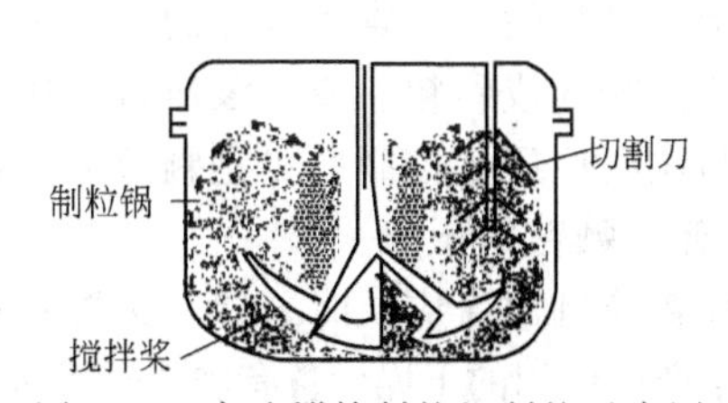

图 9-10 高速搅拌制粒机制粒示意图

该机设备主要由制粒锅、搅拌桨、切割刀和动力系统组成。

操作：将固体辅料或药物细粉与稠膏加入到高速搅拌制粒机的容器内，密闭。开动机器，通过调整搅拌桨叶和制粒刀的转速可控制粒度的大小。大搅拌桨和小切割刀按各自的轴进行旋转运动，大搅拌桨主要使物料上下左右翻动并进行均匀混合。小切割刀则将物料切割成均匀的颗粒。快速搅拌制粒法是将混合、制软材、制粒一次完成的制粒方法。

3. 流化喷雾制粒法

又称沸腾制粒法或一步制粒法。

设备使用沸腾制粒干燥机（一步制粒机），沸腾制粒干燥机组见图 9-11，由三部分组成，即进风加热部分、流化制粒部分和引风除尘部分。机组的主机即沸腾制粒干燥机，主要由流化室、布袋过滤室组成。流化室由盛料室和喷液制粒室组成。该法多用于不加糖或低糖型颗粒剂制备。有糖粉时，温度高糖粉易结成块状，造成花粒，制粒时应密切注意。

操作时先将制粒用的原辅料粉末置于盛料室内，从盛料室底部通入经过滤的加热空气，使粉末混合和预热干燥并处于沸腾状态。再将经预处理（加热至 50℃左右，80 目左右筛网过滤）的药液或润湿剂或黏合剂，通过蠕动泵经制粒设备上安装的喷枪从喷液制粒室以雾状喷入，使粉末被润湿而黏结成多孔状颗粒，沸腾制粒干燥机制粒示意见图 9-12。

喷雾完毕，继续通入经过滤的加热空气，流化干燥至颗粒中含水量符合要求即可出料。流化喷雾制粒法是将混合、制粒、干燥一次完成的制粒方法。

制粒注意事项：注意喷雾流量要适宜，流量大颗粒易黏成团块，流量小喷雾时间过长，颗粒小。

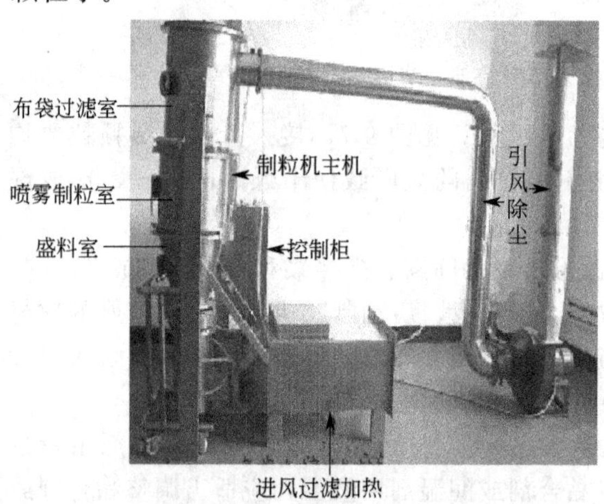

图 9-11 沸腾制粒干燥机组

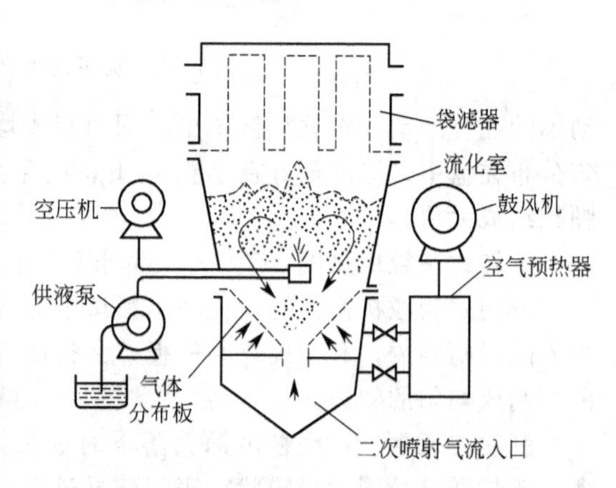

图 9-12 沸腾制粒干燥机制粒示意图

4. 干法制粒

设备有干轧制粒机、滚压机、摇摆式制粒机等。适用于热敏性物料、遇水易分解的药物。

操作时将喷雾干燥等方法制成的干浸膏粉加入适宜的干黏合剂等辅料，用干轧制粒机压成薄片再粉碎成颗粒。或用滚压机先压成薄片，再用摇摆式制粒机碎成大小适宜的颗粒。

制粒岗位质量控制项目是颗粒大小适宜，长条、团块及（或）粉末量少。

（五）颗粒的干燥

湿颗粒制成后应及时干燥，久置易结块变形。

生产中使用的干燥设备有沸腾干燥床、烘箱、烘房等。若使用流化喷雾制粒机则不需要单独的干燥设备，制粒机制粒完成后可直接在制粒机内干燥。干燥设备及其操作详见第五章第三节。

干燥温度：一般颗粒在80℃以下，含挥发性成分颗粒在60℃以下。

干燥注意事项：干燥温度应逐渐上升，否则颗粒表面干燥过快，易结成一层硬壳而影响内部水分的蒸发。颗粒中有糖粉时，骤遇高温时会熔化，使颗粒变得坚硬，尤其是糖粉与柠檬酸共存时，温度稍高更易黏结成块。

干燥岗位质量控制项目为水分，不得超过6.0%或符合企业内控标准。干燥结束后操作工填写请验单交给QA，请验项目为水分。检验合格后，操作工填写物料交接单，物料交接给下道工序或交暂存室保存。

目前生产车间测定中间产品颗粒水分多使用快速水分测定仪。

（六）选粒（整粒）

湿粒干燥后，可能有结块、粘连等，因此干颗粒冷却后需破碎后过筛或直接过筛。是否破碎依据颗粒的内外色泽是否一致决定，一步制粒多数情况内外色泽不一致，不一致的只能过筛，以免造成花粒。

设备主要有整粒机、过筛设备。整粒机见图9-13和图9-14。该设备整粒部分主要由料斗、切割刀和金属筛网组成。

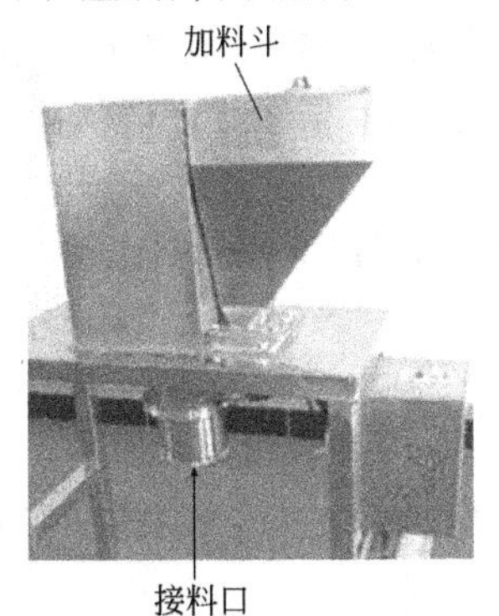

图9-13　整粒机

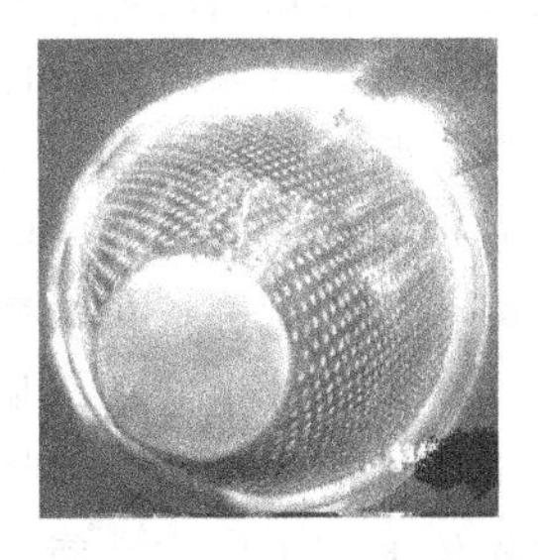

图9-14　整粒机筛网

操作如下。

① 内外色泽一致的颗粒。启动整粒机，将待整粒的物料加到整粒机料斗中，颗粒经过整粒机内部时被挤压切割成需要大小的颗粒后，通过金属筛网进入接收器中，不能通过筛网的颗粒继续被挤压直至通过筛网。筛网孔径一般为12～14目筛。打碎后的颗粒再通过四号或五号筛或70目筛除去细小颗粒及细粉，获得符合粒度要求的颗粒。也可先过筛，筛出的大颗粒用整粒机破碎成符合大小的颗粒。

② 内外色泽不一致的颗粒。直接过筛。过筛设备及操作详见第六章第二节。

知识链接

废料的处理

筛下的大颗粒、细小颗粒和细粉可作为可利用物料，经粉碎后并入下次同品种药粉中，混匀制粒；也可加水制成稠度适宜的混悬液与浸膏混匀制粒。可利用物料添加量不应太多，一般加入量控制在10%以下，因此生产中要提高成粒率，减少废料数量。

③ 挥发油的加入方法。颗粒剂处方中若含有挥发性成分，一般宜溶于适量乙醇中，用雾化器均匀地喷洒在干燥的已过筛的颗粒上（一般边过筛边往合格颗粒上喷洒），然后密封放置一定时间，待均匀吸收后，方可进行包装。也可以制成倍他环糊精包合物，以干燥粉末

或以混悬液形式与制粒辅料或浸膏混匀、制粒。无论哪种方法均需按国家批复药品质量标准执行。

整粒（选粒）岗位质量控制项目为颗粒外观，应干燥、颗粒均匀、色泽一致，无吸潮、结块、潮解等现象；粒度，不能通过一号筛和能通过五号筛的总和，不得超过15%或符合企业内控标准；溶化性，应符合规定。整粒（选粒）结束后操作工填写请验单，交QA取样检验，请验项目为外观、粒度、溶化性。检验合格后，操作工填写物料交接单，物料交接给下道工序或交暂存室保存。

（七）内包装

颗粒剂含有浸膏和糖粉，极易吸潮软化，故应及时包装、密封和干燥贮藏。目前多用复合铝塑袋分装，不易透湿、透气，储存期内一般不会出现吸潮、软化现象。

颗粒内包装设备主要有自动颗粒包装机。该设备主要由料斗、定量料盘、包材固定转轴、热封、切割等部分组成，见图9-15，附属部件有打印批号、生产日期的装置，可以在药袋热封的边上热压，也可以用色带等打印在药袋表面上。

操作时将包材安装在包材固定转轴上，启动加热装置将热封部分加热，将颗粒加入料斗中。待热封部分温度达到要求后（通过显示屏观察），启动包装按钮，设备开始包装。内包装岗位质量控制项目是密封性，应符合企业内控标准；装量差异符合表9-1要求或符合企业内控标准。在内包装开始时，要由操作工填写请验单，请验项目为包装后颗粒的密封性、装量差异。首次检验合格后，即可开始正式生产，生产过程中要随时对密封性、装量差异进行质量控制。发现不合格的药袋及时取出颗粒放回料斗中。

内包装岗位应随时进行包装质量检查，如包装的外观，批号、生产日期、有效期打印是否正确等。内包装岗位生产现场见图9-16。

生产结束后操作工将请验单填好，交QA取样检验。检验合格后，操作工填写物料交接单，物料交接给下道工序或交暂存室保存。

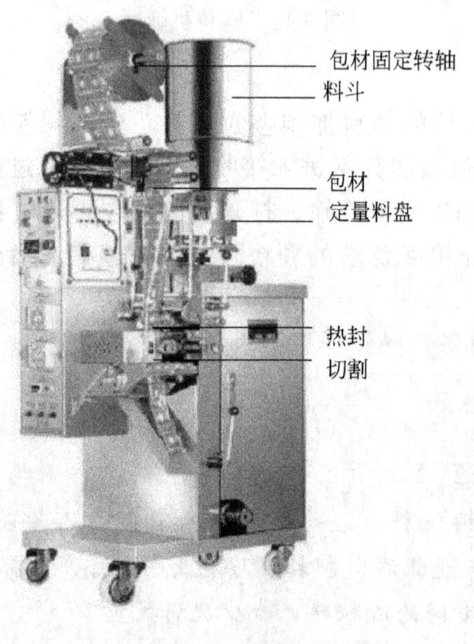

图9-15　自动颗粒包装机

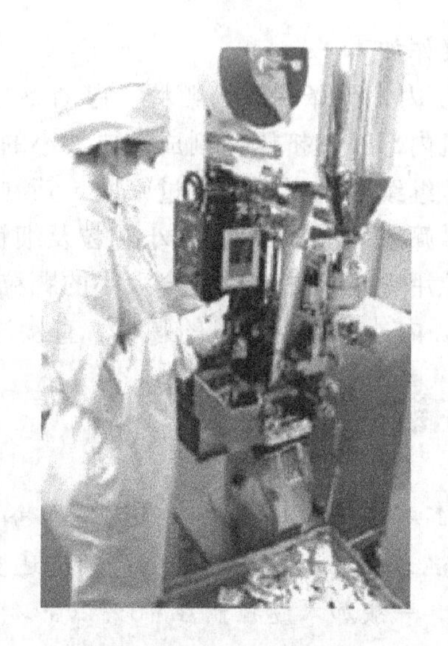

图9-16　颗粒内包装岗位

（八）外包装、入库（同散剂）

各岗位生产结束应做的工作，同散剂。

酒溶性颗粒剂所含有效成分及所加辅料应能溶于白酒，通常可加糖或其他可溶性矫味剂。应用时加入一定量的饮用白酒即溶解成为澄清的药酒，可替代药酒服用。一般用60%左右的乙醇作为浸提溶剂。制粒方法同水溶性颗粒剂。

混悬性颗粒剂生产工艺流程和质量控制与水溶性颗粒相同，只是溶化性要求不同，辅料多用药粉代替。

泡腾性颗粒剂生产工艺流程和质量控制与水溶性颗粒剂相同，只是酸性辅料和碱性辅料要分别制粒、干燥和选粒，合格颗粒按比例混合，再进行内包装和外包装。值得注意的是泡腾颗粒剂的混合和内包装生产环境较其他颗粒剂要更干燥。

练 习 题

一、了解《中国药典》收载六味地黄颗粒的制备方法，并分析《中国药典》收载六味地黄颗粒药品质量标准中都涉及了哪些学过的知识？

【处方】 熟地黄 320g 山茱萸（制） 160g 牡丹皮 120g
山药 160g 茯苓 120g 泽泻 120g

【制法】 以上六味，熟地黄、茯苓、泽泻加水煎煮两次，煎液滤过，滤液浓缩至相对密度1.32～1.35（80℃），备用；山茱萸、山药、牡丹皮粉碎成细粉，与浓缩液混合，加糊精适量和甜蜜素溶液适量，并加75%乙醇适量，制成颗粒，干燥，制成1000g，即得。

【性状】 本品为棕褐色的颗粒；味微甜、酸、微苦，有特异香气。

【鉴别】 取本品5g，研细，加乙醚40ml，回流1h，滤过，滤液挥去乙醚，残渣加丙酮1ml使溶解，作为供试品溶液。另取丹皮酚对照品，加丙酮制成每1ml含1mg的溶液，作为对照品溶液。照薄层色谱法试验，吸取上述两种溶液各10μl，分别点于同一硅胶G薄层板上，以环己烷-乙酸乙酯（3∶1）为展开剂，展开，取出，晾干，喷以盐酸酸性5%三氯化铁乙醇溶液，加热至斑点显色清晰。供试品色谱中，在与对照品色谱相应的位置上，显相同的紫褐色斑点。

【检查】 应符合颗粒剂项下有关的各项规定。

【含量测定】

牡丹皮：取装量差异项下的本品约2g，研细，精密称定，用水蒸气蒸馏，收集馏出液约450ml，置500ml量瓶中，加水稀释至刻度。照紫外-可见分光光度法，在274nm波长处测定吸光度，按丹皮酚（$C_9H_{10}O_3$）的吸收系数（$E_{1cm}^{1\%}$）为862计算，即得。

本品每袋含牡丹皮按丹皮酚（$C_9H_{10}O_3$）计，不得少于6.0mg。

山茱萸：取装量差异项下的本品约5g，研细，精密称定，加水30ml，放置使溶散，用滤纸滤过，残渣再用水30ml洗涤，在室温干燥至呈松软的粉末状，于100℃烘干，残渣连同滤纸一并置索氏提取器内，加乙醚适量，加热回流提取4h，提取液回收乙醚至干，残渣用石油醚（30～60℃）浸泡2次，每次15ml（浸泡约2min），倾去石油醚，残渣加无水乙醇-三氯甲烷（3∶2）混合液适量，微热使溶解，转移至5ml量瓶内，并稀释至刻度，摇匀，作为供试品溶液。另取熊果酸对照品适量，精密称定，加无水乙醇制成每1ml含0.5mg的溶液，作为对照品溶液。照薄层色谱法试验，吸取供试品溶液5μl与10μl、对照品溶液4μl与8μl，分别交叉点于同一硅胶G薄层板上，以环己烷-三氯甲烷-乙酸乙酯-甲酸（20∶5∶8∶0.1）为展开剂，展开，取出，晾干，喷以10%硫酸乙醇溶液，在110℃加热5～7min，至斑点显色清晰，取出，在薄层板上覆盖同样大小的玻璃板，周围用胶布固定，照薄层色谱法（《中国药典》2010年版附录Ⅵ B薄层扫描法）进行扫描，波长：$\lambda_S=520nm$，$\lambda_R=700nm$，测量供试品吸光度积分值与对照品吸光度积分值，计算，即得。

本品每袋含山茱萸按熊果酸（$C_{30}H_{48}O_3$）计，不得少于1.2mg。

【功能与主治】 滋阴补肾。用于肾阴亏损，头晕耳鸣，腰膝酸软，骨蒸潮热，盗汗遗精，口干口渴。

【用法与用量】 开水冲服，一次5g，一日2次。

【规格】 每袋装5g。

二、单选题

1. 以下属于颗粒剂概念的是（　　）。

A. 将药材细粉或药材提取物加适宜的黏合剂或其他辅料制成的球形或类球形制剂

B. 药材提取物与适宜的辅料或药材细粉制成具有一定粒度的颗粒状制剂

C. 将药材用适宜的方法加工后，加入适宜辅料填充于硬质空胶囊或密封于软质囊材中的制剂

D. 药材提取物、药材提取物加药材细粉或药材细粉与适宜辅料混匀压制成的圆片状或异形片状的固体制剂

E. 一种或数种药材或药材提取物经粉碎、均匀混合制成的粉末状制剂

2. 制备颗粒剂的原料如果为干膏粉，则辅料不超过干膏量的（　　）倍。

A. 1　B. 2　C. 3　D. 4　E. 5

3. 制备颗粒剂的原料如果为浸膏，则辅料不超过清膏量的（　　）倍。

A. 1　B. 2　C. 3　D. 4　E. 5

4. 颗粒剂的检查项目不包括（　　）。

A. 外观　B. 溶化性　C. 水分　D. 粒度　E. 无菌

5. 除另有规定外，挥发油应均匀喷入干燥颗粒中，密闭至规定时间或用（　　）包合后加入。

A. 糊精　B. β环糊精　C. 淀粉　D. 蔗糖　E. 苯甲酸钠

6.《中国药典》要求颗粒剂粒度，除另有规定外，不能通过一号筛和能通过五号筛的总和，不得过（　　）。

A. 12%　B. 13%　C. 14%　D. 15%　E. 16%

7.《中国药典》要求颗粒剂水分，除另有规定外不得过（　　）。

A. 3.0%　B. 4.0%　C. 5.0%　D. 6.0%　E. 7.0%

8. 颗粒剂溶化性检查的水温是（　　）。

A. 15～25℃　B. 30～40℃　C. 45～50℃　D. 55～65℃　E. 70～80℃

9. 生产颗粒剂用的辅料蔗糖一般用（　　）。

A. 冰糖　B. 白砂糖　C. 绵白糖　D. 赤砂糖　E. 麦芽糖

10. 泡腾颗粒剂用的碱性辅料是（　　）。

A. 碳酸钠　B. 碳酸氢钠　C. 枸橼酸　D. 酒石酸　E. 以上都不对

11. 泡腾颗粒剂遇水产生的气泡是（　　）气体。

A. 氧气　B. 氮气　C. 二氧化碳　D. 空气　E. 以上都不是

12. 以下不属于制粒设备的是（　　）。

A. 摇摆式颗粒机　B. 旋转式制粒机　C. 高速搅拌制粒机　D. 流化喷雾制粒机　E. 球磨机

13. 以下不属于制粒方法的是（　　）。

A. 挤出制粒法　B. 高速搅拌制粒法　C. 流化喷雾制粒法　D. 干法制粒　E. 浸渍法

14. 以下不需要制软材的制粒方法是（　　）。

A. 流化喷雾制粒　B. 快速搅拌制粒　C. 旋转式制粒机　D. 摇摆式制粒　E. 手工制粒

15. 单独制软材时，常用（　　）设备制备。

A. 混合筒　B. 槽型混合机　C. 振动磨　D. 球磨机　E. 振动筛

16. 制粒部分主要由料斗、往复转动轴、手轮和尼龙筛网组成，将软材以挤压方式挤出筛网而制成均匀的颗粒的制粒设备是（　　）。

A. 高速搅拌制粒机　B. 沸腾制粒干燥机　C. 旋转式制粒机　D. 摇摆式制粒机　E. 以上都不是

17. 由制粒锅、搅拌桨、切割刀和动力系统组成。大搅拌桨主要使物料翻动混合，小切割刀则将物料切割成均匀的颗粒。可将混合、制软材、制粒一次完成的制粒设备是（　　）。

A. 高速搅拌制粒机　B. 沸腾制粒干燥机　C. 旋转式制粒机　D. 摇摆式制粒机　E. 以上都不是

18. 由流化室、布袋过滤室组成，流化室由盛料室和喷液制粒室组成。滤净的加热空气从盛料室底部通入，使固体物料处于沸腾状态。液体以雾状喷入，使粉末被润湿而黏结成多孔状颗粒。可将混合、制粒、

干燥一次完成的制粒设备是（　　）。

A. 高速搅拌制粒机　B. 沸腾制粒干燥机　C. 旋转式制粒机　D. 摇摆式制粒机　E. 干轧制粒机

19. 颗粒剂干燥温度一般在（　　）以下。

A. 100℃　B. 90℃　C. 80℃　D. 70℃　E. 60℃

20. 含挥发性或遇热不稳定的药物成分的颗粒剂在（　　）以下干燥。

A. 100℃　B. 90℃　C. 80℃　D. 70℃　E. 60℃

21. 不能用于颗粒干燥的设备是（　　）。

A. 烘箱　B. 沸腾干燥机　C. 喷雾干燥机　D. 微波干燥机　E. 远红外干燥机

22. 颗粒在干燥结束后需要检查的项目是（　　）。

A. 溶化性　B. 装量　C. 装量差异　D. 水分　E. 粒度

23. 颗粒内外颜色不一致时选粒应选择的设备是（　　）。

A. 整粒机　B. 振动筛　C. 摇摆制粒机　D. 旋转制粒机　E. 干轧制粒机

24. 颗粒剂内包装设备主要使用（　　）。

A. 铝塑泡罩包装机　B. 自动颗粒包装机　C. 天平　D. 瓶装生产线　E. 以上都不是

25. 颗粒外包装后应请验的项目是（　　）。

A. 水分　B. 粒度　C. 全检　D. 密封性　E. 装量差异

三、判断题

1. 颗粒剂溶化性检查，取供试品1袋，加热水200ml，搅拌5min，立即观察。可溶颗粒应全部溶化，允许有轻微浑浊，可以有焦屑等。（　　）

2. 制备软材的标准是手握成团，重压不散。（　　）

3. 颗粒剂的润湿剂主要有水、不同浓度乙醇，黏合剂有糖水等。（　　）

4. 颗粒由筛孔落下时成长条状，表明软材过干，黏合剂或润湿剂用量过少。软材通过筛网后呈粉状，表明黏合剂或润湿剂用量多。（　　）

四、简答题

简述水溶性颗粒剂生产工艺流程。

第十章　胶囊剂制备技术

教学目的

- 掌握胶囊剂质量要求；硬胶囊剂的制备技术；软胶囊剂的制备技术。
- 熟悉胶囊剂、硬胶囊剂、软胶囊剂、肠溶胶囊剂的含义、胶囊剂的分类。
- 了解胶囊剂的特点、空胶囊的制备。

第一节　基本知识

一、胶囊剂的含义与特点

中药胶囊剂系指将药材用适宜的方法加工后，加入适宜辅料填充于硬质空胶囊或密封于软质囊材中的制剂。

胶囊剂属于现代剂型，其特点是外形美观、分散均匀、装量准确；能掩盖药物的不良气味；药物被包于胶囊中，隔绝药物与光线、空气和湿气的接触，提高药物稳定性；因胶囊剂的制备一般不加赋形剂，也不加压力，故在胃肠中较丸剂、片剂分散快、吸收好，较丸剂、片剂生物利用度高；可弥补其他固体剂型的不足，如含油量高的药物或液态药物难以制成丸剂、片剂，但可制成软胶囊剂；将药物制成缓释颗粒装入胶囊中，可达到缓释延效作用；制成肠溶胶囊即可定位于肠段释药显效；制成直肠给药或阴道给药的胶囊，即可定位在该腔道释药显效；在结肠段吸收较好的蛋白质、多肽类药物，可制成结肠靶向胶囊。

下列药物一般不宜直接制成胶囊剂。

① 液体药物含水超过50%：能使囊材软化或溶解。

② 药物中含低分子量的水溶性和挥发性的有机化合物：如乙醇、丙酮、酸、胺、酯等，均能使囊材软化或溶解。

③ O/W型乳剂：填充于软胶囊中，可使乳剂失水破坏；填充于硬胶囊中溶解囊壳。

④ 醛类：可使囊壳中明胶变性。

⑤ 易溶性和刺激性较强的药物：因其在胃中溶解后局部浓度过高而刺激性增强。

⑥ 易风化和易潮解的药物：因前者可使囊壳软化，后者可使囊壳脆裂。

⑦ 儿童用药：因儿童不易吞服。

二、胶囊剂的分类

胶囊剂分为硬胶囊剂、软胶囊剂、肠溶胶囊剂。

硬胶囊剂：系指将药材提取物、药材提取物加药材细粉或药材细粉与适宜辅料制成的均匀粉末、细小颗粒、小丸、半固体或液体等，填充于空心胶囊中的胶囊剂。

软胶囊剂：系指将药材提取物、液体药物或与适宜辅料混匀后用滴制法或压制法密封于软质囊材中的胶囊剂。

肠溶胶囊剂：系指不溶于胃液，但能在肠液中崩解或释放的胶囊剂。见图 10-1～图 10-3。

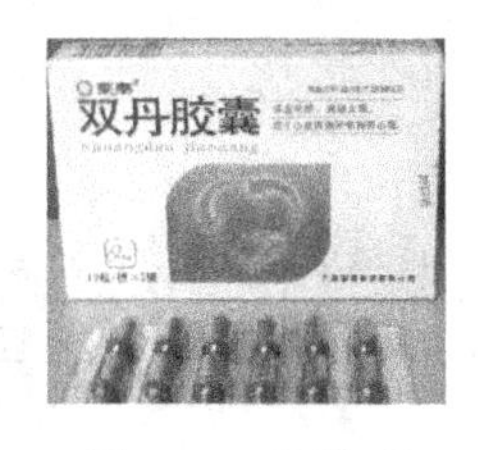

图 10-1　硬胶囊

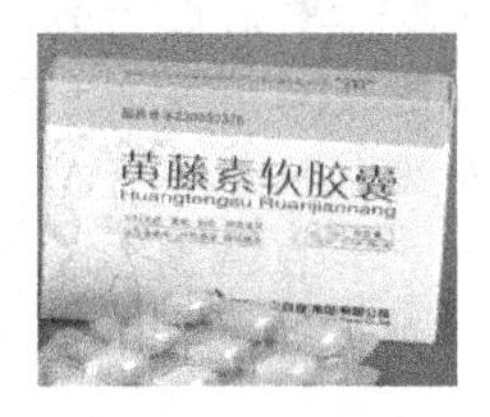

图 10-2　软胶囊

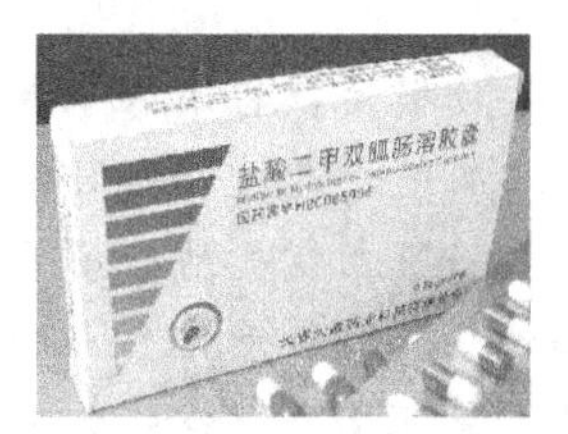

图 10-3　肠溶胶囊

三、胶囊剂的质量要求

药材应按各品种项下规定的方法制成填充物料，其不得引起囊壳变质。小剂量药物应用适宜的稀释剂稀释，并混合均匀。

胶囊剂应整洁，不得有黏结、变形、渗漏或囊壳破裂现象，并应无异臭。

除另有规定外，胶囊剂应密封储存。

胶囊剂应进行以下相应检查。

【外观】胶囊剂应整洁，不得有黏结、变形、渗漏或囊壳破裂现象，并应无异臭。

【水分】除另有规定外，不得过 9.0％。硬胶囊内容物为液体或半固体者不检查水分。

【装量差异】除另有规定外，装量差异限度应在标示装量（或平均装量）的±10.0％以内。

【崩解时限】除另有规定外，硬胶囊剂应在 30min 内全部崩解。软胶囊剂应在 1h 内全部崩解。肠溶胶囊剂，先在盐酸溶液（9→1000）中检查 2h，每粒的囊壳均不得有裂缝或崩解现象；在人工肠液中进行检查，1h 内应全部崩解。

如有部分颗粒状物不能通过筛网，但已软化无硬心者，可作符合规定论。

【微生物限度】除另有规定外，照《中国药典》附录微生物限度检查法检查，应符合规定。微生物限度具体要求详见第三章第一节微生物限度标准。

第二节　硬胶囊剂制备技术

一、空胶囊的制备

原材料：主要成型材料是明胶。以骨骼为原料制成的骨明胶质坚性脆，以猪皮为原料制成的猪皮明胶可塑性好，以骨、皮混合明胶较为理想。空胶囊中可加入以下添加剂。

增塑剂：甘油、山梨醇、CMC-Na 等，增加空胶囊的坚韧性和可塑性；

增稠剂：琼脂，增加胶液的凝结力；

遮光剂：二氧化钛（2％～3％），制备不透光的空胶囊；

着色剂：柠檬黄、胭脂红等食用染料，增加空胶囊的美观、易于识别；

防腐剂：尼泊金等；

芳香性矫味剂：香精油。

当然，不是任意一种空胶囊都必须有以上组分，而应根据目的要求选择。

知识链接

空胶囊制备方法

栓模法：将不锈钢制的栓模浸入明胶溶液形成的囊壳。

工艺：溶胶→蘸胶制坯→干燥→拔壳→截割→整理套合。

一般在空气洁净度D级洁净区生产，在温度10～25℃、相对湿度35%～45%的环境条件下，由自动化生产线完成。空胶囊含水量以14%～15%为宜，除可用各种颜色区别外，还可在每个空胶囊上印字，以便识别。

知识链接

明胶空心胶囊质量标准

【性状】本品呈圆筒状，系由可套合和锁合的帽和体两节组成的质硬且有弹性的空囊。囊体应光洁、色泽均匀、切口平整、无变形、无异臭。本品分为透明（两节均不含遮光剂二氧化钛）、半透明（一节含遮光剂，一节不含）、不透明（两节均含遮光剂）三种。

【鉴别】①取本品0.25g，加水50ml，加热使溶化，放冷、摇匀，取溶液5ml，加重铬酸钾试液-稀盐酸（4：1）的混合液数滴，即生产橘黄色絮状沉淀。

② 取鉴别①项下剩余的溶液1ml，加水50ml，摇匀后，加鞣酸试液数滴，即发生浑浊。

③ 取本品约0.3g，置试管中，加钠石灰少许，产生的气体能使湿润的红色石蕊试纸变蓝色。

【检查】

松紧度（应不漏粉）：取本品10粒，用拇指与食指轻捏胶囊两端，旋转拔开，不得有黏结、变形或破裂，然后装满滑石粉，将帽、体套合、锁合，逐粒于1m的高度处直坠于厚度为2cm的木板上，应不漏粉；如有少量漏粉，不得超过1粒。如超过，应另取10粒复试，均应符合规定。

脆碎度（空胶囊不碎裂）：取本品50粒，置表面皿中，移入盛有硝酸镁饱和溶液的干燥器内，置（25±1）℃恒温24h，取出，立即分别逐粒放入直立在木板（厚度2cm）上的玻璃管（内径为24mm，长为200mm）内，将圆柱形砝码［材质为聚四氟乙烯，直径为22mm，重（20±0.1）g］从玻璃管口处自由落下，视胶囊是否破裂，如有破裂，不得超过5粒。

崩解时限：取本品6粒，装满滑石粉，照崩解时限检查法（《中国药典》2010年版附录Ⅹ A）胶囊剂项下的方法，加挡板进行检查，各粒均应在10min内全部溶化或崩解。如有1粒不能全部溶化或崩解，应另取6粒复试，均应符合规定。

亚硫酸盐（以SO_2计）：照硫酸盐检查法（《中国药典》2010年版附录Ⅷ B）检查，如显浑浊，与标准硫酸钾溶液3.75ml制成的对照液比较，不得更浓（0.01%）。

氯乙醇：照气相色谱法（《中国药典》2010年版Ⅴ E）检查，供试品溶液中氯乙醇的峰面积或峰高不得超过对照溶液峰面积或峰高（此项适用于环氧乙烷灭菌的工艺）。

环氧乙烷：照有机溶剂残留量测定法测定。供试品溶液中环氧乙烷的峰面积或峰高不得超过对照溶液峰面积或峰高（0.0001%）（此项适用于环氧乙烷灭菌的工艺）。

对羟基苯甲酸酯类：照高效液相色谱法（《中国药典》2010年版附录Ⅴ D）试验，供试品溶液如出现与对照品溶液相应的峰，按外标法以峰面积计算，含对羟基苯甲酸甲酯、对羟基苯甲酸乙酯、对羟基苯甲酸丙酯、对羟基苯甲酸丁酯的总量不得超过0.05%（此项适用于以对羟基苯甲酸酯类作为抑菌剂的工艺）。

干燥失重：减失重量应为12.5%～17.5%。

炽灼残渣：取本品1.0g，依法检查（《中国药典》2010年版附录Ⅷ N），遗留残渣分别不得超过2.0%（透明）、3.0%（半透明）、5.0%（不透明）。

铬：含铬不得超过百万分之二。

重金属：含重金属不得超过百万分之四十。

黏度：本品运动黏度不得低于60mm²/s。

【微生物限度】每1g供试品中细菌数不得超过1000cfu，霉数和酵母菌总数不得超过100cfu。大肠埃希菌不得检出。沙门菌不得检出。

【类别】药用辅料，用于胶囊剂的制备。

【贮藏】密闭，温度10～25℃、相对湿度35%～65%下保存。

二、硬胶囊剂的制备

硬胶囊剂生产工艺流程：

填充物、空胶囊→胶囊填充→胶囊抛光→内包装→外包装→入库

所在生产区：除外包装、入库在一般生产区外，其余均在D级洁净区。

（一）空胶囊的选择

空胶囊规格由大到小分为000号、00号、0号、1号、2号、3号、4号、5号共8种。0～3号常用。按药物剂量所占容积来选用适宜的空胶囊。大多通过填充试验确定。

目前市售的空心胶囊由普通型和锁口型两类，见图10-4。普通型由帽节和体节两部分组成，锁口型的囊帽、囊体有闭合用槽圈，套合后不易松开，起到一定的密封作用。空心胶囊的颜色也各不相同，帽与节颜色也可各异，以区别不同的硬胶囊剂。

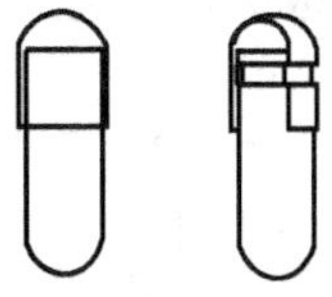

(a) 普通型　(b) 单锁口型

图10-4　空心胶囊类型示意图

（二）制备填充物

填充物的原料有的完全是药材粉末，有的完全是提取物，有的是二者的混合物。填充物的形态有的为粉末，有的为颗粒，有的为小丸，有的为半固体，有的为液体。

1. 备料

填充物原料中含有药材粉末：制备药材粉末的备料同第七章第二节散剂制备技术之备料。

填充物原料中含有提取物（如浸膏粉）：制备提取物的备料同第八章第三节滴丸制备技术之制备提取物的备料。

2. 制备填充物

填充物为药材细粉的：将备料好的饮片进行粉碎、过筛、混合，操作方法、质量控制项目同散剂制备技术之粉碎、过筛、混合。

填充物为浸膏粉的：操作方法及设备同滴丸制备技术之制备浸膏粉。

填充物中既有药材细粉又有浸膏粉的：一般将药材粉末与浸膏混合、干燥，粉碎、过筛。干燥灭菌、粉碎、过筛的操作方法、质量控制项目同散剂制备技术之干燥灭菌、粉碎、过筛。

填充物是细小颗粒的：其制粒方法参照颗粒剂制粒方法即可。

填充物为小丸的：按水丸制备方法制备即可。

填充物为半固体或液体的：饮片按国家批复药品标准进行浸提、分离、精制、浓缩，操

作方法及设备详见第四章第二节至第四节及第五章第二节。

以上填充物均可视情况添加适宜的辅料，但应是该品种国家药品标准中批准的才可添加。

填充物中含有挥发油的，可用处方中药物细粉吸收后再填充。也可用β环糊精包合、干燥，研成粉末加入，或与其他物料制成颗粒、小丸等。实际生产中无论哪种方法均应是该品种国家标准中批准的才可应用。

填充物中含有易引湿或发生低共熔药物的，可分别加入适量吸收剂（氧化镁、碳酸镁等）稀释后再混合填充。所加辅料应是该品种国家药品标准中批准的才可添加。

知识链接

引湿是药物的一种性质。大多数药品在湿度较高的情况下能吸收空气中的水蒸气而引湿，其结果使药品潮解、变形、发霉等，叫做引湿性。

制备填充物岗位质量控制项目为水分，应在9.0%以下或符合企业内控标准；粒度，应符合企业内控标准。生产结束操作工填写请验单，交QA取样检验，请验项目为水分、粒度。检验合格后，操作工填写物料交接单，物料交接给下道工序或交暂存室保存。

（三）胶囊填充

胶囊剂的填充方法分手工填充法和机械填充法。手工填充法效率低，重量差异大。生产中一般用机械填充。

手工填充：见图10-5。操作时，将药粉放于洁净纸或玻璃板上，铺成一定厚度，并用药刀轻轻压紧，其厚度约为下节囊身高度的1/4～1/3。手持囊身，囊口向下插入药粉中，反复数次至填满。称重，如重量符合，即将囊帽套上。填充好的胶囊用灭菌的纱布或毛巾包起，轻加搓拭，除去黏附的药粉。

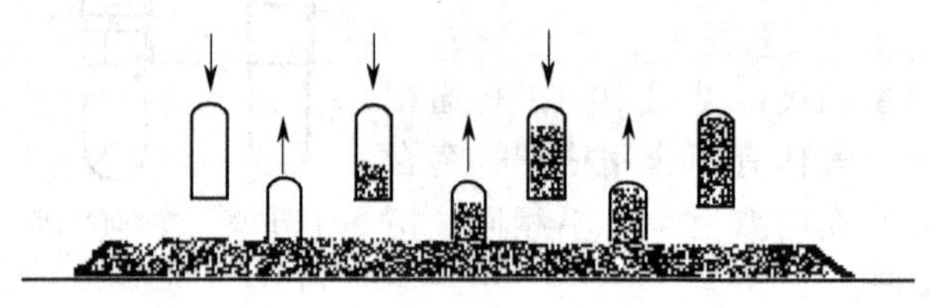

图10-5 徒手填充硬胶囊示意

硬胶囊分装器，见图10-6、图10-7，由下板和上板组成。上板的四个边缘有四个向下的柱和四个长条形的孔，整个上板有固定数目的孔，孔径与胶囊号相对应。下板四个边缘有四个向上的柱和四个圆孔，正好可将面板的四个柱插入。

操作时，将上板的四个孔分别插入下板的四个柱中，滑动上板使上板的四个柱恰好不能插入下板的四个孔中。将下截囊身插入上板的模孔中，其囊口与上板模孔恰好保持平齐。将药粉分布于所有囊口上，用平板刮粉使药粉落入囊中，并装满囊身，手持分装器轻轻振荡，再反复刮填药粉至填满囊身，刮去多余药粉。将上板的四个柱移入下板的四个孔中，使上板落在下板上，将囊身顶出。套上囊帽。将装好的硬胶囊倒在筛里，筛去多余药粉，拭净。

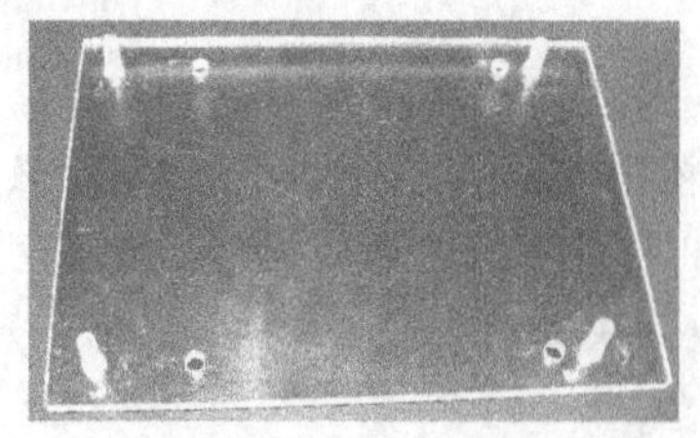

图10-6 硬胶囊分装器下板

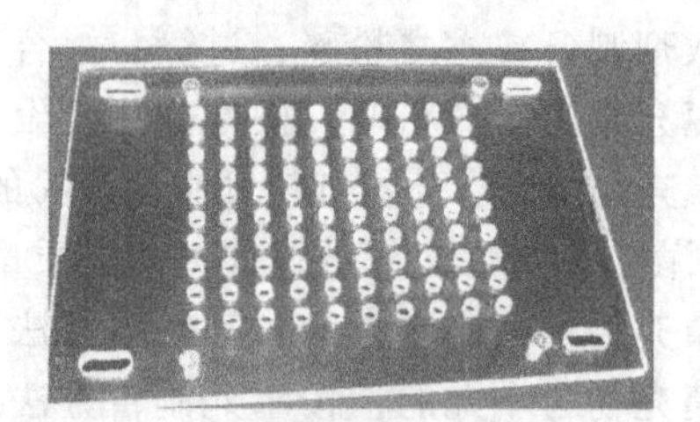

图10-7 硬胶囊分装器上板

机械填充：大生产多用胶囊自动填充机，见图 10-8、图 10-9。该设备主要由胶囊供给和药料填充两部分组成。操作时将机制空胶囊和药料分别加入两个料斗中，启动设备，填充开始。胶囊供给部分的流程是空胶囊供给→排列→矫正方向→空胶囊体帽分离。当载有空胶囊体的转盘转至已填好药料的转盘处时，药料填入囊体，继续转动离开填料处后即被盖帽、锁紧，继续转动，至出口处胶囊被排出。具体图示见图 10-10。

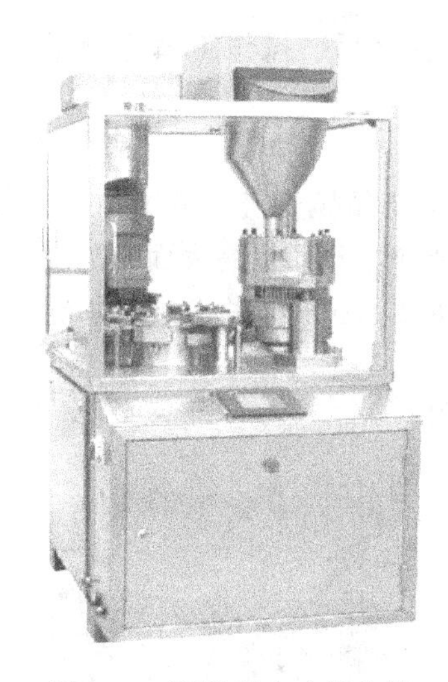

图 10-8　硬胶囊自动填充机

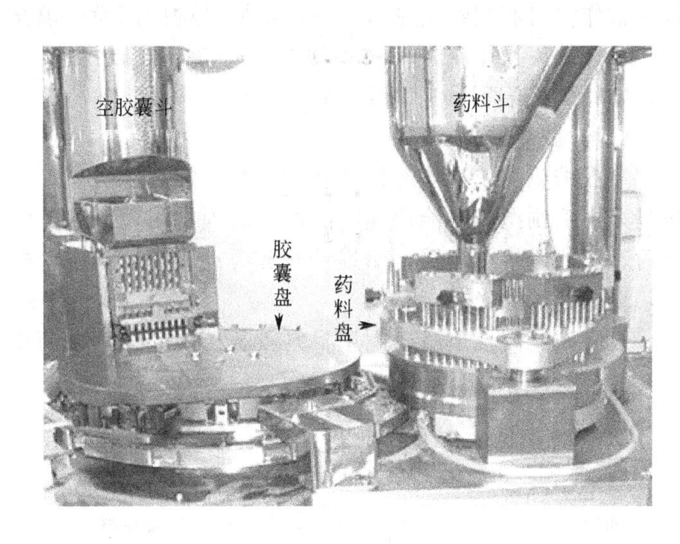

图 10-9　硬胶囊自动填充机（局部）

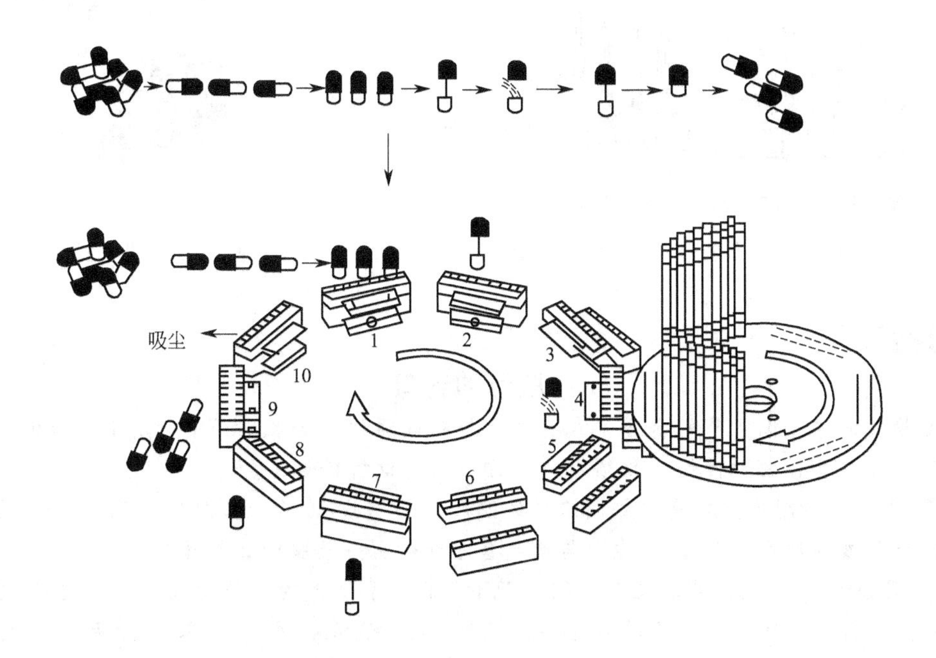

图 10-10　胶囊自动填充示意图

1—空胶囊由漏斗排列进入正位器，经真空辅助进入输送器（输送器共有十组，每一组分上、下两部，可储存一定数量的空胶囊）；2—上输送器上升时，上下胶囊分开；3—上输送器内缩而下输送器转进填充部；4—上输送器完全内缩；5—药粉条注入下胶囊，如果下输送器中没有胶囊时，药粉条则跌落于收集盘中；6—未能分开之胶囊或倒置之胶囊上盖由 18 支圆棒排除，称剔除部；7—上输送器向外伸出并对准下输送器上方之位置；8—上下输送器紧密接合，圆棒将下胶囊推进上盖中；9—圆棒再度上推并将填充好的胶囊排出输送器；10—真空吸尘器清理输送器以便进行空胶囊输送药粉装入硬胶囊的方式有四种，见图 10-11 所示。

填充岗位质量控制项目为装量差异，应在标示装量（或平均装量）的±10.0%以内或符合企业内控标准；崩解时限，应在 30min 内全部崩解或符合企业内控标准。

填充开始时，由操作工填写请验单，请验项目为质量差异。首次检验合格后，即可开始正式生产。填充过程中要随时进行检查，发现不合格的胶囊及时返工。生产时，剩余的少量药粉常作为可利用物料兑入下一批次同品种的药粉中填充。

填充结束操作工将请验单填好，交 QA 取样检验。检验合格后，操作工填写物料交接单，物料交接给下道工序或交暂存室保存。

(四) 胶囊抛光

填充结束的胶囊体上往往粘有药粉，需要除去。一般采用药品抛光机，见图 10-12。该机是采用毛刷抛光，能快速清除胶囊表面的附着粉末，使其洁净，从而提高表面光洁度。操作时，先放好接料容器，然后接好和开动吸尘器，启动抛光机运行按钮，将胶囊从加料口加入，设备开始抛光。

胶囊抛光岗位质量控制项目是胶囊外观光洁，无药粉黏附。

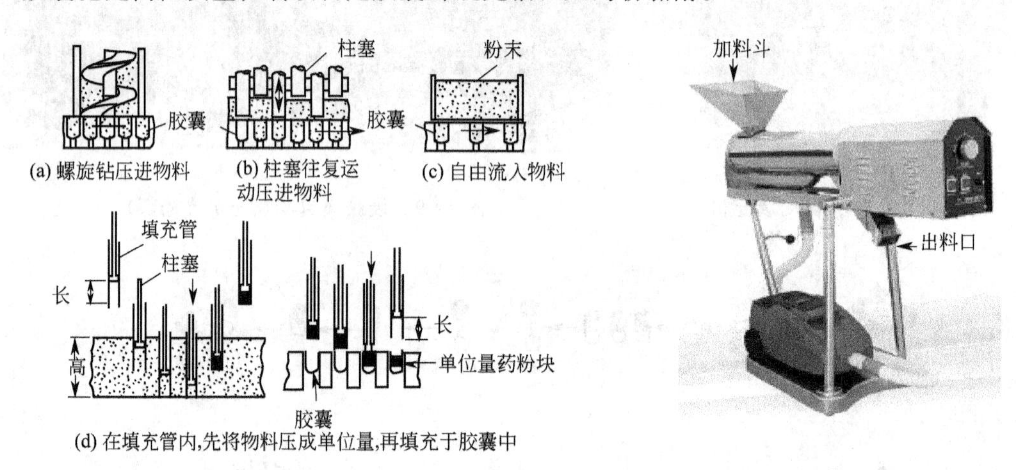

图 10-11 硬胶囊填充机填充类型

图 10-12 药品抛光机

知识链接

胶囊的封口

空胶囊的体、帽两节的套合方式有平口与锁口两种。如果生产中使用平口套合，此种套合不如锁口套合密封性好，故须封口。常用的封口材料如下。

① 明胶。与制备空胶囊时相同浓度的明胶，如明胶 20%、水 40%、乙醇 40%的混合液；保持胶液温度在 50℃，于囊帽与囊身套合处封上一条胶液，烘干即可。

② 混合液：a. 聚乙烯基吡咯烷酮（PVP，高分子化合物，平均相对分子质量 40000）2.5 份、聚乙烯聚丙二醇共聚物 0.1 份、乙醇 97.4 份混合液。b. 苯乙烯-马来酸共聚物 2.5 份、乙醇 97.5 份混合液。c. 其他：可用超声波使胶囊封口。

(五) 内包装

胶囊内包装可以装瓶，也可以进行铝塑泡罩包装。装瓶设备常用自动瓶装生产线（详见滴丸内包装）。铝塑泡罩包装用铝塑泡罩包装机（详见蜜丸内包装）。

胶囊内包装岗位质量控制项目是密封性，应符合企业内控标准。在内包装开始时，要由操作工填写请验单，请验项目为内包装后胶囊剂的密封性。首次检验合格后即可开始正式生产，生产过程中要随时对密封性进行检验，控制产品质量在合格范围内。

另外内包装岗位应随时进行包装质量检查，如包装的外观，批号、生产日期、有效期打印是否正确等。

生产结束操作工将请验单填好，交QA取样检验。检验合格后，操作工填写物料交接单，物料交接给下道工序或交暂存室保存。

（六）外包装、入库

同散剂。

各岗位生产结束后应做的工作，同散剂。

（七）胶囊剂制备过程中容易出现的质量问题

（1）装量差异超限　原因有囊壳因素、药物因素、填充设备因素。解决办法是选用正规厂家生产的合格空胶囊；加入适宜辅料或者制颗粒等改变药物流动性，使填充准确；填充设备及时维修保养，确保正常运转。

（2）吸潮　解决办法是利用玻璃瓶、双铝箔包装、铝塑包装或改进制备工艺（制粒、防潮包衣）。

以上解决办法，凡涉及增减辅料、改变工艺、改变填充物状态的均要以不违反国家药品标准为前提。

知识链接

胶囊剂工艺设计中的基本思路

① 剂量小的或细料药，直接粉碎成细粉，过六号筛，混合均匀后填充。

② 剂量较大的，先将部分药材粉碎成细粉，其余药材经提取浓缩成稠膏或干浸膏后与细粉混匀，干燥，研细，过筛，混匀后填充。也可将全部药材经提取浓缩成稠膏后加适量辅料，制成小颗粒，经干燥混匀后填充。

③ 挥发油用处方中药物细粉吸收后再填充，也可用β环糊精包合后加入。

④ 易引湿或发生共熔的药物可分别加入适量稀释剂（氧化镁、碳酸镁等）稀释后再混合填充。

⑤ 疏松性药物应制成颗粒，也可加适量乙醇或液状石蜡混合均匀后填充。

⑥ 剂量小的处方，特别是麻醉药、毒药应加乳糖、淀粉等稀释剂稀释一定的倍数后填充。

⑦ 中药浸膏粉应保持干燥，添加适当辅料混匀后填充，否则胶囊易软化。

第三节　软胶囊剂制备技术

一、囊材

软胶囊的囊材原料主要有明胶、阿拉伯胶。还需加入以下添加剂。

增塑剂：常用甘油、山梨醇，单独或混合使用。

防腐剂：对羟基苯甲酸甲酯4份、对羟基苯甲酸丙酯1份的混合物，为明胶量的0.2%～0.3%。

色素：食用规格的水溶性染料。

香料：0.1%乙基香兰醛、2%香精。

避光剂：二氧化钛，每千克明胶原料加2～12g。

增溶剂：1%富马酸。

囊材与添加剂的比例为干增塑剂与干明胶（0.4～0.6）∶1.0，水与干明胶（1.0～1.6）∶1.0。

二、软胶囊大小的选择

软胶囊形状有球形（亦称胶丸）、椭圆形等。在保证填充药物达到治疗量的前提下，软胶囊的容积要求尽可能减小。

三、软胶囊剂的制备

包括压制法（模压法）、滴制法。

（一）压制法制备软胶囊

压制法制备软胶囊的生产工艺流程为：

填充物、胶片→压制软胶囊→定型→洗涤→干燥→选丸→内包装→外包装→入库

所在生产区：除外包装、入库在一般生产区外，其余均在D级洁净区。

1. 制备填充物

填充物有固体，也有液体。固体主要是粉末；液体有各种油类、对明胶无溶解作用的液体药物或混悬液。

① 备料。填充物原料中含有药材粉末：药材粉末的备料同第七章第二节散剂制备技术之备料。

填充物原料中含有提取物（如浸膏粉）：制备提取物的备料同第八章第三节滴丸制备技术之制备提取物之备料。

② 制备填充物。填充物为药材细粉的：将备料好的饮片进行粉碎、过筛、混合，操作方法、质量控制项目同散剂制备技术之粉碎、过筛、混合。

填充物为浸膏粉的：操作方法及设备同滴丸制备技术之制备浸膏粉。

填充物中既有药材细粉又有浸膏粉的：一般将药材粉末与浸膏混合、干燥，粉碎、过筛。干燥灭菌、粉碎、过筛的操作方法，质量控制项目同散剂制备技术之干燥灭菌、粉碎、过筛。

填充物为化学纯品：直接粉碎、过筛备用。

填充物为混悬液：将上述方法制备的固体药粉，加入植物油或PEG400及适宜助悬剂，混悬均匀。以植物油为基质的，用10%～30%油蜡混合物［氢化大豆油1份，黄蜡（蜂蜡）1份，熔点为33～38℃的短链植物油4份］作助悬剂；以PEG400等非油类为基质的，用1%～15%PEG4000或PEG6000作助悬剂。有时也可加入抗氧化剂、表面活性剂来提高软胶囊的稳定性与生物利用度。

填充物为油类：将备料好的饮片按国家批复药品标准进行浸提或压榨。

填充物为液体药物：将药物溶解于适宜溶剂中。

凡是液体填充物，pH控制在4.5～7.5之间，否则易使明胶水解（强酸）或变性（强碱），可选用磷酸盐等缓冲液调整。

制备固体填充物岗位质量控制项目为水分，在9.0%以下或符合企业内控标准；粒度，应符合企业内控标准。液体类填充物应符合国家批复质量标准或企业内控标准。生产结束操作工填写请验单，交QA取样检验，请验项目为水分、粒度或其他。检验合格后，操作工填写物料交接单，物料交接给下道工序或交暂存室保存。

2. 制备胶片

要制备合格的胶片首先要制备合格的胶液。

① 制备胶液。根据囊材处方和添加剂的性质，按顺序将添加剂、明胶加入纯化水中，升温至70～80℃，保温搅拌至胶溶均匀，黏度测定达到4.5～4.8°E（60℃），抽真空除去气泡，50～60℃静置3～12h，黏度和气泡检查合格后，用70目的尼龙滤袋滤过胶液至保温贮胶罐中，50～60℃保温备用。操作过程中注意不要烫伤。

知识链接

恩氏度符号为“°E”，又称恩氏黏度、恩格勒（Engler）黏度。是一定量的试样，在规定温度（如：50℃、80℃、100℃）下，从恩氏黏度计流出200mL试样所需的时间与蒸馏水在20℃流出相同体积所需要的时间（s）之比。

制备胶液岗位质量控制项目为胶液黏度在4.5～4.8°E（60℃）；胶液无气泡。

② 制备胶片。将胶液涂于平坦的钢板表面上（钢板表面涂有润滑剂），使厚薄均匀，吹冷风使胶液凝固成为韧性适宜的具有一定弹性的软胶片。自动旋转轧囊机制备胶片是将50～60℃保温的胶液由压缩空气从箱中压出，由滚筒上的刮板刮平，同时由设备上吹风机吹冷风使之凝固成片。

润滑剂可以是液状石蜡、植物油等。

3. 压制软胶囊

压制法（模压法）制备软胶囊是将明胶为主的软质囊材制成厚薄均匀的胶片，将药液置于两胶片间，用钢板模或旋转模压制而成，故又分为钢板模压法和旋转模压法两种。旋转模压法用自动旋转轧囊机。模的形状可为椭圆形、球形或其他形状。

小量生产：采用压丸模手工压制。

操作时，将压丸模钢板的两面适当加温，取软胶片一张，表面均匀涂布润滑油，将涂油面朝向下板铺平。取计算量的药液（药粉）放于软胶片上摊匀。另取软胶片一张铺在药液（药粉）上面，在胶片上面涂一层润滑油。将上板对准盖于上面的软胶片上，置于油压机（水压机）中加压，制软胶囊。

大量生产：使用自动旋转轧囊机。见图10-13～图10-15。

生产时，药液由贮液槽经导管流入楔形注入器（此处一般45℃保温）。由相反方向向两侧送料轴传送过来的软胶片，相对地进入两个轮状模的夹缝处。药液借填充泵的推动，定量地落入两胶片之间。轮状模连续转动将胶片与药液压入两模的凹槽中，使胶片呈两个半球形将药液包裹，形成球形囊状物。剩余胶片被切断分离、回收。

压制软胶囊岗位质量控制项目是胶囊外观对称，夹缝细小无漏液，胶皮厚度均匀，一般在0.8～0.9mm；装量差异限度，应在标示装量（或平均装量）的±10.0%以内或符合企业内控标准规定。

在压制开始时，要由操作工填写请验单，请验项目为软胶囊外观、装量差异，首次检验合格后即可开始正式生产，生产过程中要随时对外观、装量差异进行检验，控制产品质量在合格范围内。

生产结束操作工将请验单填写好，交QA取样检验。检验合格后，操作工填写物料交接单，物料交接给下道工序或交暂存室保存。

4. 定型

室温20～25℃，相对湿度（40±5）%，软胶囊置干燥转笼中，见图10-16，吹冷风（10～

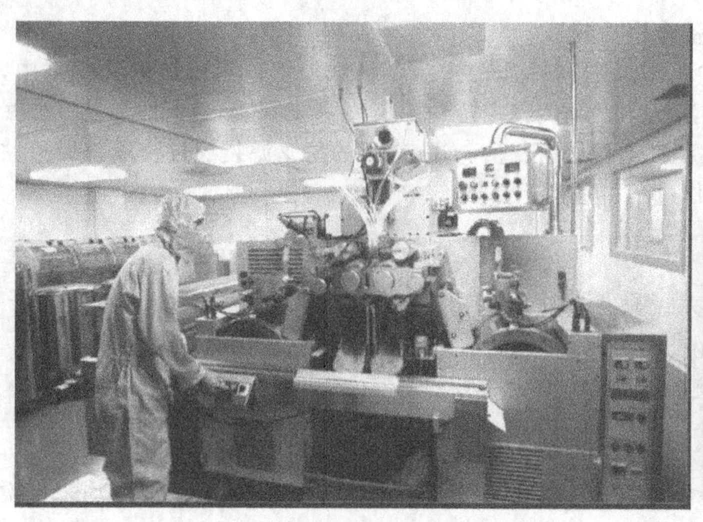

图 10-13　自动旋转轧囊机

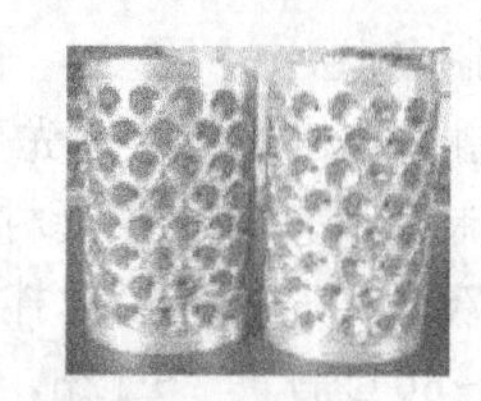

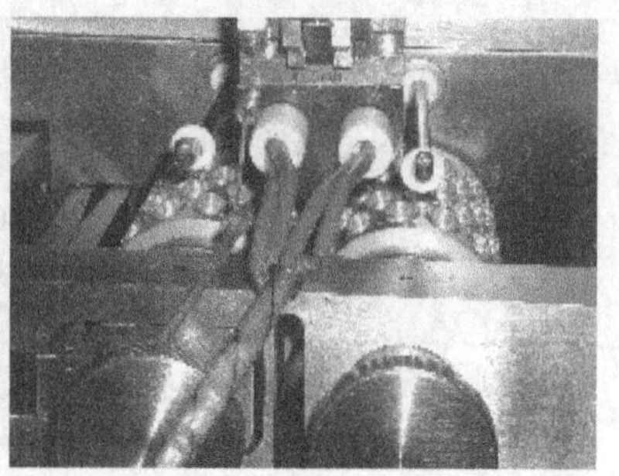

图 10-14　自动旋转轧囊机压囊模具

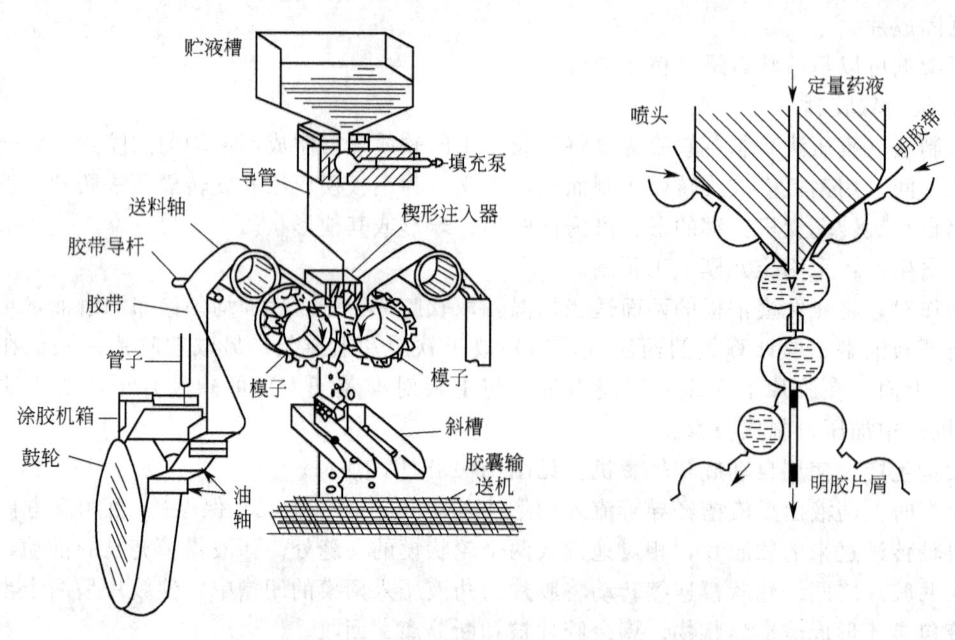

图 10-15　自动旋转轧囊机工作示意图

15℃）冷却固定。吹风时间视软胶囊定型情况而定，几小时至十几小时不等。

定型岗位质量控制标准是软胶囊由软变硬而有弹性。

5. 洗涤

用乙醇或石油醚洗去软胶囊表面的润滑剂（注意防火防爆）。也可用擦拭的方法除去润滑剂，如擦丸机。目前一些先进的自动旋转轧囊机用较少的食用植物油作润滑剂即可达到润滑目的，可省去洗涤操作。

洗涤岗位质量控制标准是丸表面无油污。

6. 干燥

洗后的软胶囊置筛网盘中（2～3 层软胶囊即可），放在盘车上，见图 10-17，推入干燥箱等干燥设备中挥干洗液，然后在25～30℃、相对湿度30%以下，吹风或晾20h左右（勤翻动）即得，见图10-18。如果是动态干燥可缩短时间。但干燥不可太剧烈以免囊变形。

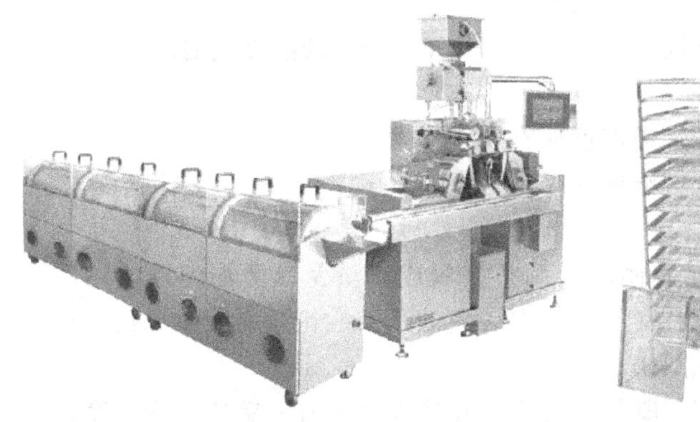

图10-16　与自动旋转轧囊机相连的转笼式干燥机

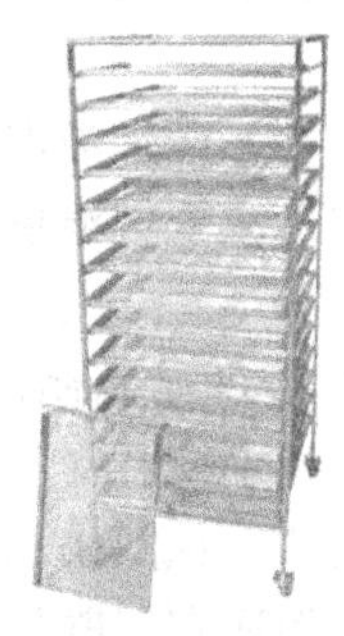

图10-17　干燥盘车

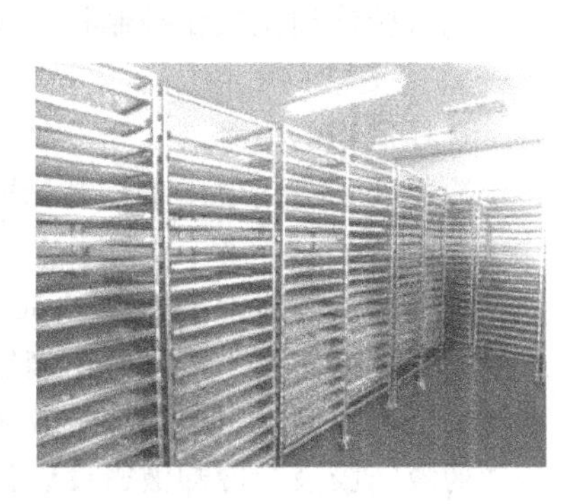

图10-18　干燥间

干燥岗位质量控制标准是丸表面干燥，无粘连。囊皮含水量大约在12%～14%。

7. 选丸

人工挑选出残次丸。选丸岗位质量控制项目是软胶囊外观整洁，无黏结、变形、渗漏或囊壳破裂现象；崩解时限，软胶囊60min内全部崩解或符合企业内控标准。

选丸结束，由操作工填写请验单，请验项目是外观、崩解时限。检查合格后，操作工填写物料交接单，物料交接给下道工序或交暂存室保存。

8. 内包装（同硬胶囊剂）

9. 外包装、入库（同散剂）

各岗位生产结束后应做的工作，同散剂。

由于使用液体石蜡等作润滑剂，生产车间地面油滑，应注意不要滑倒。

（二）滴制法制备软胶囊

滴制法制备软胶囊是指通过滴制机制备软胶囊的方法。该法由具双层喷头的滴丸机完成。以明胶为主的软质囊材（胶液）与被包药液，分别在双层喷头的外层与内层按不同速度喷出，使定量的胶液将定量的药液包裹后，滴入与胶液不相混溶的冷却液中，由于表面张力作用使之形成球形，并逐渐凝固成软胶囊剂。

滴制法制备软胶囊的生产工艺流程为：

药液┐
　　├→滴制软胶囊→冷凝→定型→洗涤→干燥→选丸→内包装→外包装→入库
胶液┘

所在生产区：除外包装、入库在一般生产区外，其余均在D级洁净区。

1. 制备药液

备料：同压制法制备软胶囊的备料。

制备药液：同压制法制备填充物之填充物为混悬液和填充物为液体的制备方法。制备好的药液置贮箱中60℃保温储存。

2. 制备胶液

见“软胶囊的囊材”所述，干增塑剂与干明胶（0.4～0.6）∶1.0，水与干明胶（1.0～1.6）∶1.0。也有用明胶∶甘油∶水＝1.0∶（0.3～0.4）∶（0.7～1.4）比例的，通常以实验确定最佳比例。操作时，根据囊材处方和添加剂的性质，按顺序将添加剂、明胶加入纯化水中，升温至70～80℃，保温搅拌至胶溶均匀，黏度测定达到4.5～4.8°E（60℃），抽真空除去气泡，60℃静置3～12h，黏度和气泡检查合格后，用70目的尼龙滤袋滤过胶液至保温贮胶罐中，50～60℃保温备用。操作过程中注意不要烫伤。

制备胶液岗位质量控制标准是胶液黏度在4.5～4.8°E（60℃）；胶液无气泡。

3. 冷凝液的贮备

选择适当的冷凝液装于冷凝柱内，冷凝液温度应在10～17℃。

冷凝液贮备岗位质量控制标准是冷凝液温度在10～17℃范围内。

4. 滴制

滴头温度一般控制在40～50℃。开始滴制时，调整好胶皮重量及厚薄均匀度，然后正式滴制。目前国内生产滴丸用滴制机主要有带加热恒温装置的药液贮箱和明胶液贮箱（缸）、双滴头定量控制器、冷却箱、收集器。见图10-19。

药液、胶液与冷却液密度、比例适宜，既保证胶囊剂在冷却液中有一定的沉降速度，又有足够时间使之逐渐冷却成球形。不同品种，比例不同，应经过试验确定。

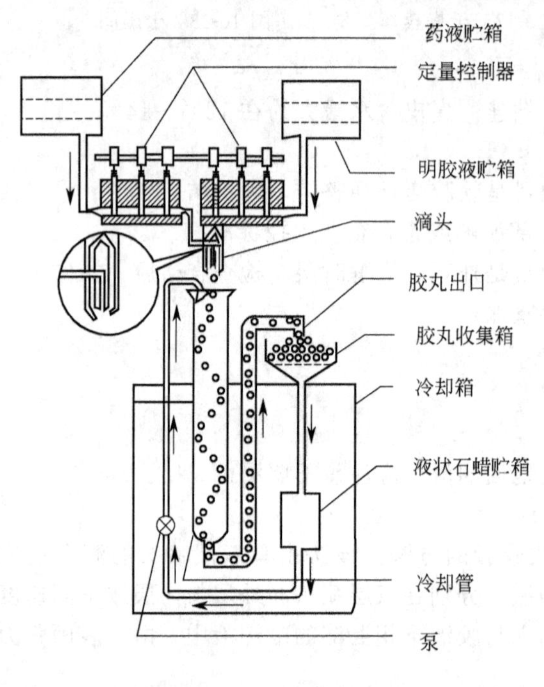

图10-19 滴制机示意图

滴制岗位质量控制项目是胶丸外观圆整，包裹严密；胶皮厚度，符合要求；胶囊装量差异，应在标示装量（或平均装量）的±10.0%以内或符合企业内控标准规定。

滴制开始时，要由操作工填写请验单，请验项目为软胶囊外观、装量差异，首次检验合格后即可开始正式生产，生产过程中要随时对外观、装量差异进行检验，控制产品质量在合格范围内。

生产结束操作工将请验单填好，交QA取样检验。检验合格后，操作工填写物料交接单，物料交接给下道工序或交暂存室保存。

5. 定型、洗涤、干燥、选丸

同压制法制备软胶囊。

6. 内包装

同硬胶囊剂。

7. 外包装、入库

同散剂。

各岗位生产结束后应做的工作，同散剂。

知识链接

肠溶胶囊剂的制备

除空胶囊制备方法不同外，其他均与硬胶囊剂制备方法相同。

制备方法如下。

1. 普通空胶囊用包衣方法涂上一层肠溶材料，如CAP（邻苯二甲酸醋酸纤维素）等，然后填充药物，并用肠溶性胶液封口。

2. 用肠溶材料与明胶混合，制成肠溶性空胶囊，填充药物后，用肠溶性胶液封口。

练 习 题

一、了解《中国药典》收载左金胶囊制备方法，并分析《中国药典》收载左金胶囊药品质量标准中都涉及了哪些学过的知识？

【处方】 黄连 1284g 吴茱萸 214g

【制法】 以上二味，取吴茱萸71g，粉碎成细粉，剩余的吴茱萸与黄连用60%的乙醇加热回流提取三次，第一次3h，第二次2h，第三次1.5h，合并提取液，滤过，回收乙醇并浓缩成稠膏，加入吴茱萸细粉，混匀，烘干，粉碎，加入适量的淀粉，混匀，装入胶囊，制成1000粒，即得。

【性状】 本品为硬胶囊，内容物为红棕色至棕褐色的颗粒和粉末；气特异，味苦。

【鉴别】

① 取本品内容物1g，加乙醇20ml，超声处理20min，滤过，滤液作为供试品溶液。另取吴茱萸对照药材0.2g，加乙醇10ml，同法制成对照药材溶液。再取吴茱萸次碱对照品，加乙醇制成每1ml含0.2mg的溶液，作为对照品溶液。照薄层色谱法试验，吸取上述三种溶液各1μl，分别点于同一硅胶G薄层板上，以环己烷-乙酸乙酯-甲醇（19∶5∶1）为展开剂，展开，取出，晾干，喷以10%硫酸乙醇溶液，在105℃加热约5min，置紫外光灯（365nm）下检视。供试品色谱中，分别在与对照药材色谱及对照品色谱相应的位置上，显相同颜色的荧光斑点。

② 取【鉴别】①项下的供试品溶液稀释10倍，作为供试品溶液。另取黄连对照药材0.1g，加乙醇20ml，超声处理20min，滤过，滤液作为对照药材溶液。再取盐酸小檗碱对照品，加乙醇制成每1ml含0.5mg的溶液，作为对照品溶液。照薄层色谱法试验，吸取上述三种溶液各1μl，分别点于同一硅胶G薄层板上，以苯－乙酸乙酯－异丙醇－甲醇－浓氨试液（12∶6∶3∶3∶1）为展开剂，置氨蒸气饱和的展开缸内，展开，取出，晾干，置紫外光灯（365nm）下检视。供试品色谱中，在与对照药材色谱及对照品色谱相应的位置上，显相同颜色的荧光斑点。

【检查】 应符合胶囊剂项下有关的各项规定。

【含量测定】 照高效液相色谱法测定。

色谱条件与系统适用性试验：用十八烷基硅烷键合硅胶为填充剂；以乙腈-0.05mol/L磷酸二氢钾溶液（25∶75）为流动相；检测波长为350nm。理论板数按盐酸小檗碱峰计算应不低于3000。

对照品溶液的制备：取盐酸小檗碱对照品适量，精密称定，加盐酸-甲醇（1∶100）的混合液制成每1ml含30μg的溶液，即得。

供试品溶液的制备：取本品装量差异项下的内容物，研细，取约0.1g，精密称定，置100ml量瓶中，加入盐酸-甲醇（1∶100）混合溶液适量，超声处理（功率300W，频率50kHz）20min，放冷，用盐酸-甲醇（1∶100）混合溶液稀释至刻度，摇匀，滤过，精密量取续滤液2ml，置10ml量瓶中，用盐酸-甲醇（1∶100）混合溶液稀释至刻度，摇匀，离心（转速为每分钟12000转）10min，取上清液或滤过，取续滤液，即得。

测定法：分别精密吸取对照品溶液与供试品溶液各10μl，注入液相色谱仪，测定，即得。

本品每粒含黄连以盐酸小檗碱（$C_{20}H_{18}ClNO_4$）计，不得少于40.0mg。

【功能与主治】 泻火，疏肝，和胃，止痛。用于肝火犯胃，脘胁疼痛，口苦嘈杂，呕吐酸水，不喜热饮。

【用法与用量】 口服，一次2～4粒，一日2次，饭后服用。15日为一个疗程。

【规格】 每粒装0.35g

二、了解《中国药典》收载十滴水软胶囊的制法，并分析《中国药典》收载十滴水软胶囊药品质量标准中都涉及了哪些学过的知识？

十滴水软胶囊

【处方】 樟脑 62.5g 干姜 62.5g 大黄 50g 小茴香 25g
肉桂 25g 辣椒 12.5g 桉油 31.25ml

【制法】 以上七味，大黄、辣椒粉碎成粗粉，干姜、小茴香、肉桂提取挥发油，备用，药渣与大黄、辣椒粗粉照流浸膏剂与浸膏剂项下的渗漉法（《中国药典》2010年版附录Ⅰ O），用80%乙醇作溶剂，浸渍24h后，续加70%乙醇进行渗漉，收集渗漉液，回收乙醇至无醇味，药液浓缩至相对密度为1.30（50℃）的清膏，减压干燥，粉碎，加入植物油适量，与上述挥发油及樟脑、桉油混匀，制成软胶囊1000粒，即得。

【性状】 本品为棕色的软胶囊，内容物为含有少量悬浮固体浸膏的黄色油状液体；气芳香，味辛辣。

【鉴别】

① 取本品2粒的内容物，用甲醇振摇提取2次，每次5ml，合并甲醇液，蒸干，残渣加水10ml使溶解，加盐酸1ml，置水浴中加热回流1h，放冷，用乙酸乙酯提取2次，每次20ml，合并乙酸乙酯液，浓缩至约1ml，作为供试品溶液。另取大黄对照药材0.1g，同法制成对照药材溶液。照薄层色谱法试验，吸取对照品溶液2μl或4μl、供试品溶液5μl，分别点于同一以羧甲基纤维素钠为黏合剂的硅胶H薄层板上，以石油醚（30～60℃）-甲酸乙酯-甲酸（15∶5∶1）的上层溶液为展开剂，展开，取出，晾干，置紫外光灯（365nm）下检视。供试品色谱中，在与对照药材色谱相应的位置上，显相同颜色的斑点。

② 取本品2粒的内容物，加甲醇2ml，振摇提取，静置，取上层溶液作为供试品溶液。另取桂皮醛对照品，加乙醇制成每1ml含1μl的溶液，作为对照品溶液。照薄层色谱法试验，吸取对照品溶液2μl、供试品溶液4μl，分别点于同一硅胶G薄层板上，以石油醚（60～90℃）-乙酸乙酯（17∶3）为展开剂，展开，取出，晾干，喷以二硝基苯肼乙醇试液。供试品色谱中，在与对照品色谱相应的位置上，显相同颜色的斑点。

③ 取【含量测定】项下的供试品溶液作为供试品溶液。另取桉油精对照品，加无水乙醇制成每1ml含2.4μl的溶液，作为对照品溶液。照气相色谱法试验，以聚乙二醇（PEG)-20M为固定相，涂布浓度为10%，柱温为150℃，分别吸取对照品溶液与供试品溶液各0.2～0.4μl，注入气相色谱仪。供试品色谱中应呈现与对照品保留时间相同的色谱峰。

【检查】 应符合胶囊剂项下有关的各项规定。

【含量测定】 照气相色谱法测定。

色谱条件与系统适用性试验：以聚乙二醇（PEG）-20M为固定相，涂布浓度为10%，柱温105℃。理论板数按樟脑峰计算应不低于2000。樟脑峰与薄荷脑峰的分离度应大于2。

校正因子测定：精密称取樟脑对照品50mg，置10ml量瓶中，精密加入薄荷脑50mg，加无水乙醇至刻度，摇匀，取1～2μl，注入气相色谱仪，计算校正因子。

测定法：取装量差异项下的内容物，混匀，取0.8g，精密称定，置具塞试管中，用无水乙醇振摇提取5次，每次4ml，分取乙醇提取液，转移至25ml量瓶中，精密加入薄荷脑125mg，加无水乙醇至刻度，摇匀，作为供试品溶液。取1～2μl，注入气相色谱仪，测定，计算，即得。

本品每粒含樟脑（$C_{10}H_{16}O$）不得少于53mg。

【功能与主治】 健胃，祛暑。用于因中暑而引起的头晕，恶心，腹痛，胃肠不适。

【用法与用量】 口服，一次1～2粒，儿童酌减。

【注意】 孕妇忌服。

【规格】 每粒装0.425g

【贮藏】 置阴凉干燥处保存。

三、单选题

1. 以下属于胶囊剂概念的是（　）。

A. 将药材细粉或药材提取物加适宜的黏合剂或其他辅料制成的球形或类球形制剂

B. 药材提取物与适宜的辅料或药材细粉制成具有一定粒度的颗粒状制剂

C. 将药材用适宜的方法加工后，加入适宜辅料填充于硬质空胶囊或密封于软质囊材中的制剂

D. 药材提取物、药材提取物加药材细粉或药材细粉与适宜辅料混匀压制成的圆片状或异形片状的固体制剂

E. 一种或数种药材或药材提取物经粉碎、均匀混合制成的粉末状制剂

2. 胶囊剂应进行的检查项目不包括（　）。

A. 外观　B. 水分　C. 崩解时限　D. 无菌　E. 微生物限度

3. 硬胶囊剂水分不得过（　）。

A. 6.0%　B. 7.0%　C. 8.0%　D. 9.0%　E. 10.0%

4. 胶囊剂装量差异限度应在标示装量（或平均装量）的（　）以内。

A. ±8.0%　B. ±9.0%　C. ±10.0%　D. ±11.0%　E. ±12.0%

5. 硬胶囊剂做崩解时限检查，应在（　）内全部崩解。

A. 20min　B. 30min　C. 40min　D. 50min　E. 60min

6. 软胶囊应在（　）内全部崩解。

A. 20min　B. 30min　C. 40min　D. 50min　E. 60min

7. 制备空胶囊的主要成型材料是（　）。

A. 甘油　B. 明胶　C. 琼脂　D. 二氧化钛　E. 尼泊金

8. 以下属于遮光剂的是（　）。

A. 甘油　B. 明胶　C. 琼脂　D. 二氧化钛　E. 尼泊金酯

9. 以下属于防腐剂的是（　）。

A. 甘油　B. 明胶　C. 琼脂　D. 二氧化钛　E. 尼泊金酯

10. 空胶囊属于（　）。

A. 原料　B. 药用辅料　C. 包装材料　D. 干燥剂　E. 以上都不是

11. 空胶囊的储存温度是（　）。

A. 5～15℃　B. 10～25℃　C. 20～35℃　D. 30～40℃　E. 25～45℃

12. 空胶囊储存的相对湿度是（　）。

A. 15%～25%　B. 30%～45%　C. 35%～65%　D. 40%～70%　E. 50%～75%

13. 空胶囊的规格错误的是（　）。

A. 0000　B. 000　C. 00　D. 0　E. 1

14. 硬胶囊填充后的请验项目是（　）。

A. 外观　B. 水分　C. 崩解时限　D. 密封性　E. 装量差异

15. 硬胶囊剂内包装岗位请验项目是（　）。

A. 外观　B. 水分　C. 崩解时限　D. 密封性　E. 装量差异

16. 硬胶囊剂固体内容物的填充大生产时多用（　）。

A. 全自动胶囊填充机　B. 半自动胶囊填充机　C. 自动旋转轧囊机

D. 高效包衣机　E. 药品抛光机

17. 胶囊填充岗位应进行的质量控制项目是（　）。

A. 水分　B. 粒度　C. 水分和粒度

D. 装量差异　E. 崩解时限和装量差异

18. 胶囊填充岗位装量差异检查的时间正确的是（　）。

A. 填充开始时　B. 填充至一半时　C. 填充结束

D. 填充开始至结束整个过程随时检查　E. 以上都不是

19. 胶囊填充结束的胶囊体上往往沾有药粉，需要除去。一般采用（　）去除药粉。

A. 全自动胶囊填充机　B. 半自动胶囊填充机　C. 自动旋转轧囊机

D. 高效包衣机　E. 药品抛光机

20. 硬胶囊剂填充过程中出现装量差异超限的原因不包括（　）。

A. 囊壳质量不好　B. 药物粉末流动性不好　C. 药物吸湿性强

D. 填充设备运转不正常　E. 设备没消毒

21. 软胶囊内的混悬液其基质如果是植物油，则加入的助悬剂常选用（　）。

A. 植物油　B. PEG400　C. 植物油或 PEG400

D. PEG4000 或 PEG6000　E. 油蜡混合物

22. 软胶囊内的混悬液其基质如果是PEG400，则加入的助悬剂常选用（　）。
A. 植物油　B. PEG400　C. 植物油或PEG400
D. PEG4000或PEG6000　E. 油蜡混合物
23. 软胶囊内的填充物如果为液体，其pH值应控制在（　）之间。
A. 1.5～3.5　B. 2～5　C. 3.5～6.5　D. 4.5～7.5　E. 5.5～8.5
24. 制备软胶囊时，胶液应在（　）保温搅拌至胶溶均匀。
A. 40～50℃　B. 50～60℃　C. 60～70℃　D. 70～80℃　E. 80～90℃
25. 制备软胶囊时，胶液制好后在（　）静置3～12h保温备用。
A. 40～50℃　B. 50～60℃　C. 60～70℃　D. 70～80℃　E. 80～90℃
26. 自动旋转轧囊机制备胶片是将（　）保温的胶液由压缩空气从箱中压出，由滚筒上的刮板刮平，同时由设备上吹风机吹冷风使之凝固成片。
A. 40～50℃　B. 50～60℃　C. 60～70℃　D. 70～80℃　E. 80～90℃
27. 软胶囊大量生产常采用（　）。
A. 全自动胶囊填充机　B. 半自动胶囊填充机　C. 自动旋转轧囊机
D. 高效包衣机　E. 药品抛光机
28. 轧好的软胶囊的质量控制项目叙述错误的是（　）。
A. 软胶囊外观对称
B. 软胶囊夹缝质量细小无漏液
C. 胶皮厚度均匀、适宜
D. 装量差异符合规定
E. 水分符合规定
29. 软胶囊定型是在干燥转笼中吹（　）冷风。
A. −10～5℃　B. 0～10℃　C. 10～15℃　D. 15～20℃　E. 20～25℃
30. 不能用于除去丸上黏附的润滑剂的是（　）。
A. 乙醇　B. 石油醚　C. 水　D. 乙醇与丙酮5∶1混合液　E. 擦干
31. 以下属于肠溶材料的是（　）。
A. CAP（邻苯二甲酸醋酸纤维素）　B. 淀粉　C. 糊精　D. 琼脂　E. 丙酮

四、判断题

1. 胶囊剂分为硬胶囊剂、软胶囊剂、肠溶胶囊剂和胶丸。（　）
2. 胶囊剂崩解时限检查，如有部分颗粒状物不能通过筛网，但已软化无硬心者，可作符合规定论。（　）
3. 软胶囊剂的制法包括压制法、滴制法和塑制法。（　）
4. 胶囊填充岗位生产结束时剩余的少量药粉常作为可利用物料兑入下一批次同品种的药粉中填充。（　）
5. 制备软胶囊时，应控制胶液黏度在4.5～4.8°E（60℃），胶液无气泡。（　）

五、简答题

1. 简述硬胶囊剂生产工艺流程。
2. 简答如果硬胶囊剂原料中含有丹参药材粉末，丹参个子药材如何处理才能得到合格的其药材粉末。
3. 简述压制法制备软胶囊生产工艺流程。

第十一章　片剂制备技术

教学目的

◆掌握片剂质量要求；湿法制颗粒压片技术；片剂包衣的方法与设备；包衣的物料与工序。

◆熟悉片剂的含义、分类；片剂辅料；包衣的种类；压片、包衣过程中可能出现的问题及解决办法。

◆了解片剂的特点；包衣的目的；干法制颗粒压片技术；粉末直接压片技术。

第一节　基本知识

一、片剂的含义与特点

片剂系指药材提取物、药材提取物加药材细粉或药材细粉与适宜辅料混匀压制成的圆片状或异形片状的固体制剂。

中药片剂的研究和生产始于20世纪50年代，它是在汤剂、丸剂等传统剂型的基础上改进而成。随着现代工业药剂学的发展以及对中药现代化技术的不断研究，逐步摸索出了一套适合于中药片剂的工艺条件。目前，中药片剂已成为品种多、产量大、用途广、服用和贮运方便、质量稳定的中药主要剂型之一。

片剂特点如下。

① 通常片剂的溶出度及生物利用度较丸剂好。

② 剂量准确，片剂内药物含量差异较小。

③ 质量稳定，片剂为干燥固体，且某些易氧化变质及易潮解的药物可借包衣加以保护，光线、空气、水分等对其影响较小。

④ 服用、携带、运输和储存等都比较方便。

⑤ 机械化生产，产量大，成本低。

缺点是：片剂中需加入若干赋形剂，并经过压缩成型，溶出度较散剂及胶囊剂差，有时影响其生物利用度；儿童及昏迷患者不易吞服；含挥发性成分的片剂储存较久时含量下降。

二、片剂的分类

（一）按给药途径结合制备方法与作用特点分类

1. 口服片剂

是应用最广泛的一类，在胃肠道内崩解吸收而发挥疗效。

普通压制片：又称素片，系指药物与赋形剂混合，经压制而成的片剂。此类片剂未经包衣，应用广泛。

包衣片：系指在片心（压制片）外包有衣膜的片剂。

咀嚼片：系指在口腔内咀嚼或吮服使片剂溶化后吞服，在胃肠道中发挥作用或经胃肠道吸收发挥全身作用的片剂。适用于小儿或胃部有疾患的患者。生产时一般用湿法制粒，不需加入崩解剂，口感与外观均应良好，硬度小于普通片剂。药片嚼碎后便于吞服，并能加速药物溶出，提高疗效。如干酵母片、钙片等。

泡腾片：系指含有碳酸氢钠和有机酸，遇水可产生气体而呈泡腾状的片剂。泡腾片中的药物应是易溶性的，加水产生气泡后应能崩解。这种片剂特别适用于儿童、老年人和不能吞服固体制剂的患者。又因能以溶液形式服用，药物奏效迅速，生物利用度高，而与液体制剂相比携带更方便。如大山楂泡腾片等。

分散片：系指在水中能迅速崩解并均匀分散的片剂。

2. 口腔用片剂

口含片：系指含于口腔中，药物缓慢溶解产生持久局部作用的片剂。含片中的药物应是易溶性的，主要起局部消炎、杀菌、收敛、止痛或局部麻醉作用。口含片比一般内服片大而硬，味道适口。如草珊瑚含片、银黄含片等。

舌下片：系指置于舌下能迅速溶化，药物经舌下黏膜吸收发挥全身作用的片剂。舌下片中的药物与辅料应是易溶性的，主要用于急症的治疗。舌下片不仅吸收迅速显效快，而且可避免胃肠液 pH 及酶对药物的不良影响和肝脏的首过效应。如硝酸甘油片、喘息定片等。

口腔贴片：系指粘贴于口腔，经黏膜吸收后起局部或全身作用的片剂，如冰硼贴片。

3. 外用片剂

阴道用片：系指置于阴道内应用的片剂。如鱼腥草素泡腾片。

可溶片：系指临用前能溶解于水的非包衣片或薄膜包衣片，可溶片应溶解于水中，溶液可呈轻微乳光，可供外用、含漱等。

4. 其他片剂

缓释片：指在水中或规定的释放介质中缓慢地非恒速释放药物的片剂。缓释片应符合缓释制剂的有关要求。

控释片：指在水中或规定的释放介质中缓慢地恒速或接近恒速释放药物的片剂。控释片应符合控释制剂的有关要求。

见图 11-1～图 11-6。

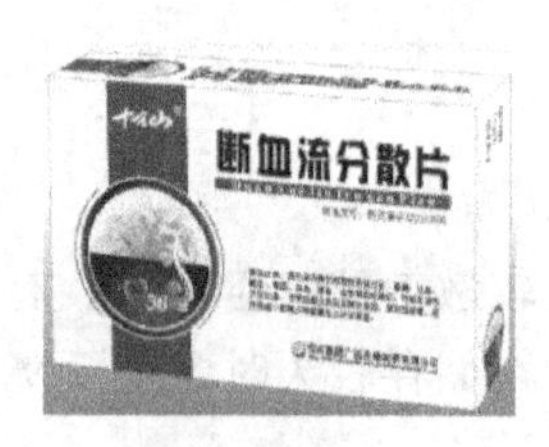

图 11-1　分散片

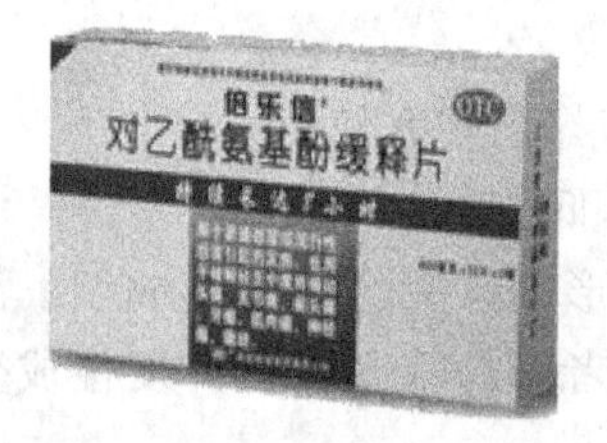

图 11-2　缓释片

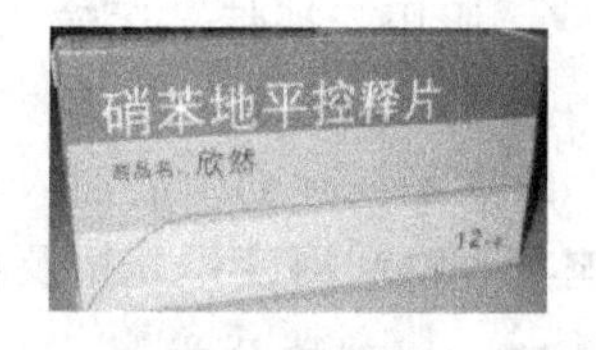

图 11-3　控释片

（二）按原料特性分

提纯片：系指将处方中药材经过提取，得到单体或有效部位，以此提纯物细粉作为原料，加适宜的辅料制成的片剂。如北豆根片、银黄片等。

全粉末片：系指将处方中全部药材粉碎成细粉作为原料，加适宜的辅料制成的片剂。如参茸片、安胃片等。

全浸膏片：系指将药材用适宜的溶剂和方法提取制得浸膏，以全量浸膏制成的片剂。如通塞脉片、穿心莲片等。

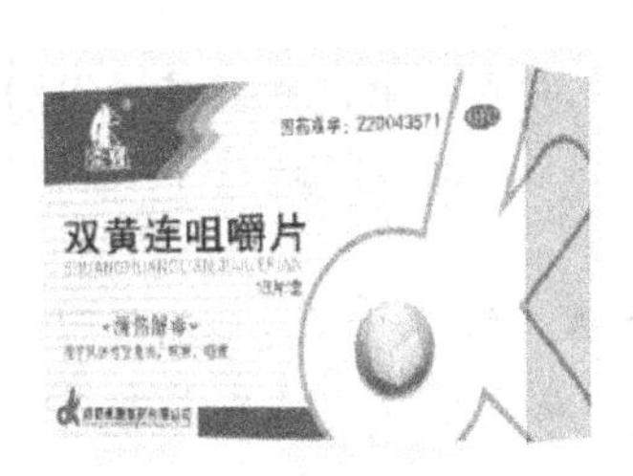

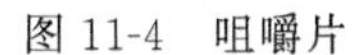
图 11-4 咀嚼片

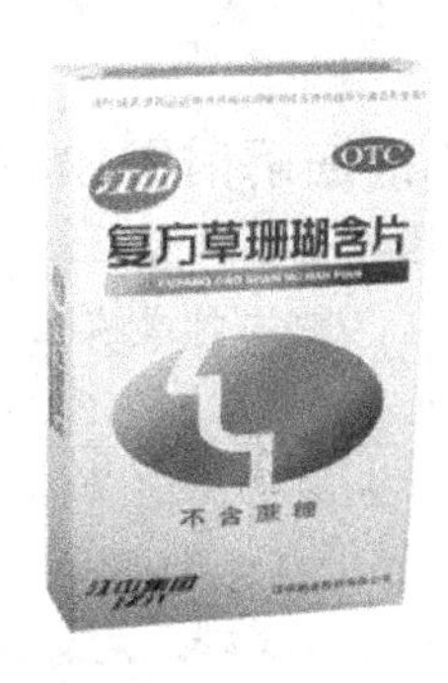

图 11-5 含片

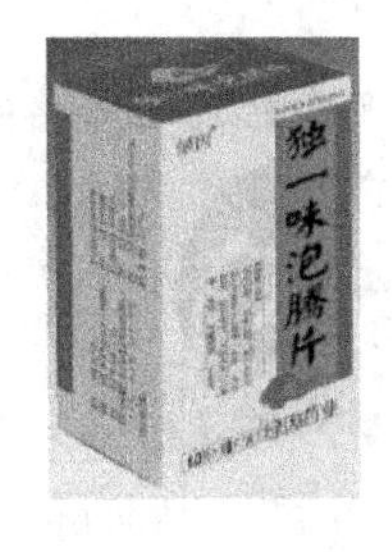

图 11-6 泡腾片

半浸膏片：系指将部分药材细粉与稠浸膏混合制成的片剂。如藿香正气片、银翘解毒片等。此类型片剂在中药片剂中占的比例最大。

三、片剂的质量要求

凡属挥发性或遇热不稳定的药物，在制片过程中应避免受热损失。

压片前的颗粒应控制水分，以适应制片工艺的需要，并防止成品在储存期间发霉、变质。

片剂外观应完整光洁、色泽均匀，有适宜的硬度，以免在包装、贮运过程中发生磨损或破碎。

除另有规定外，片剂应密封储存。

片剂应进行以下相应检查。

【外观】 片剂外观应完整光洁，色泽均匀，应有适宜的硬度，以免在包装、贮运过程中发生磨损或破碎。

【重量差异】 除另有规定外，片剂重量差异应符合以下规定。0.3g 以下的片剂其重量差异限度为±7.5%，0.3g 及 0.3g 以上的片剂重量差异限度为±5%。

糖衣片的片心应检查重量差异并符合规定，包糖衣后不再检查重量差异。除另有规定外，其他包衣片应在包衣后检查重量差异并符合规定。

知识链接

重量差异检查法

取供试品 20 片，精密称定总重量，求得平均片重后，再分别精密称定每片的重量，每片重量与标示片重相比较（无标示片重的片剂，与平均片重相比较），按以上规定，超出重量差异限度的不得多于 2 片，并不得有 1 片超出限度一倍。

【崩解时限】 除另有规定外，照《中国药典》附录崩解时限检查法检查，应符合规定。

含片、咀嚼片不检查崩解时限。

泡腾片 5min 内崩解。

药材原粉片（全粉末片）30min 内全部崩解。

浸膏片（含半浸膏片）、糖衣片、薄膜衣片 1h 内全部崩解。

肠溶衣片盐酸溶液（9→1000）中检查 2h 不得有裂缝、崩解或软化现象；在磷酸盐缓冲液（pH 6.8）中进行检查，1h 内应全部崩解。

知识链接

片剂崩解时限检查法

将吊篮通过上端的不锈钢轴悬挂于金属支架上，浸入1000ml烧杯中，并调节吊篮位置使其下降时筛网距烧杯底部25mm，烧杯内盛有温度为37℃±1℃的水，调节水位高度使吊篮上升时筛网在水面下15mm处。

除另有规定外，取供试品6片，分别置上述吊篮的玻璃管中，加挡板，启动崩解仪进行检查，药材原粉片各片均应在30min内全部崩解；浸膏（半浸膏）片、糖衣片各片均应在1h内全部崩解。如有1片不能完全崩解，应另取6片复试，均应符合规定。

如果供试品黏附挡板，应另取6片，不加挡板按上述方法检查，应符合规定。

薄膜衣片，按上述装置与方法检查，可改在盐酸溶液（9→1000）中进行检查，应在1h内全部崩解。如有1片不能完全崩解，应另取6片复试，均应符合规定。

肠溶衣片，按上述装置与方法不加挡板进行检查，先在盐酸溶液（9→1000）中检查2h，每片均不得有裂缝、崩解或软化现象；继将吊篮取出，用少量水洗涤后，每管加入挡板，再按上述方法在磷酸盐缓冲液（pH 6.8）中进行检查，1h内应全部崩解。如有1片不能完全崩解，应另取6片复试，均应符合规定。

泡腾片，取6片，分别置250ml烧杯中，烧杯内盛有200ml水，水温为15～25℃，有许多气泡放出，当片剂或碎片周围的气体停止逸出时，片剂应溶解或分散在水中，无聚集的颗粒剩留，除另有规定外，各片均应在5min内崩解。如有1片不能完全崩解，应另取6片复试，均应符合规定。

凡含有药材浸膏、树脂、油脂或大量糊化淀粉的片剂，如有小部分颗粒状物未通过筛网，但已软化无硬心者，可作符合规定论。

阴道片按《中国药典》附录融变时限检查法检查，应符合规定。

【发泡量】 阴道泡腾片按《中国药典》附录发泡量检查法检查，应符合规定。

【微生物限度】 按《中国药典》附录微生物限度检查法检查，应符合规定。微生物限度具体要求详见第三章第一节微生物限度标准。

第二节 片剂的制备

一、片剂的辅料

片剂由药物和辅料两部分组成。辅料为片剂中除药物以外一切附加物料的总称，亦称赋形剂。

优良的辅料必须具备的性质：具有较高的化学稳定性，不与主药起反应，不影响主药的释放、吸收和含量测定，对人体无害，来源广，成本低。

要制备优良的片剂，压片所用的药物应具有以下性质：良好的流动性和可压性，有一定的黏着性，遇体液能迅速崩解、溶解、吸收而产生应有的疗效。但实际上很少有完全具备这些性质的药物，因此必须另加辅料或适当处理使之达到上述要求。

（一）湿法制颗粒压片的辅料

用于湿法制颗粒压片的辅料主要包括：稀释剂与吸收剂、润湿剂与黏合剂、崩解剂、润滑剂。

1. 稀释剂与吸收剂

稀释剂与吸收剂统称为填充剂。稀释剂用以增加药物重量和体积，利于成型和分剂量。当药物剂量小于0.1g时，中药片剂中含浸膏量多或黏性太大时，均需加稀释剂。

吸收剂：若原料中含有较多的挥发油、脂肪油或其他液体药物时，则需先加适量吸收剂将液体药物吸收后再压片。

① 淀粉：稀释剂、吸收剂、崩解剂。

本品为白色细腻的粉末，属多糖类，由直链淀粉和支链淀粉组成。性质稳定，含水量一般为12%～15%。不溶于冷水及乙醇，在水中加热到62～72℃可糊化。淀粉易吸湿，遇水膨胀。药用淀粉多是由玉米、马铃薯等提出的淀粉的精制品。

淀粉的可压性不好，单独作稀释剂使用时，黏性较差。此时可与适量糖粉或糊精混合使用，以增加其黏性改善其可压性，常用的比例为淀粉∶糖粉∶糊精比例为7∶2∶1。

使用淀粉作辅料应注意本品遇酸或碱在潮湿或加热情况下会水解；干淀粉黏性低，可压性差，故用量不宜太大。

② 糊精：稀释剂、吸收剂、黏合剂。

本品为白色或微黄色细腻的粉末，不溶于醇，微溶于水，能溶于沸水成黏胶状溶液，呈弱酸性。淀粉在受到加热、酸或淀粉酶作用下发生分解和水解成为小分子的中间物质，即糊精。糊精常与淀粉合用作填充剂，兼有黏合作用。当用量超过50%时，需用40%～50%的乙醇为润湿剂制粒，否则会使颗粒过硬而造成片面出现麻点、水印等现象。主药含量极少时本品对含量测定有干扰。

③ 糖粉：稀释剂、黏合剂。

本品为结晶性蔗糖经低温干燥后粉碎成的粉末，色白、味甜，溶于水，露于空气中易吸潮结块。本身具有一定黏性，是片剂的优良稀释剂，并兼有矫味、黏合作用。在口含片及咀嚼片等可溶性片剂中多用之。由于糖粉在干燥状态也具有一定的黏性，可减少片子的松散现象，因此适合用作中药粉较多或黏性差药粉的稀释剂或黏合剂，并可使片剂表面光洁，成品具有较好的硬度。

糖粉不适宜酸性或碱性较强的药物。另外糖粉具有引湿性，易吸水使片剂粘连。用量过多还会使制粒、压片困难，久贮会使片剂硬度增加。

④ 乳糖：稀释剂。

本品为白色结晶性粉末，微甜，溶于水，不吸湿，有良好的流动性和可压性，制成的片剂光洁美观、硬度适中、释放药物较快，对主药含量测定影响较小，久贮也不影响该片的崩解时限，是优良的稀释剂。但价格较高，因此在片剂生产中应用不多，国内多用淀粉∶糊精∶糖粉7∶1∶1代替，但片剂的外观、药物的溶出不如乳糖。

⑤ 甘露醇：稀释剂。

甘露醇为白色针状结晶，味甜。作为咀嚼片的稀释剂，常与糖粉配合使用。制得片剂光洁美观，味佳，于口腔中可溶化，且有清凉感。

⑥ 其他：吸收剂。

硫酸钙二水化合物、磷酸氢钙、碳酸钙、氧化镁、碳酸镁、氢氧化铝凝胶粉、活性炭等，是挥发油和脂肪油的良好吸收剂。

使用方法：可将以上吸收剂与含油量大的药粉混合，使其充分吸油后再与其他药粉混合；或将吸收剂制成空白颗粒，充分干燥后与挥发油混合，吸油后再与其他颗粒混合。

吸收剂的用量视药物的含油量而定，一般用量为颗粒量的10%左右。使用硫酸钙二水化合物作吸收剂时，干燥温度不能超过70%。还应注意以上具有碱性的辅料不能用于酸性药物。

另外，如果处方中含有中药细粉，可代替辅料作稀释剂、吸收剂和崩解剂。

2. 润湿剂与黏合剂

润湿剂是能将药物细粉润湿并诱发其产生黏性，使药物细粉能制成颗粒以便于压片的辅料。若药物自身具有黏性，如中药浸膏粉，则只需加入润湿剂（如不同浓度的乙醇、水）即可制粒；若药物自身没有黏性或黏性不足，则需加入黏合剂才可制粒。黏合剂可以是液体也可以是固体细粉。以固体细粉直接应用的具有黏性的赋形剂称为干燥黏合剂，一般来说，液体的黏合作用较大，容易混匀。应根据药物的性质、用途和制片工艺来选用黏合剂。

① 水：润湿剂。

适宜水中稳定，且不易在水中溶解，遇水可产生一定黏度的药物。如中药浸膏粉或其他黏性物质将水以雾状喷入，使物料润湿，即能黏结制粒。

使用时应注意使水分散均匀，以免产生结块现象。水作润湿剂时干燥温度较高，故不适宜不耐热、遇水易变质或易溶于水的药物。

② 乙醇（30%～70%）：润湿剂。

为中药制片中最常用的润湿剂。适宜遇水黏性太强的药物；水中溶解度大的药物；遇水受热不稳定的药物；以水制粒干燥后太硬崩解时间长的药物；以大量淀粉、糊精、糖粉为赋形剂制粒的药物；浸膏片、半浸膏片。

药物黏性大乙醇浓度宜高，药物黏性小乙醇浓度宜低些。乙醇浓度越高，药物被润湿后黏性越小。当用乙醇为润湿剂制粒时，应迅速搅拌立即制粒，以免乙醇挥发而使软材结块，不易制粒；所制得的颗粒应迅速干燥，以免已制成的颗粒变形结团。

③ 淀粉浆：黏合剂。

是淀粉与水在70℃左右糊化而成的稠厚胶体溶液，放冷后呈冻胶状。一般浓度为8%～15%，10%最常用。适合于对湿热较稳定、本身不太松散的药物。

淀粉浆的制法有两种。

冲浆法：取淀粉加少量冷水搅匀，然后加入一定量的沸水或冲入蒸汽并不断搅拌使之糊化而成。此法淀粉不能完全糊化。

煮浆法：取淀粉徐徐加入全量的冷水搅匀，置夹层容器内加热搅拌使糊化而成。因淀粉粒糊化完全，故黏性较强。此法不宜使用直火加热，以防焦化。

④ 糊精：黏合剂。

可作为干黏合剂也可制浆用。糊精浆黏性介于淀粉浆和糖浆之间，即糖浆＞糊精浆＞淀粉浆。不适宜纤维性强、质地疏松或弹性较大的药物。

⑤ 糖浆：黏合剂。

黏性强，糖浆浓度一般为50%～70%（质量分数）。适用于纤维性强、质地疏松或弹性较大的药物。不适宜酸性或碱性较强的药物。

⑥ 阿拉伯胶浆、明胶浆：黏合剂。

两种胶浆黏合力均大，压成的片剂硬度也大。常用的阿拉伯胶浆为10%～20%，明胶浆为10%～15%。适用于松散药物（如生药原粉片）或要求硬度比较大的片剂，如口含片。当浓度过大或用量过多时，会影响片剂的崩解度。

⑦ 纤维素衍生物：黏合剂、崩解剂。

低取代羟丙基纤维素（L-HPC）、羧甲基纤维素钠（CMC-Na）、羟丙基甲基纤维素

（HPMC）等，可作干黏合剂，也可用其溶液，且都兼有崩解作用。溶液常用浓度为5%，配方中加入量一般为1%～4%。

纤维素衍生物的聚合度和取代度不同，其黏度等性质亦不同。

⑧ 聚乙烯吡咯烷酮（PVP）：黏合剂。

本品溶于乙醇或水，可用其10%左右水溶液作为某些片剂的黏合剂。或用3%～15%的乙醇溶液作为对水敏感药物的黏合剂。

另外，中药稠膏可作黏合剂使用。

3. 崩解剂

加入片剂中能促使片剂在胃肠液中迅速崩解成小粒子的辅料，使片剂迅速发挥药效。除口含片、舌下片、缓释片、控释片要缓慢溶解释放药物外，一般均需加入崩解剂。

① 干燥淀粉：崩解剂。

为应用最广泛的崩解剂。可压性、流动性差。常用量为干颗粒重的5%～20%。本品适用于不溶性或微溶性药物的片剂，对易溶性药物的片剂作用差。

淀粉的可压性不好，用量多时易松片；淀粉的流动性不好，外加淀粉过多会影响颗粒的流动性。淀粉用前应于100～105℃先行活化，使含水量在8%～10%。

② 羧甲基淀粉钠（CMS-Na）：崩解剂。

为白色无定形粉末，用量一般为片重的2%～6%。具有良好的流动性和可压性，吸水后体积可膨胀200～300倍，是一种性能优良价格较低的崩解剂。可溶性或不溶性药物均可使用。

③ 低取代羟丙基纤维素（L-HPC）：崩解剂、黏合剂。

是国内近来应用较多的一种崩解剂。本品为白色或类白色结晶性粉末，有良好的吸水速度和吸水量，吸水膨胀率为500%～700%，是一种良好的片剂崩解剂，崩解后颗粒细小，有利于药物的溶出。一般用量为2%～5%。对不易成型的药物，可促进其成型和提高药片的硬度，故L-HPC具有崩解黏结双重作用。

崩解剂的加入方法有以下几种。

内加法：即崩解剂与主药共同混合制粒，崩解作用起自颗粒内部，能使颗粒全部崩解。但因崩解剂在颗粒内受黏合剂包围，故崩解作用不强。

外加法：即将崩解剂与干燥后颗粒混合均匀压片。崩解作用起自颗粒之间，崩解较快，但不完全。

内外加法：即将部分崩解剂（约为全部崩解剂用量的50%～75%）与药物混合制颗粒，其余部分（为全部崩解剂的25%～50%）在压片前加入干燥颗粒中混匀后压片，这样片剂遇水能立即崩解成颗粒，颗粒又很快进一步崩解。

以上各法可根据不同情况具体选用。

④ 泡腾崩解剂：崩解剂。

是很有效的崩解剂。由酸-碱系统组成，遇水产生气体而使片剂迅速崩解，药物迅速释放。常用的酒石酸、枸橼酸或富马酸与适量碳酸氢钠组成的混合物。本品可用于阴道泡腾片等。此种片剂应妥善包装，避免受潮造成崩解剂失效。

⑤ 其他：海藻酸钠、微晶纤维素等也是良好的崩解剂。

4. 润滑剂

压片前，药物干颗粒或粉末中应加入适量具有润滑作用的辅料，以增加粉末或颗粒的流动性，减少其与冲模之间的摩擦力，防止黏冲，使片剂剂量准确，片面光洁，此类辅料称为润滑剂。

润滑剂应具有或兼有以下作用：a. 润滑性，系指能降低颗粒（或粉）或片剂与模孔壁之间的摩擦力，可使压片力分布及片剂密度分布均匀，使压成之片由模孔中推出时所需的力减少，同时减低冲模的磨损。b. 抗黏附性，系指能防止压片原料黏着在冲头表面或模孔壁上，使片剂表面光洁美观。c. 助流性，系指能减少颗粒（或粉）间的摩擦力，增加颗粒（或粉）流动性，使物料能顺利流入模孔，片重差异合格。

① 硬脂酸镁。为白色粉末，疏水，细腻轻松，有良好的附着性，与颗粒混合后分布均匀而不易分离，制得片剂光滑美观。为最常用的润滑剂。一般用量为0.3%～1%。

特点：润滑作用最强，抗黏附性好，助流性差。

使用时需注意：本品疏水，用量过大，片剂崩解迟缓或产生裂片。不适合遇碱起变化的药物。

② 滑石粉。为白色结晶粉末，成分为含水硅酸镁，具亲水性。用量一般为3%～5%。

特点：助流性、抗黏附性好，附着性、润滑性差。

使用时需注意：本品附着性差，密度大，易与颗粒分层，分布不均，一般不单独使用，与硬脂酸镁合用可改善硬脂酸镁的疏水性，但会降低硬脂酸镁的润滑作用。

（二）粉末直接压片的辅料

1. 干燥黏合剂

① 微晶纤维素：黏合剂、崩解剂。

本品为天然或人造纤维经强酸在加热条件下水解后，除去其中的无定形纤维而得到的微小棒状结晶，直径1～10μm。有较好的流动性、黏合性、崩解性和可压性，压成的药片有较大的硬度。价格较高，常作为多功能辅料使用，本品有吸湿性，应存放在干燥处。

② 改性淀粉：黏合剂、稀释剂、崩解剂。

本品由玉米淀粉经部分水解而得。流动性和可压性较常用淀粉为好，多用于粉末直接压片，可作为填充剂、黏合剂和崩解剂。

③ 其他：聚乙二醇4000或6000、糊精、糖粉、氢氧化铝凝胶等也可作干燥黏合剂。

2. 助流剂

因粉末流动性差，所以要加入助流剂。

① 微粉硅胶：助流剂、崩解剂。

又称白炭黑。为轻质白色无定形粉末，不溶于水，具有强亲水性。常用量为0.15%～3%。本品有良好的流动性、可压性、附着性，为优良的助流剂。本品比表面积大，对药物有较大的吸附力，与1～2倍油混合仍呈粉状，特别适合油类和浸膏类药物。当用量在1%以上时，可加速片剂的崩解。但价贵，还不能普遍使用。

② 氢氧化铝凝胶：助流剂、崩解剂。

本品为极轻的凝胶粉末，比表面积大，有良好的可压性，可使药料排列紧密，体积缩小，增加了黏性，所以它既是直接压片的干燥黏合剂，也是助流剂。

3. 崩解剂

干燥淀粉、羧甲基淀粉钠、微晶纤维素等，详见前述。

4. 润滑剂

粉末直接压片的润滑剂，常用1%硬脂酸镁，有时也加入3%～5%的滑石粉。

二、制备工艺

片剂的制备归纳起来有颗粒压片法和直接压片法两大类，以颗粒压片法应用最多。颗粒压片法根据主药性质及制备颗粒的工艺不同，又可分为湿颗粒法和干颗粒法两种，以前者应用最广。本节重点叙述湿颗粒法压片的工艺，同时简单介绍干颗粒法压片和粉末直接压片。

（一）湿法制颗粒压片

湿法制颗粒压片工艺流程：

药材粉末或浸膏或浸膏粉或部分药材粉末加浸膏或加浸膏粉 —（填充剂）→ 混合 —（润湿剂）（或黏合剂）→（制软材）→

制颗粒→干燥→整粒 —润滑剂（崩解剂）→ 混合→压片→（包衣）→内包装→外包装→入库

所在生产区：除外包装、入库在一般生产区外，其余均在D级洁净区。

1. 制备药材粉末

（1）备料　制备药粉的备料方法及质量控制项目同散剂制备药粉的备料。

（2）粉碎、过筛　根据工艺规程要求，将备料好的饮片粉碎过筛。操作方法及设备详见第六章第一节、第二节。生产区在D级洁净区。粉碎、过筛岗位质量控制项目为药粉粒度，应符合企业内控标准。粉碎、过筛结束操作工填写请验单，交QA取样检验，请验项目为药粉粒度。检验合格后，操作工填写物料交接单，物料交接给下道工序或交暂存室保存。

（3）混合　操作方法及设备详见第六章第三节。生产区在D级洁净区。混合岗位质量控制项目为混合均匀度，应符合企业内控标准。混合结束操作工填写请验单，交QA取样检验，请验项目为混合均匀度。检验合格后，操作工填写物料交接单，物料交接给下道工序或交暂存室保存。

2. 制备浸膏或浸膏粉

同第八章第三节滴丸制备技术之制备提取物。

知识链接

不同制粒方法所用浸膏相对密度

挤出式制粒：浸提液一般浓缩至相对密度为1.30～1.35（50～60℃）的稠膏；

流化喷雾制粒：浸提液一般浓缩至相对密度为1.20～1.25（50～60℃）的浸膏；

制成浸膏粉：可将浸提液浓缩至相对密度为1.17～1.20（50～60℃），直接喷雾干燥成干膏粉。也可将浸提液浓缩、干燥成干浸膏，再进行粉碎得到浸膏粉。

以上情况，如果国家批复药品标准已经明确是某一相对密度的浸膏或是浸膏粉，则必须按国家批复质量标准执行。

3. 混合

将药材粉末、浸膏粉等加入辅料（国家批复的药品标准中规定加则加入），混合均匀，混合方法及设备详见第六章第三节。混合岗位质量控制项目是物料混合均匀。

4. 制软材

将原、辅料细粉混匀后再加入适量的润湿剂或黏合剂（也可用浸膏代替），搅拌均匀即成软材。软材的软硬应适宜，以“手握成团，轻压即散”为宜。润湿剂或黏合剂的用量视物料的性质而定，粉末细、质地疏松、干燥及黏性较差的药粉，用量可多；反之则少。黏合剂的用量及混合条件等对所制得颗粒的硬度有一定影响，一般黏合剂用量多、混合时的强度大、时间长则所制得颗粒的硬度大。如果用流化喷雾制粒法制粒，则不需要将物料制成软材。

制软材的质量控制标准是软材“手握成团，轻压即散”。

5. 制颗粒

制粒的目的是增加物料的流动性；减少细粉吸附和容存的空气，减少药片的松裂；避免粉末分层，保证片剂含量均匀；避免细粉飞扬及黏冲挂模等现象。

制颗粒一般采用湿法制粒方法，具体如下。

① 挤出制粒法。将软材挤压通过筛网的制粒方法。颗粒由筛孔落下时如呈长条状，表明软材过软，黏合剂或润湿剂用量过多。反之若软材通过筛网后呈粉状，表明软材过干，应根据具体情况适当调整黏合剂或润湿剂的用量。

制粒用筛网按片重大小进行选择。通常 0.5g 以上的片剂，选用 12～16 目筛，0.4g 以下的片剂选用 14～20 目筛（防止重量差异超限）。

大量生产一般采用摇摆式制粒机或旋转式制粒机。

② 高速搅拌制粒法。系将药料置快速搅拌制粒机的密封容器内，将混合、制软材、制粒一次完成的制粒方法。所制颗粒圆整均匀，流动性好。

③ 流化喷雾制粒法。又称沸腾制粒或一步制粒法。指利用气流使药粉呈悬浮流化状态，再喷入润湿剂或液体黏合剂，使粉末凝结成粒的方法。流化喷雾制粒设备的工作原理是先将制粒用的粉末辅料置于流化室内，通入滤净的加热空气，使粉末预热干燥并处于沸腾状态。再将经预处理（过滤、加热等）的药液以雾状喷入，使粉末被润湿而凝结成多孔状颗粒，注意喷雾流量要适宜，流量大颗粒易黏成团块，流量小喷雾时间过长，颗粒小。喷雾完毕，继续流化干燥至颗粒中含水量适宜即可。

以上 3 种制粒方法详见第九章颗粒剂。

④ 喷雾干燥制粒法。将中药浓缩液，经特殊雾化器雾化成大小适宜的液滴喷入干燥室中，并在热气中干燥得到近于球形的细小颗粒。

制粒岗位质量控制标准是颗粒大小适宜，长条少，含有一定量的粉末。

6. 湿粒干燥

制好的颗粒要及时干燥。干燥温度一般在 80℃以下。温度过高使淀粉糊化或糖粉熔化，使片剂的崩解时间延长，并可使颗粒软化结块，药物受到破坏。挥发性或遇热不稳定的药物应控制在 60℃以下干燥。湿粒干燥的设备为沸腾床、烘箱、烘房等，详见第五章第三节。

湿粒干燥岗位质量控制项目为水分，应符合企业内控标准（3%～6%）。干燥结束操作工填写请验单交给 QA，请验项目为水分。检验合格后，操作工填写物料交接单，物料交接给下道工序或交暂存室保存。

目前生产车间测定中间产品颗粒水分多使用快速水分测定仪。

7. 整粒

整粒指干颗粒再次通过筛网，使条、块状物分散成均匀干粒的操作。

整粒一般用整粒机，一些坚硬的大块和残料可用旋转式制粒机过筛或其他机械磨碎，所用筛网的孔径与制粒时相同或稍小，一般用二号筛整粒。但颗粒较松的宜用孔径较大筛网，颗粒粗硬宜用孔径较小的筛网。颗粒中含有通过二号筛的颗粒占 20%～40%为宜，且无通过六号筛的细粉。细粉过多易产生松片、裂片、黏冲等现象。

整粒岗位质量控制项目为粒度，应符合企业内控标准。整粒结束操作工填写请验单交给 QA，请验项目为粒度。检验合格后，操作工填写物料交接单，物料交接给下道工序或交暂存室保存。

颗粒剂处方中若含有挥发性成分（如挥发油），其加入方法如下。

① 溶于适量乙醇中，用雾化器均匀地喷洒在干燥的颗粒上。

② 从颗粒中筛出部分细粉吸收挥发性成分。

③ 加吸收剂吸收。

④ 制成环糊精包合物。以干燥粉末或以混悬液形式与制粒辅料或浸膏混匀、制粒。

以上方法加入挥发性成分均需密封放置一定时间，使挥发性成分在颗粒中均匀渗透。无论哪种方法均需按国家批复的药品标准执行。

8. 混合

压片前要向干颗粒中加入崩解剂、润滑剂等辅料。混合的操作方法及设备详见第六章第三节。

混合岗位质量控制项目是润滑剂、崩解剂与干颗粒混合均匀。混合结束操作工填写请验单交给QA，请验项目为混合均匀度。检验合格后，操作工填写物料交接单，物料交接给下道工序或交暂存室保存。

9. 压片

压片使用压片机，有单冲压片机、旋转压片机、自动压片机等。

① 单冲压片机。单冲压片机包括转动轮、冲模系统、调节器（出片、片重）、饲料器（加料斗）等部件，见图11-7。冲模系统由上冲、下冲、模圈组成，模圈也常被称作中模或冲模。见图11-8、图11-9。

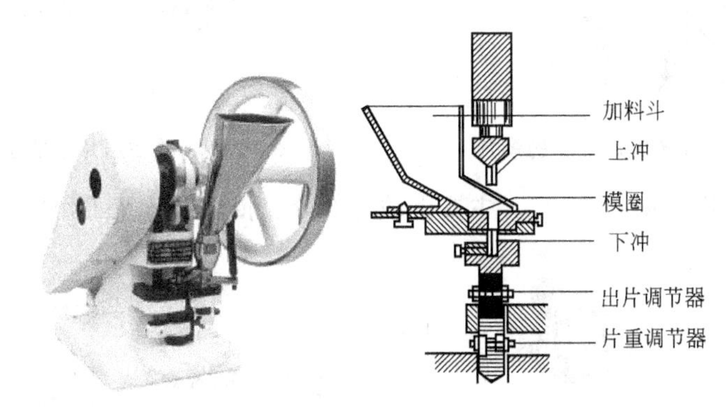

图11-7　单冲压片机及其示意图

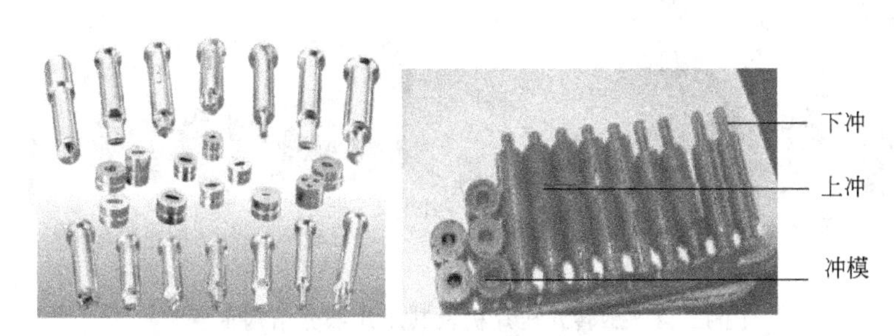

图11-8　模具

出片调节器：又称上调节，用来调节下冲上升的位置，使与模台面平，将药片从模孔内顶出。

片重调节器：用以调节下冲在冲模圈内上下的位置，实际是调节颗粒在模孔中的填充量，位置越低填充量就越大，片重就越重；反之，片重则轻。

单冲压片机分为手摇、电动两用。每分钟压片80片。缺点是单侧加压，压力分布不均匀，易出现裂片，且噪声较大。

片剂的形状取决于冲头与冲模的形状和直径。除压制异形片的冲模外，通常为圆形，冲头可设计成不同的弧度，能压制成不同凸度的药片，常见的有浅凸片、深凸片，深凸片常用于包糖衣。冲模的直径应随片重而定，一般为6.5～12.5mm。

压片时先将机器和零件擦拭清洁，选择适当的上、下冲和模圈装于压片机上。调节下冲上升的最大高度，使之恰与模圈台面相平。另称取相当于一片重的颗粒置模圈孔中，调节下冲下降的适宜深度，使颗粒恰能填满模子，与模台面相平，然后调节上冲压力，使压制的片剂硬度与片重均合乎要求。上、下冲头与模圈固定后，再安装加料器和加料斗，将颗粒置加料斗中，用手摇柄转动数圈，转动正常后试压，片重和硬度均符合要求，即可正式压片。

单冲压片机压片过程见图11-10。

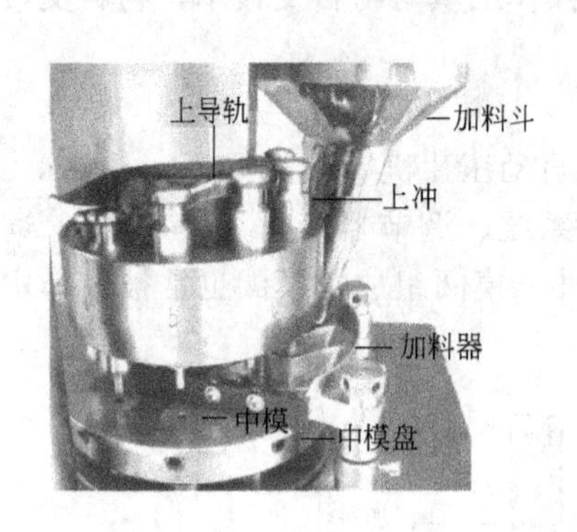

图11-9 安装在旋转压片机上的模具

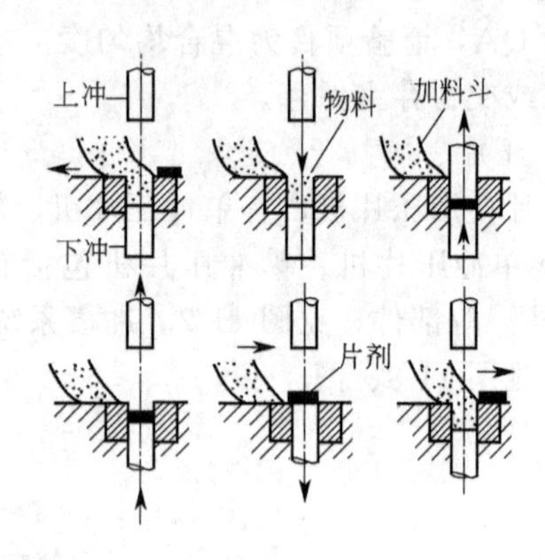

图11-10 单冲压片机的压片过程示意图

② 旋转式压片机。见图11-11。主要由动力部分、传动部分及工作部分组成。

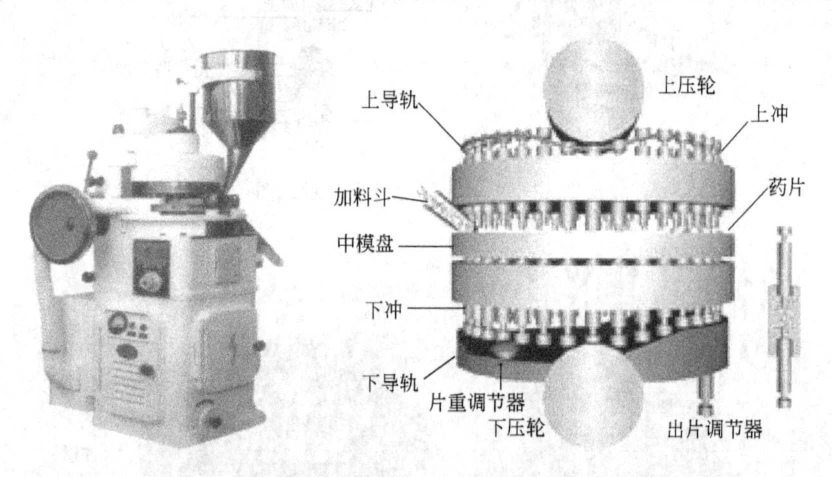

图11-11 旋转式压片机及其压片部分结构示意图

旋转式压片机的工作部分有绕轴而转动的机台，机台分为三层，机台的上层装着上冲，中层装着模圈，下层装着下冲；冲模均匀排列在转盘的边缘上，上下冲杆的尾部嵌在固定的曲线导轨上，见图11-11。另有固定不动的上下压力盘、片重调节器、压力调节器、料斗、加料器、出片调节器等。机台装于机器的中轴上并绕轴而转动，机台上层的上冲随机而转动并沿固定的上冲轨道有规律地上、下运动；下冲也随着机台转动并沿下轨道做上、下运动；在上冲之上及下冲下面的适当位置装着上压力盘和下压力盘，在上冲和下冲转动并经过各自的压力盘时，被压力盘推动使上冲向下、下冲向上运动并加压；机台中层之上有一固定位置不动的加料器，加料斗的出口对准加料器，颗粒可源源不断地流入加料器中，由此流入模孔。

电动机装在机座内，电动机轴上装有无级变速皮带轮，可任意调节速度。机座的侧面装有吸粉箱，及时吸收压片过程中产生的粉尘。

旋转式压片机以及压片过程见图11-11所示，下冲转到加料斗下部的加料器之下时，其位置较低，颗粒流满模孔；下冲转到片重调节器时，再上升到适宜高度，经刮粒器将多余的颗粒刮去；当上冲和下冲转动到上下两个压力盘之间时，两个冲之间的距离最小，将颗粒压缩成片。当下冲继续转动到出片调节器时，上冲上升，下冲抬起与机台中模层的上缘相平，药片被刮粒器推开。压片过程中，充填、压片、出片连续进行。

旋转式压片机有多种型号，按冲数来说有9冲、19冲、27冲、33冲、35冲、55冲。按流程来说有单流程及双流程等，单流程的仅有一套压力盘（上、下压力盘各一个）和一个加料斗，旋转一圈每个冲可压一个药片，见图11-12。双流程的有两套压力盘和两个加料斗，旋转一圈每个冲可压两个药片，见图11-13。双流程压片机的能量利用更合理，生产能力较高。

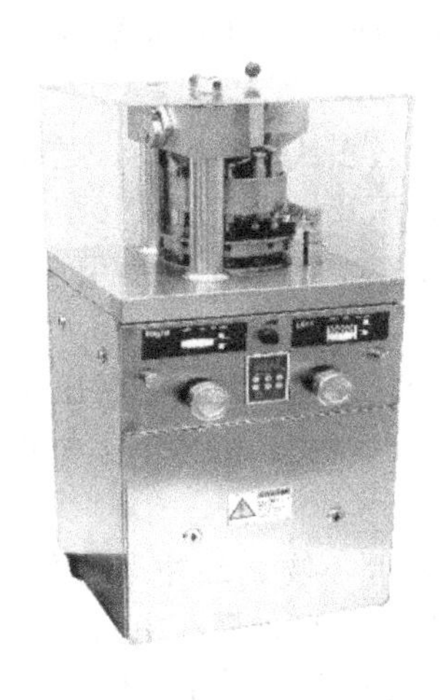

图11-12　符合GMP要求的全封闭旋转压片机

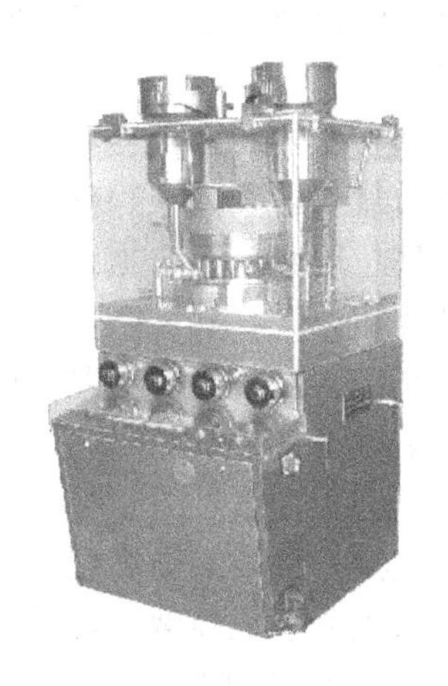

图11-13　高速压片机（双流程）

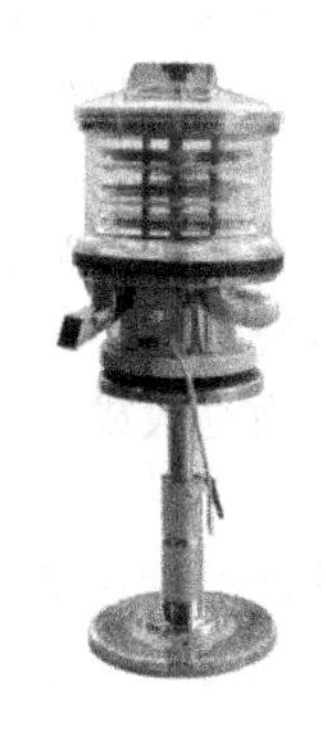

图11-14　筛片机

旋转式压片机的特点：加料方式合理，片重差异较小；由上、下两侧加压，压力分布均匀；生产效率较高，是目前生产中广泛使用的压片机。

现代的自动压片机都装置着自动剔除废片（片重及压力不合格），以及自动调节片重等的机构，且有性能良好的除尘设备，以满足GMP的要求。

压完的片剂往往黏附有药粉，常用药品抛光机或筛片机清除，见图11-14。

压片岗位质量控制项目是片剂外观，应完整光洁，色泽均匀；脆碎度不得超过1.0%或符合企业内控标准规定；重量差异，符合片剂质量要求或符合企业内控标准；崩解时限，全粉末片30min内全部崩解，含浸膏的片剂60min内全部崩解或符合企业内控标准。

压片开始时，要由操作工填写请验单，请验项目为片剂外观、重量差异、崩解时限。首次检验合格后即可正式生产，生产过程中要随时对外观、重量差异、崩解时限进行检验，控制产品质量在合格范围内。

生产结束操作工将请验单填好，交QA取样检验。检验合格后，操作工填写物料交接单，物料交接给下道工序或交暂存室保存。

压片中可能出现的问题及解决办法

① 松片。片剂的硬度不符合要求。试验方法为将片剂置食指与中指间，拇指轻压即碎裂；或取数片，两手合拢，振摇后片子边缘起毛；或用硬度计测量硬度不合格。松片的原因及解决办法如下。

中药细粉过多，或其中含纤维较多，缺乏黏性，又有弹性，致使颗粒松散流动性差，常使颗粒填入模孔量不足而产生松片。可将原料粉碎成通过六号筛的细粉，再加适量润湿剂或黏性较强的黏合剂等重新制粒。

片剂原料中含有较多的挥发油、脂肪油等，易引起松片。加适当的吸收剂，如磷酸氢钙、碳酸钙等来吸油即可克服。

颗粒中含水量不当，完全干燥的颗粒有较大的弹性变形，所压成的片子硬度较差。故每一种颗粒应控制最适宜的含水量。

制剂工艺不当，如药液浓缩温度过高，部分浸膏炭化降低了黏性；或浸膏粉细度不够；或制粒时乙醇浓度过高，致使其黏性不够，应改进制剂工艺。

② 裂片。片子受到振动或经放置从腰间裂开称为“裂片”，从片子顶部脱裂一层，叫“顶裂”。试验方法：数片置小瓶内轻轻振摇或自高处投向硬木板地面，应不产生裂片。裂片的原因及解决办法有如下几种。

黏合剂或润湿剂选择不当或用量不足，致使黏性太差，细粉过多或颗粒过粗、过细。在不影响含量的情况下可筛去部分细粉或加入干燥黏合剂混匀后再压片。

颗粒含油性成分太多，减弱了颗粒间黏合力或纤维性成分较多，富有弹性而引起裂片，可在制粒时加入吸收剂或糖粉克服。

颗粒过分干燥引起裂片，可喷入适量乙醇润湿，或与含水量较高的颗粒混合后压片。

压力过大或车速过快使颗粒所含空气来不及逸出而造成裂片，可调整压力或减慢车速解决。

冲模不合要求。由于冲模使用日久，逐渐磨损，使上冲与模圈不吻合或冲头向内卷边，压力不均匀，使片剂部分受压过大而造成顶裂。当模圈使用较长时间后，模孔中间因摩擦而变大，造成孔径大于上部直径，这样片剂顶出时会产生裂片。及时调换上冲或模圈，即可解决。

③ 黏冲。压片时冲头和模圈上常有细粉黏着，致使片剂表面不光、不平或有凹痕，称为黏冲。其产生的原因及解决办法如下。

颗粒太潮，药物易吸潮，室内温度、湿度过高均易产生黏冲。应将颗粒重新干燥，严格控制压片室的湿度和温度，并注意冲模及其他附件不要受潮。

润滑剂用量不足或混合不均，可以引起黏冲。可适当增加用量，充分混合后，再行压片。

冲模表面粗糙或有缺损，冲头刻字或刻线太深或笔画具有棱角而未形成圆钝性，或冲头表面不洁净等均可造成黏冲。可将冲头擦净或调换新冲。

④ 崩解迟缓。即片剂的崩解时间超过药典规定的时限。崩解迟缓的原因及解决办法如下。

崩解剂选择不当，用量不足或干燥不够，均影响片剂的崩解和溶出。应调整崩解剂品种或用量，并改进加入方法。

黏合剂黏性太强或用量太多或疏水性润滑剂用量过大，应选用适宜的胶黏剂或润滑剂并调整其用量，或适当增加崩解剂用量来解决。

颗粒过硬、过粗或压力过大，致使片剂过于坚硬，崩解迟缓。应将颗粒粉碎成20～40目左右，或适当减少压力。

含胶、糖或浸膏的片子储存条件不当，温度较高或受潮，均能明显延长崩解时间，应注意存放条件。

⑤ 叠片。即两片压在一起。压片时由于黏冲或上冲卷边等原因引起压成的片子黏着在上冲，再继续压入已装满颗粒的模孔内，压成双片。或由于下冲上升位置太低，没有及时将压好的片子送出，又将颗粒送入模孔中，重复加压成厚片。这样压力相对过大，机器容易受损。可用砂纸擦光冲头或调换合格的冲头，或调解机器解决。

⑥ 片重差异超限。是指片重差异超过《中国药典》规定的限度。产生的原因及解决办法如下。

颗粒粗细相差悬殊引起压片时颗粒流速不匀，致使填入模孔的颗粒重量不均而造成。筛出过多的细粉，或重新制颗粒使颗粒尽量均匀即可解决。

润滑剂用量不足或混合不匀，致使加料时颗粒流速不一、填充量不等，片重差异变大。可适当增加润滑剂用量并混合均匀。

加料器不平衡（如双流程压片机）或堵塞引起颗粒流速不一，或下冲不灵活，致使颗粒填充量不一。应停车检查，调整后再压片。

⑦ 变色或表面斑点。是指片剂表面出现花斑或色差。产生的原因及解决办法如下。

中药浸膏制成的颗粒过硬、有色颗粒松紧不均匀或润滑剂混合不均匀等，均易造成花斑。采用乙醇为湿润剂或将原料、辅料充分混匀，并改进制粒方法。

挥发油分散不均匀出现油斑，应增加密闭闷吸时间，或改进加入方法。

上冲油垢过多，落入颗粒产生油点。可在冲头上装一橡皮圈防止油垢落入颗粒中，并应经常擦拭冲头和橡皮圈。

⑧ 吸湿或受潮。中药片剂吸湿或受潮是由于浸膏中含有容易引湿的成分如糖类、黏液质、树胶、蛋白质、鞣质、无机盐等所引起。浸膏片在制备过程中及压成片后常出现受潮和粘连现象，解决办法如下。

提取时加乙醇沉淀，除去进入浸膏中的部分水溶性杂质与高分子化合物如糖类、蛋白质等。

在干浸膏中加入适量辅料如活性炭、氢氧化铝凝胶粉、淀粉、糊精等。

在干浸膏中加入部分中药细粉，一般为原药总量的10%～20%。

5%～15%玉米朊醇溶液喷雾或混匀于浸膏颗粒中，待干燥后进行压片。

以上各种解决生产过程中压片问题的方法，应在不违背国家药品标准和GMP原则下进行。

10. 包衣

片剂包衣目前主要分为糖衣、薄膜衣、肠溶衣三大类，有些多层片也起到包衣作用，但在我国还不多。

包衣的目的是增加药物的稳定性，掩盖药物的不良气味，控制药物的释放部位和释放速度，改善片剂的外观、便于识别。

包衣片剂的质量要求：片心除符合一般片剂质量要求外，在形状上应具有适宜的弧度；片心的硬度要较大、脆性较小，以免因多次滚转碰撞、摩擦而造成破碎。衣层要均匀牢固，与片心不起作用，崩解时限应符合片剂质量要求或符合企业内控标准，在较长的贮藏时间内保持光亮美观，颜色一致，并不得有裂纹等。

包衣的方法有滚转包衣法、悬浮包衣法、干压包衣法。

① 滚转包衣法。滚转包衣法又称锅包衣法，即包衣在包衣机内进行，是目前最常用的包衣方法之一。目前实验室常用小型的简易的包衣机，见第八章图 8-24，该机为开放式包衣，不符合 GMP 要求。图 11-15 是封闭式高效包衣机及其附属设备整体构成图。

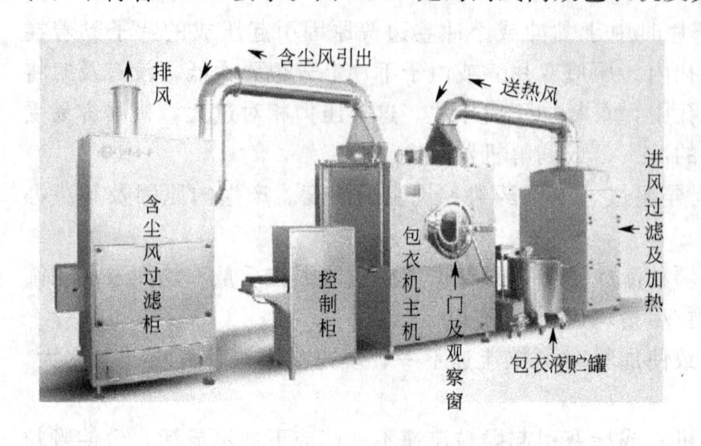

图 11-15 高效包衣机组

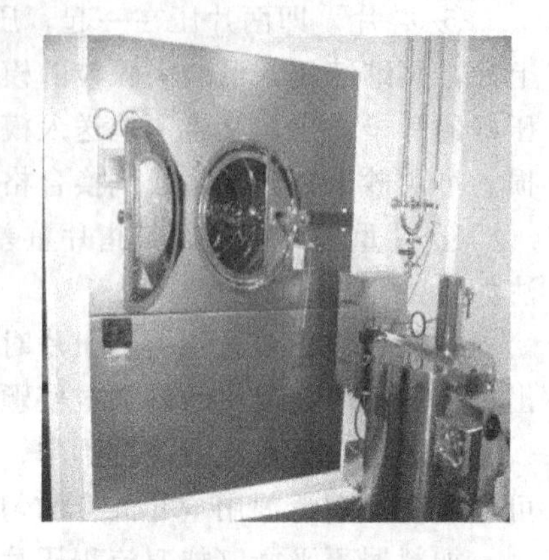

图 11-16 包衣岗位

包衣锅由紫铜或不锈钢等化学活性较低、传热较快的金属制成。常见包衣锅的式样有两种：荸荠形及球形。片剂包衣锅一般多用荸荠形，荸荠形锅底浅、口大，片剂在锅中滚动快，相互摩擦的机会比较多，散热快，因而水分蒸发也快。各种包衣锅大小不一，我国常用的荸荠形锅直径约为 1000mm，深度约为 550mm。包衣锅的转轴均为倾斜的，一般与水平成 30°～45°。这样的角度范围在转动时能使锅内片剂得到最大幅度的上下前后翻动。一般锅体直径大时角度宜小，锅体直径小时角度则易大一些。

包衣锅的转速直接影响片剂的运动效率。应根据锅的直径及包衣片本身的大小、重量及片剂的硬度等情况来调节适宜的转速。一般锅的转速控制在 20～40r/min 为宜。

包衣锅的附属设备有加热装置、吹风装置及除尘装置，见图 11-15。进风过滤及加热是指进入包衣锅对片剂进行干燥的热风洁净度要达到 D 级，温度要达到工艺要求；包衣液贮罐是包衣液的配制和储存罐，该罐配有搅拌电机防止包衣液分层；配有输液泵对输液速度进行控制；包衣液喷枪放在包衣锅内，输液管及压缩空气管由包衣锅的小门进入，连接在喷枪上。

加热的方式有两种：一种是电加热器或蒸汽加热装置，由外部通过锅壁向锅内加热；另一种是直接对锅内吹入热风。后一种方法锅内受热均匀，但热量达不到包衣要求。在实际操作中，大都采用两种加热方法相结合，以取得较好的包衣效果。在吹风过程中，吹入热风兼有加快空气流动、提高温度的作用，从而使水分迅速蒸发；吹入冷风还有冷却作用。因此，可借吹风以调节锅内温度。此外，吹风尚可吹去包衣片表面多余的细粉，使其表面光滑、平整。吹风装置都是用鼓风机，与鼓风机连接的风管内设有加热设施（蒸汽管道或电热丝）。在包衣锅的上方连有引风除尘系统，用于包衣时排除湿热空气和过滤粉尘，保持操作室内的清洁与干燥。

图 11-16 是包衣岗位，可以看出进风过滤系统、引风除尘系统和包衣锅均安装在隔离室内或“墙壁”之内，室内只能看见包衣机前面和输液系统，控制柜安装在包衣机内，可通过控制面板进行操作，房间整洁，符合 GMP 要求。

近年来包衣设备有很多改进，例如在包衣锅内部装有特殊挡板，以增加片剂在锅内的翻动。也有在锅壁上开有数千个直径数毫米的小孔，使热量充分利用，缩短包衣时间，其干燥速度可比传统的锅包衣法约快10倍。另有埋管式包衣装置，是在普通包衣锅内采用埋管式装置，气流式喷头装在埋管内，插入包衣锅中翻动的片床内，压缩空气与包衣液通过喷头直接喷在片剂上，同时干热空气从埋管吹出穿透整个片床，干燥速度快。

② 悬浮包衣法。本法又称流化包衣法，是借急速上升的空气气流使片剂悬浮在空中，上下翻动，同时将包衣液喷于片剂上迅速干燥而成衣膜的方法。其包衣装置的原理与沸腾制粒基本相同。

③ 干压包衣法。干压包衣法是指将包衣材料制成干颗粒，利用特殊的干压包衣机，把包衣材料的干颗粒压在片心的外面，形成一层干燥衣。包衣的材料和厚度可按需要选用调整。

(1) 薄膜衣的包衣材料与包衣操作　薄膜衣是指在片心外包上一层比较稳定的高分子材料衣层。对药片可防止水分、空气的浸入，掩盖片心药物特有气味的外逸。与包糖衣相比具有生产周期短、效率高、片重增加小（一般增加2%～5%）、包衣过程可实现自动化、对崩解的影响小等特点。根据高分子材料的性质，可制成胃溶、肠溶及缓释制剂。近年来已广泛应用于片剂、丸剂、颗粒剂、胶囊剂等剂型中，以提高制剂质量，拓宽了医疗用途。

① 包衣材料。包括成膜材料、溶剂、增塑剂、着色剂和遮蔽剂。

a. 成膜材料

纤维素衍生物类。羟丙基甲基纤维素（HPMC），属于水溶性包衣材料，是目前应用较广泛、效果较好的包衣材料，其特点是成膜性能好，膜透明坚韧，包衣时没有黏结现象，其胃溶型用量为片心重的2%～3%，肠溶型用量为片心重的6%～10%。羟丙基纤维素（HPC）其最大缺点是干燥过程中产生较强的黏性，因此常与其他薄膜衣料混合使用。羟乙基纤维素（HEC）、羧甲基纤维素钠（CMC-Na）、甲基纤维素（MC）等都可作薄膜衣料，但其成膜性能均不如HPMC。

丙烯酸树脂Ⅳ号。属于醇溶性包衣材料，具有良好的成模性，是较理想的薄膜衣料。

其他成膜材料。聚乙烯醇缩乙醛二乙胺、聚乙二醇4000～6000、玉米朊。

b. 溶剂。用来溶解、分散成膜材料及增塑剂，常用水、乙醇、丙酮等溶剂。

c. 增塑剂。与成膜材料应有相容性、不易挥发并具有不向片心渗透的特性。常用的水溶性增塑剂有丙二醇、甘油、PEG等；非水溶性的有甘油三醋酸酯、邻苯二甲酸醋酸酯、蓖麻油、硅油、司盘（脱水山梨醇脂肪酸酯类、非离子表面活性剂）等。

d. 着色剂。目前常用的着色剂为色素，包括有水溶性、水不溶性两类。

e. 遮蔽剂。常用的遮蔽剂是二氧化钛（钛白粉），一般混悬于包衣液中应用。

② 包衣操作。主要应用滚转包衣法。为便于薄膜衣材料液体在片剂表面均匀分布，应用喷雾加入；或在包衣锅中加装挡板；或以细流加于滚动的片剂中。薄膜衣材料液体在片剂表面均匀分布后，通入热风使溶剂蒸发，反复若干次即得。包衣锅应有良好的排气装置，以防有毒、易燃的有机溶剂的危害。也可用空气悬浮包衣法，用热空气流直接通入包衣室后，把片心向上吹起呈悬浮状态，然后用雾化系统将包衣液喷洒于片心表面进行包衣。

薄膜包衣过程中出现的外观缺陷：

a. 碎片粘连或剥落。加浆太快，不易及时干燥引起。

b. 起皱。衣层还没铺展均匀即被干燥。

c. 起泡。衣料与片心之间附着力差。改变配方和低温干燥改善之。

d. 色斑。增塑剂、有色物料在包衣浆内分布不均，二者与包衣浆亲和力差，应改变配方。

e. 出汗。衣层表面有液滴或油状薄膜。配方不当造成，应改变配方。

半薄膜衣是全糖衣与薄膜衣两种工艺的结合，即在减少糖衣层的基础上再包以薄膜。

半薄膜衣发挥了全薄膜衣的优点，衣层牢固，抗湿抗热性能好，不会引湿霉变，操作相对简便，省时节料，但它的外观不如全糖衣片光亮美观。

(2) 糖衣的包衣材料与包衣操作　糖衣是指在片心之外包一层以蔗糖为主要包衣材料的衣层。糖衣层可迅速溶解，对片剂崩解影响不大。

① 包衣材料。包糖衣常用的材料有糖浆、有色糖浆、胶浆、滑石粉、打光剂等。

a. 糖浆。浓度为65%～75%（g/g）的蔗糖水溶液。用于粉衣层与糖衣层。包衣用糖浆应于临用前配制，保温使用。每千克素片约需蔗糖300～500g。

b. 有色糖浆。又称色浆，系在糖浆中加入可溶性食用色素制成。食用色素的用量一般为0.03%左右。目前国家允许使用的食用色素有柠檬黄、苋菜红、胭脂红、靛蓝等。除用以上4种颜色单独上衣外，许多片剂要上其他颜色。此时红、黄、蓝三色为三原色，可用这三种颜色以适当比例混合调成很多色。

c. 胶浆。多用于包隔离层或作胶黏剂。主要有15%明胶浆、35%阿拉伯胶浆、1%西黄蓍胶浆或4%白芨胶浆、35%桃胶浆等。这些天然胶类，可增加黏性和塑性，提高衣层的牢固性，多用于包隔离层。对含有酸性、易溶或吸潮成分的片心可起到保护作用。也可选用玉米朊的醇溶液、甲基纤维素等。

d. 滑石粉。白色或微黄色，用前过六号筛。有时为了增加片剂的洁白度和对油类的吸收，可在滑石粉中加入10%～20%的碳酸钙、碳酸镁或适量淀粉混合使用。但它们不适用于含酸性成分药物的包衣，因为碳酸钙遇酸会起化学变化。

e. 打光剂。一般是指四川产的白色米心蜡，又名川蜡、虫蜡。用前应精制，其方法是：加热至80～100℃，使熔化后过100目筛，除去悬浮杂质，也可兑入2%二甲基硅油，混合均匀，冷却后锉成80目细粉备用。用于包衣时能增加片衣的光亮度，防止片衣吸潮。蜂蜡、巴西棕榈蜡也可应用。每千克片用量约3～5g。

② 包衣操作。用包衣机包糖衣的工序一般分为5个步骤，依次为：包隔离层—包粉衣层—包糖衣层—包有色糖衣层—打光。

a. 隔离层。凡含引湿性、水溶性或酸性的药物，以及含浸膏的中药片剂均需包隔离层，大多数不需包隔离层。包隔离层的物料大多采用胶浆或胶糖浆，另加少量滑石粉。

操作时将筛选好的片心置包衣锅中转动，加入适量胶浆，快速搅拌，使锅内片子全部湿润，胶浆均匀地分布在片心表面。加入适量滑石粉至恰好不粘连，吹热风（30～50℃）30min左右，使衣层充分干燥。依次重复包衣4～5层即可。

操作时要注意每层充分干燥后再包下一层。干燥与否主要凭经验，听锅内片子运动的响声，或用指甲在片剂表面刮，以有坚硬感和不易刮下为准。

b. 粉衣层。又称粉底层。不需包隔离层的片子可直接包粉衣层。

操作时将片心在包衣锅内滚动，加入糖浆使表面均匀湿润后，撒入适量滑石粉，使之均匀附着于片剂表面，继续滚动吹热风干燥（35～50℃），如此反复操作，直至片子的棱角全部消失，片面圆整、平滑为止。一般需包15～18层。

包粉衣层时应注意以下几点：Ⅰ. 一定要层层干燥；Ⅱ. 温度应控制在35～50℃之间，开始时温度应逐渐升高，到片子棱角基本包平后温度开始下降；Ⅲ. 要掌握滑石粉与糖浆的用量，开始时逐层增加，到片子基本包平后，糖浆的量基本保持不变，而滑石粉的量大幅度减少，以便过渡到糖衣层。在开始包粉衣层的前1～4层时，加糖浆搅匀后应立即加入滑石粉，否则水分渗入片心，难以干燥。包完4层以后，滑石粉加入速度可适当放慢，加量也应随之减少。

c. 糖衣层。具体包法与粉衣层基本相似，唯包衣物料只用糖浆而不用滑石粉。操作时，每次加入糖浆后，先停止吹风，待片剂表面略干后再吹热风（40℃左右）。一般需包至10～15层，使片剂表面光滑即可。

d. 有色糖衣层。亦称色层或色衣，包衣的物料是带色的糖浆。见光易分解的药物，包深色糖衣层有保护作用。包完糖衣后，药片表面出现细腻的白霜，可开始进行有色衣层操作。

按包糖衣操作，分次加入配制好的有色糖浆，一般包8～15层。最后几层有色糖浆用量要少，然后缓缓晾干。此时应停车将糖衣锅封闭，每隔片刻翻动一次，使剩余水分慢慢散去而析出微小结晶，这种操作叫做“出水色”。上有色衣层的温度开始应掌握在37℃左右，逐步降至室温，并注意层层干燥。

e. 打光。出完水色后，转动锅体，同时撒入2/3量所需的蜡粉，转动摩擦至有光泽时，再慢慢加入剩余蜡粉，继续转动锅体直至片面极为光亮。将片子移入石灰干燥橱放置12～24h，或在硅胶干燥器内吸湿干燥10h左右，或在晾片室放置12～24h，除去水分即可包装。

以上五个步骤，根据具体品种的需要，有的工段可以省略或合并。目前使用高效包衣机包衣，多采用混浆包衣，即将糖浆和滑石粉配成混悬液，用喷枪喷在片剂表面的方法。

知识链接

混浆包衣方法

(1) 混合浆的配比　可参考以下配比。

糖胶浆——糖浆∶胶浆＝4∶1或混浆∶明胶＝1∶(0.015～0.020)，用于包隔离层。

糖浆∶滑石粉＝1∶(0.25～0.50)，用于包粉衣层。

(2) 混浆包衣方法　混浆包衣方法也是五个步骤——隔离层、粉衣层、糖衣层、色糖层、打光。除隔离层和粉衣层用混浆包衣，余同传统包糖衣方法。将片心投入包衣锅内，加热至40～45℃，喷入混浆使药片均匀润湿，层层干燥。

包糖衣过程中可能发生的问题。

① 糖衣不粘锅或摩擦变色。锅壁上蜡未除尽；锅壁温度高、片温度低，糖浆打滑，滑石粉粘不上；包衣锅角度太小，片下降速度太快。

② 花斑或色泽不均。片面粗糙不平；片子过潮就加蜡打光；中药片受潮变色；色糖层干燥过快，析晶造成片面粗糙。

③ 脱壳。片心不干，衣层未干，水分进入片心膨胀。

④ 片面裂纹。粉衣层滑石粉减量太快；酸性药物遇到滑石粉中的碳酸盐产气；糖衣片过分干燥。

(3) 肠溶衣的包衣材料与包衣操作　肠溶衣指用肠溶性包衣材料进行包衣的片剂。可在胃中保持完整，而在肠道中崩解或溶解并释放药物。凡药物易被胃液破坏或对胃有刺激性，或要求在肠道吸收发挥特定疗效者，均宜包肠溶衣。

① 包衣材料。肠溶衣的包衣材料与薄膜衣基本相同，只是成膜材料不同，成膜材料有邻苯二甲酸醋酸纤维素（CAP）、丙烯酸树脂类聚合物、虫胶等。

a. 邻苯二甲酸醋酸纤维素（CAP）。是一种应用历史较久而目前仍在使用的较好的肠溶衣料，为白色纤维状粉末，不溶于水和乙醇，可溶于丙酮或乙醇与丙酮的混合液。包衣时一般用8%～12%的乙醇丙酮混合液，成膜性能好，操作方便，在肠中的溶解性能也好。

b. 丙烯酸树脂类聚合物。本类材料系丙烯酸、丙烯酸甲酯、甲基丙烯酸及甲基丙烯酸甲酯等共聚而成。国内产品称Ⅱ号、Ⅲ号丙烯酸树脂，有好的成膜性，其中Ⅱ号树脂在人体肠液中的溶解时间比较容易控制，Ⅲ号树脂成膜性能较好，外观细腻，光泽较Ⅱ号树脂为优。因此，采用Ⅱ号、Ⅲ号丙烯酸树脂混合使用可起到互补作用。增塑剂为聚乙二醇或蓖麻油，以乙醇或丙酮为溶剂。

c. 虫胶。俗称洋干漆，是昆虫分泌的一种天然树脂，为棕色半透明薄片。主要成分为带羟基的直链有机酸，不溶于胃液，在pH6.4以上的体液中能迅速崩解。它有良好的抗水性能，所以可以用来包隔离层，防止水分浸入片心，特别是防止糖浆中的水分浸入片心。利用它在酸性溶液中不溶解的性质，可以用于包肠溶衣。用时配成15%～30%的乙醇溶液。由于其在胃中有时会出现崩解现象，和近年来新型肠溶衣材料的发展，本品逐渐被淘汰。

② 包衣操作。主要应用滚转包衣法。

肠溶衣的工序同包糖衣。包衣锅法首先包粉衣层至包没片剂棱角，再用肠溶衣液包裹数层，最后在肠溶衣层外包糖衣层、色衣层。也可直接在片心上包肠溶性全薄膜衣。

包衣岗位质量控制项目是片剂外观，应完整光洁，色泽均匀；重量差异（薄膜衣），应符合平均质量要求或符合企业内控标准；崩解时限，应在60min内全部崩解或符合企业内控标准。

包衣结束操作工填写请验单交给QA，请验项目为外观、重量差异（薄膜衣）、崩解时限。检验合格后，操作工填写物料交接单，物料交接给下道工序或交暂存室保存。

11. 内包装

片剂的包装一般有多剂量和单剂量两种形式。

多剂量包装指几十、几百片合装在一个容器中。常用的容器有玻璃瓶（管）、塑料瓶（盒）及由软性薄膜、金属箔复合膜等制成的药袋。常用瓶装生产线包装见图11-17、图11-18。袋装的常用片剂自动包装机（与颗粒自动包装机相似）。

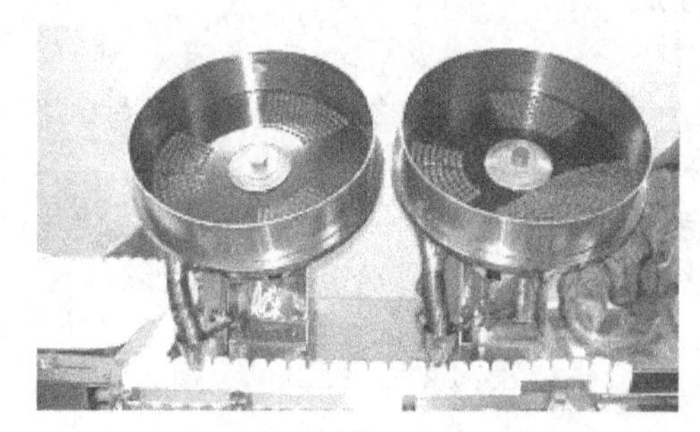

图11-17 片剂瓶装生产线（装瓶）

单剂量包装有泡罩式和窄条式。

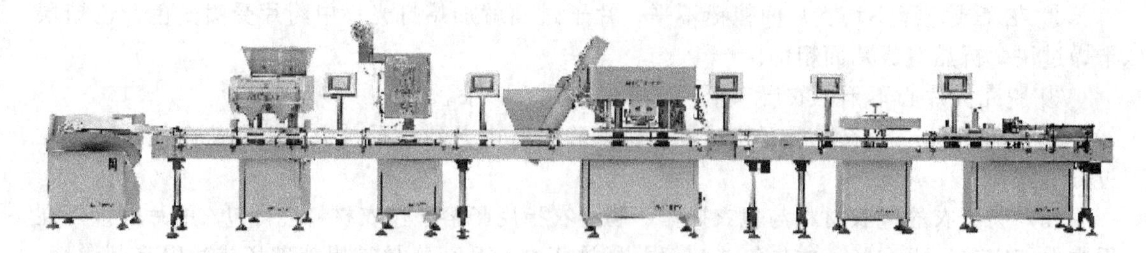

图11-18 瓶装生产线（理瓶、装瓶、塞纸、旋盖、铝箔封口、贴标签）

泡罩式：是用背层材料（无毒铝箔）和热成型塑料薄板（PVC），经热压而成的水泡状包装。铝箔为背层材料，背面印有药名等，聚氯乙烯为泡罩，坚硬而美观。常用铝塑泡罩包装机，设备见胶囊剂。

窄条式：是由两层膜片（铝塑复合膜、双铝复合膜等）经黏合或加压形成的带状包装。较泡罩式简单，成本也稍低。设备基本同颗粒自动包装机，设备见颗粒剂。

内包装岗位质量控制项目为密封性，应符合企业内控标准；另外内包装岗位应随时进行包装质量检查，如包装的外观，批号、生产日期、有效期打印是否正确等。

在内包装开始时，要由操作工填写请验单，请验项目为包装后片剂的密封性。首次检验合格后即可开始正式生产，生产过程中要随时对密封性进行检验，控制产品质量在合格范围内。

生产结束操作工将请验单填好，交 QA 取样检验。检验合格后，操作工填写物料交接单，物料交接给下道工序或交暂存室保存。

12. 外包装、入库（同散剂）

各岗位生产结束后应做的工作，同散剂。

（二）干法制颗粒压片技术

干法制颗粒压片是指不用润湿剂或液态黏合剂制成颗粒进行压片的方法。制粒方法包括滚压法、重压法、直接筛选法。

干法制颗粒压片工艺流程：

药材粉末或浸膏粉或部分药材粉末加浸膏粉$\xrightarrow{\text{（填充剂）}}$混合→干法制颗粒$\xrightarrow[\text{（崩解剂）}]{\text{润滑剂}}$混合→压片→（包衣）→内包装→外包装→入库

所在生产区：除外包装、入库在一般生产区外，其余均在 D 级洁净区。

干法制颗粒压片工艺流程中，除原辅料均为干物料、无制软材工序、制颗粒为干法外，其余同湿法制颗粒压片。

干法制粒的优点：物料未经湿、热处理，可缩短工时，且能提高对湿、热敏感药物产品的质量；不用或仅用少量干燥黏合剂，辅料用量较湿法制颗粒大大减少。

缺点：对物料性质、晶型要求高，需要特殊制粒设备等。在实际生产中只有干浸膏直接粉碎成颗粒应用较多。

干法制粒的方法主要有以下几种。

1. 滚压法

将粉状药物与干燥黏合剂等辅料混合均匀后，通过滚压机压成所需硬度的薄片，再通过摇摆制粒机粉碎成所需大小的颗粒，加润滑剂即可压片。该法的优点在于薄片的厚度较易控制，硬度亦较均匀，压成的片剂无松片现象。

2. 直接筛选法

将干浸膏直接粉碎成颗粒，或将某些有良好流动性和可压性的结晶性药物，筛选出适宜大小的颗粒，必要时进行干燥，加入润滑剂和崩解剂，即可进行压片。

3. 重压法

又称大片法，是将药物与辅料混合均匀后，用较大压力压成大片，直径一般为 19mm 或更大些，然后粉碎成适宜的颗粒压片。因机械和原料损耗较大，现已少用。

（三）粉末直接压片技术

粉末直接压片是指将粉末状药物与适宜辅料混匀后，不经制颗粒而直接压片的方法。

粉末直接压片工艺流程：

药材粉末或浸膏粉或部分药材粉末加浸膏粉$\xrightarrow[\text{崩解剂}]{\text{填充剂、润滑剂}}$混合→压片→（包衣）→内包装→外包装→入库所在生产区：除外包装、入库在一般生产区外，其余均在D级洁净区。

粉末直接压片工艺流程中，除原辅料均为干燥粉末、无制软材、制颗粒、整粒工序外，其余同湿法制颗粒压片。

优点：粉末直接压片无需制颗粒，不仅缩短了工艺过程，简化了设备、降低了生产成本，而且无湿热过程，提高了药物的稳定性，更利于药物的溶出，提高疗效。

缺点：粉末的流动性和可压性较差，生产中粉尘较多，片剂在加工过程中易分层。要解决上述问题，目前从以下两方面入手。

① 改善片剂原料的性能。采用重结晶法、喷雾干燥法等方法改变药粉的物理性状，加入具有良好流动性和可压性且具备较大的药品“容纳性”的（即能与较多的药物配合而不影响其压片性能）辅料。

② 改进压片机械的性能。在加料斗上加装电磁振动器，在压片机上增设预压装置。为防止药物粉末飞扬漏粉，还可采用自动密闭加料装置，并可安装吸粉器加以回收。

练 习 题

一、请分析《中国药典》收载健胃消食片药品质量标准中都涉及了哪些学过的知识？

【处方】 太子参228.6g　陈皮22.9g　山药171.4g　麦芽（炒）171.4g　山楂114.3g

【制法】 以上五味，取太子参半量与山药粉碎成细粉，其余陈皮等三味及剩余的太子参加水煎煮二次，每次2h，合并煎液，滤过，滤液低温浓缩至稠膏状，或浓缩成相对密度为1.08～1.12（65℃）的清膏，喷雾干燥。加入上述细粉、蔗糖粉和糊精适量，混匀，制成颗粒，干燥，压制成1000片，包薄膜衣；或压制成1600片，即得。

【性状】 本品为淡棕黄色的片或薄膜衣片；也可为异形片，薄膜衣片除去包衣后显淡棕黄色；气略香，味微甜、酸。

【鉴别】 ①取本品30片（薄膜衣片）或48片，研细，加甲醇50ml，加热回流30min，滤过，滤液蒸干，残渣加水20ml使溶解，通过D101型大孔吸附树脂柱（内径1.2cm，柱高15cm），用水200ml洗脱，弃去水洗液，再用乙醇100ml洗脱，收集乙醇洗脱液，蒸干，残渣加甲醇1ml使溶解，作为供试品溶液。另取太子参对照药材5g，加水煎煮2h，离心，取上清液，通过D101型大孔吸附树脂柱，同法制成对照药材溶液。照薄层色谱法试验，吸取上述两种溶液各20μl，分别点于同一硅胶G薄层板上，以甲苯-乙酸乙酯（4∶1）为展开剂，展开，取出，晾干，喷以1%香草醛硫酸溶液，在105℃加热至斑点显色清晰。供试品色谱中，在与对照药材色谱相应的位置上，显相同颜色的斑点。

② 取本品30片（薄膜衣片）或48片，研细，加甲醇50ml，加热回流30min，滤过，滤液蒸干，残渣加水20ml使溶解，用乙酸乙酯振摇提取2次，每次20ml，合并乙酸乙酯液，蒸干，残渣加甲醇1ml使溶解，作为供试品溶液。另取山楂对照药材2g，加水100ml，煎煮1h，滤过，滤液浓缩至20ml，用稀盐酸调节pH值至1～2，用乙酸乙酯振摇提取2次，同法制成对照药材溶液。照薄层色谱法试验，吸取上述两种溶液各20μl，分别点于同一硅胶G薄层板上，以环己烷-乙酸乙酯-甲酸（20∶20∶1）为展开剂，展开，取出，晾干，喷以2%三氯化铁乙醇溶液，在105℃加热至斑点显色清晰。供试品色谱中，在与对照药材色谱相应的位置上，显相同颜色的主斑点。

【检查】 应符合片剂项下有关的各项规定。

【含量测定】 照高效液相色谱法测定。

色谱条件与系统适用性试验：以十八烷基硅烷键合硅胶为填充剂；以甲醇-0.5%冰醋酸溶液（40∶60）为流动相；检测波长为283nm。理论板数按橙皮苷峰计算应不低于2000。

对照品溶液的制备：取橙皮苷对照品12.5mg，精密称定，置100ml量瓶中，加甲醇使溶解并稀释至刻度，摇匀；精密量取3ml，置25ml量瓶中，加50%甲醇稀释至刻度，摇匀，即得（每1ml含橙皮苷15μg）。

供试品溶液的制备：取本品10片，研细，取约2g，精密称定，精密加入甲醇20ml，称定重量，置水浴上加热回流 1h，放冷，再称定重量，用甲醇补足减失的重量，摇匀，滤过，精密量取续滤液 5ml，置 10ml 量瓶中，加水稀释至刻度，摇匀，滤过，取续滤液，即得。

测定法：分别精密吸取对照品溶液与供试品溶液各 20μl，注入液相色谱仪，测定，即得。

本品每片含陈皮以橙皮苷（$C_{28}H_{34}O_{15}$）计，不得少于 0.12mg；薄膜衣片不得少于 0.20mg。

【功能与主治】 健胃消食。用于脾胃虚弱所致的食积，症见不思饮食、嗳腐酸臭、脘腹胀满；消化不良见上述证候者。

【用法与用量】 口服，可以咀嚼。一次 4～6 片，薄膜衣片一次 3 片，一日 3 次。小儿酌减。

【规格】 每片重（1）0.5g　（2）0.8g（薄膜衣片）

二、单选题

1. 以下属于片剂概念的是（　　）。

A. 将药材细粉或药材提取物加适宜的黏合剂或其他辅料制成的球形或类球形制剂

B. 药材提取物与适宜的辅料或药材细粉制成具有一定粒度的颗粒状制剂

C. 将药材用适宜的方法加工后，加入适宜辅料填充于硬质空胶囊或密封于软质囊材中的制剂

D. 药材提取物、药材提取物加药材细粉或药材细粉与适宜辅料混匀压制成的圆片状或异形片状的固体制剂

E. 一种或数种药材或药材提取物经粉碎、均匀混合制成的粉末状制剂

2. 片剂按其原料特性分不包括（　　）。

A. 提纯片　B. 全粉末片　C. 全浸膏片　D. 半浸膏片　E. 合成片

3. 片剂外观叙述错误的是（　　）。

A. 完整　B. 光洁　C. 色泽均匀　D. 均匀的粉末　E. 有适宜的硬度

4. 以下（　　）不检查崩解时限。

A. 泡腾片　B. 含片　C. 浸膏片　D. 全粉末片　E. 糖衣片

5. 对片剂崩解时限叙述错误的是（　　）。

A. 除另有规定外，药材原粉片各片均应在 30min 内全部崩解

B. 浸膏（半浸膏）片各片均应在 1h 内全部崩解

C. 泡腾片各片均应在 5min 内崩解

D. 糖衣片各片均应在 1h 内全部崩解

E. 药材原粉片各片均应在 60min 内全部崩解

6. 片剂常用辅料的类型不包括（　　）。

A. 稀释剂与吸收剂　B. 润湿剂与黏合剂　C. 崩解剂

D. 防腐剂　E. 润滑剂

7. 淀粉、糖粉、糊精作稀释剂时的比例正确的是（　　）。

A. 7∶2∶2　B. 7∶2∶1　C. 7∶1∶1　D. 7∶2∶3　E. 7∶3∶2

8. 当药物剂量小于 0.1g 时，中药片剂中含浸膏量多或黏性太大时，均需加（　　）。

A. 吸收剂　B. 稀释剂　C. 崩解剂　D. 黏合剂　E. 润滑剂

9. 若原料中含有较多的挥发油、脂肪油或其他液体药物时，则需先加适量（　　）。

A. 吸收剂　B. 稀释剂　C. 崩解剂　D. 黏合剂　E. 润滑剂

10. 在中药制片中既是原料药又可起到吸收剂、稀释剂、崩解剂作用的是（　　）。

A. 中药浸膏　B. 挥发油　C. 中药提纯物　D. 中药粉末　E. 以上都不是

11. 以下不属于吸收剂的是（　　）。

A. 硬脂酸镁　B. 磷酸氢钙　C. 碳酸钙　D. 碳酸镁　E. 活性炭

12. 色白味甜，溶于水，露于空气中易吸潮结块，具有矫味、黏合作用的是（　　）。

A. 淀粉　B. 糊精　C. 糖粉　D. 乳糖　E. 硬脂酸镁

13. 色白微甜，溶于水，不吸湿，有良好的流动性和可压性，是优良的稀释剂的是（　　）。

A. 淀粉　B. 糊精　C. 糖粉　D. 乳糖　E. 硬脂酸镁

14. 以下不属于润湿剂或黏合剂的是（ ）。

A. 乙醇　B. 糊精　C. 糖浆　D. 微粉硅胶　E. 阿拉伯胶浆

15. 中药稠膏可作（ ）使用。

A. 稀释剂　B. 吸收剂　C. 崩解剂　D. 黏合剂　E. 润滑剂

16. 若药物自身没有黏性或黏性不足，则需加入（ ）制粒。

A. 吸收剂　B. 稀释剂　C. 崩解剂　D. 黏合剂　E. 润滑剂

17. 以下可作为干黏合剂的是（ ）。

A. 淀粉　B. 糊精　C. 糖浆　D. 滑石粉　E. 硬脂酸镁

18. 以下属于润湿剂的是（ ）。

A. 淀粉　B. 磷酸氢钙　C. 糖粉　D. 30%～70%乙醇　E. 硬脂酸镁

19. 淀粉浆是淀粉与水在70℃左右糊化而成的稠厚胶体溶液，适合于对湿热较稳定、本身不太松散的药物。一般浓度为（ ）。

A. 8%～15%　B. 10%～20%　C. 20%～35%　D. 40%～50%　E. 50%～70%

20. 糖浆的黏性强，适用于纤维性强、质地疏松或弹性较大的药物。浓度一般为（ ）(g/g)。

A. 8%～15%　B. 10%～15%　C. 20%～35%　D. 40%～50%　E. 50%～70%

21. 以下不属于崩解剂的是（ ）。

A. 干燥淀粉　B. 低取代羟丙基纤维素　C. 糊精

D. 羧甲基淀粉钠与干燥淀粉的混合物　E. 羧甲基淀粉钠

22. 以下可作为稀释剂、吸收剂、崩解剂的辅料是（ ）。

A. 淀粉　B. 糊精　C. 糖粉　D. 滑石粉　E. 硬脂酸镁

23. 以下可作为稀释剂、吸收剂、黏合剂的辅料是（ ）。

A. 淀粉　B. 糊精　C. 糖粉　D. 滑石粉　E. 硬脂酸镁

24. 常用的遮蔽剂是（ ）。

A. 淀粉　B. 糊精　C. 糖粉　D. 滑石粉　E. 二氧化钛（钛白粉）

25. 以下不属于崩解剂的是（ ）。

A. 糊精　B. 干燥淀粉　C. 低取代羟丙基纤维素（L-HPC）

D. 微晶纤维素　E. 羧甲基淀粉钠（CMS-Na）

26. 淀粉的含水量一般在12%～15%，当作为崩解剂使用时，要进行活化处理，即进行干燥使含水量降至（ ）。

A. 10%～13%　B. 8%～10%　C. 6%～9%　D. 4%～8%　E. 2%～5%

27. 干燥淀粉作为崩解剂常用量为干颗粒重的（ ）。

A. 5%～20%　B. 10%～30%　C. 15%～30%　D. 20%～35%　E. 25%～40%

28. 淀粉流动性和可压性均差，加多会造成（ ）。

A. 片剂崩解迟缓　B. 松片　C. 片黏冲　D. 片变色　E. 片变硬

29. 以下不能用作泡腾片崩解剂的是（ ）。

A. 酒石酸　B. 枸橼酸　C. 富马酸　D. 碳酸氢钠　E. 干燥淀粉

30. 硬脂酸镁为最常用的润滑剂，润滑作用强，有良好的附着性，一般用量为（ ）。

A. 7%～10%　B. 4%～8%　C. 3%～5%　D. 0.3%～1%　E. 0.15%～3%

31. 硬脂酸镁疏水，用量过大，易造成片剂（ ）。

A. 片剂崩解迟缓　B. 松片　C. 片黏冲　D. 片变色　E. 片变硬

32. 滑石粉成分为含水硅酸镁，助流性好，附着性差，密度大，易与颗粒分层，用量一般为（ ）。

A. 7%～10%　B. 4%～8%　C. 3%～5%　D. 0.3%～1%　E. 0.15%～3%

33. 粉末直接压片的辅料不包括（ ）。

A. 干燥黏合剂　B. 助流剂　C. 崩解剂　D. 润滑剂　E. 润湿剂

34. 微粉硅胶作为粉末直接压片的助流剂，其常用量为（ ）。

A. 7%～10%　B. 4%～8%　C. 3%～5%　D. 0.3%～1%　E. 0.15%～3%

35. 压片用颗粒的含水量一般为（　　）。

A. 7%～10%　B. 4%～8%　C. 3%～6%　D. 1%～3%　E. 0.5%～2%

36. 压片用颗粒中含有通过二号筛的颗粒占20%～40%为宜，且无通过（　　）号筛以上的细粉。

A. 三　B. 四　C. 五　D. 六　E. 七

37. 压片前要将润滑剂与颗粒混合均匀，以下可用于混合的设备是（　　）。

A. 摇摆制粒机　B. 多向运动混合机　C. 流能磨　D. 筛片机　E. 沸腾干燥机

38. 以下（　　）是旋转式压片机。

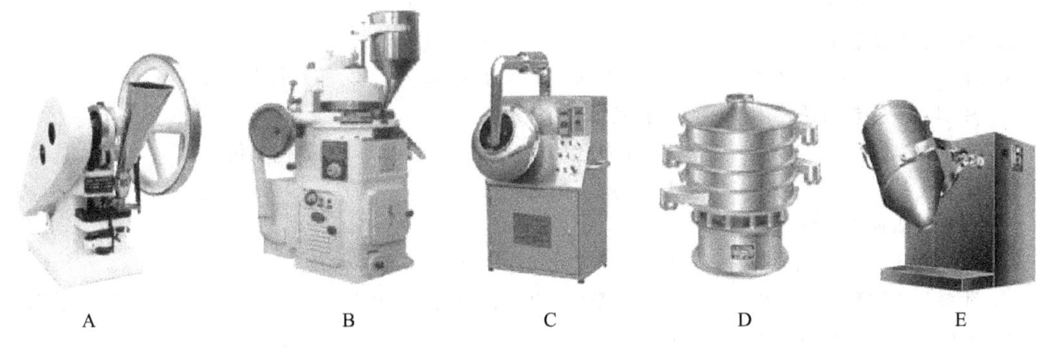

39. 片剂的形状有异形片、平片、浅凸片、深凸片，（　　）常用于包糖衣。

A. 异形片　B. 平片　C. 浅凸片

D. 深凸片　E. 以上都不是

40. 当上冲和下冲转动到（　　）时，两个冲之间的距离最小，将颗粒压缩成片。

A. 饲料器之下　B. 两个压力盘之间　C. 片重调节器

D. 出片调节器　E. 刮粒器

41. 当下冲转动到（　　）时，上冲上升，下冲抬起与机台中模层的上缘相平，药片被刮粒器推开。

A. 饲料器之下　B. 两个压力盘之间　C. 片重调节器

D. 出片调节器　E. 刮粒器

42. 压完的片剂往往黏附有药粉，常用（　　）清除。

A. 摇摆制粒机　B. 多向运动混合机　C. 包衣机

D. 筛片机　E. 沸腾干燥机

43. 压片岗位需要进行质量控制的项目不包括（　　）。

A. 外观　B. 硬度　C. 重量差异

D. 崩解时限　E. 水分

44. 松片的原因不包括（　　）。

A. 中药细粉或其中含纤维过多

B. 片剂原料中含有较多的挥发油、脂肪油

C. 颗粒中含水量不当

D. 黏合剂太黏

E. 制剂工艺不当

45. 黏冲的原因错误的是（　　）。

A. 颗粒太潮　B. 润滑剂用量不足或混合不均

C. 冲模表面粗糙或有缺损　D. 冲头表面不洁净　E. 颗粒太干

46. 崩解迟缓的原因错误的是（　　）。

A. 崩解剂选择不当，用量不足或干燥不够

B. 黏合剂黏性太小或用量太少

C. 颗粒过硬、过粗
D. 压力过大
E. 疏水性润滑剂用量过大
47. 片重差异超限原因错误的是（　　）。
A. 颗粒粗细相差悬殊引起压片时颗粒流速不均匀
B. 润滑剂用量不足
C. 加料器不平衡或堵塞引起颗粒流速不一
D. 下冲不灵活，致使颗粒填充量不一
E. 润滑剂用量太多
48. 不属于片剂包衣的是（　　）。
A. 糖衣　B. 薄膜衣　C. 肠溶衣　D. 内包装　E. 半薄膜衣
49. 片剂的滚转包衣法使用（　　）设备。
A. 摇摆制粒机　B. 多向运动混合机　C. 包衣机
D. 筛片机　E. 沸腾干燥机
50. 包衣机组成不包括（　　）。
A. 包衣锅　B. 动力部分　C. 加热部分　D. 鼓风设备　E. 过筛部分
51. 片剂包衣锅形状多采用（　　），锅底浅、口大，片剂在锅中滚动快，相互摩擦的机会比较多。
A. 球形　B. 荸荠形　C. 方形　D. 长方形　E. 多角形
52. 包衣锅的转轴均为倾斜的，一般与水平成（　　）。
A. 10°～15°　B. 20°～35°　C. 30°～45°　D. 40°～55°　E. 50°～70°
53. 根据锅的直径及包衣片本身的大小、重量及片剂的硬度等情况来调节适宜的转速。一般锅的转速控制在（　　）为宜。
A. 10～20r/min　B. 20～40r/min　C. 30～50r/min
D. 50～60r/min　E. 60～80r/min
54. 滚转包衣法，在包衣过程中，对吹风的叙述错误的是（　　）。
A. 吹入热风兼有加快空气流动、提高温度的作用
B. 吹入冷风还有冷却作用
C. 吹风以调节锅内温度
D. 吹风可吹去包衣片表面多余的细粉，使其表面光滑、平整
E. 吹风是为了让片剂动起来
55. 对近年来的高效包衣机叙述错误的是（　　）。
A. 在包衣锅内部装有特殊挡板，以增加片剂在锅内的翻动
B. 在锅壁上开有数千个直径数毫米的小孔，其干燥速度可比传统的锅包衣法约快10倍
C. 压缩空气与包衣液通过喷头直接喷在片剂上
D. 干热空气从埋管吹出穿透整个片床，干燥速度快
E. 高效包衣机转速比传统的包衣机快
56. 薄膜衣材料中不包括（　　）。
A. 成膜材料　B. 崩解剂　C. 增塑剂　D. 着色剂　E. 遮蔽剂
57. 以下不属于胃溶型薄膜衣料的是（　　）。
A. 羟丙基甲基纤维素（HPMC）　B. 丙烯酸树脂Ⅳ号　C. 玉米朊
D. 羟丙基纤维素（HPC）　E. Ⅱ号、Ⅲ号丙烯酸树脂混合物
58. 以下属于水溶性成膜材料的是（　　）。
A. 羟丙基甲基纤维素（HPMC）　B. 丙烯酸树脂Ⅳ号　C. 玉米朊
D. 羟丙基纤维素（HPC）　E. Ⅱ号、Ⅲ号丙烯酸树脂混合物
59. 薄膜包衣过程中出现起皱的原因是（　　）。

A. 加浆太快，不易及时干燥引起

B. 衣层还没铺展均匀即被干燥

C. 衣料与片心之间附着力差

D. 增塑剂、有色物料与包衣浆亲和力差

E. 配方不当造成

60. 包糖衣常用的物料不包括（　　）。

A. 糖浆和有色糖浆　B. 胶浆　C. 滑石粉　D. 打光剂虫蜡　E. 干燥淀粉

61. 包糖衣用的糖浆是浓度为（　　）(g/g) 的蔗糖水溶液。

A. 35%～45%　B. 45%～55%　C. 55%～65%　D. 65%～75%　E. 75%～85%

62. 用包衣机包糖衣的工序正确的是（　　）。

A. 粉衣层-隔离层-糖衣层-有色糖衣层-打光

B. 隔离层-粉衣层-糖衣层-有色糖衣层-打光

C. 隔离层-糖衣层-粉衣层-有色糖衣层-打光

D. 隔离层-粉衣层-有色糖衣层-糖衣层-打光

E. 隔离层-粉衣层-糖衣层-打光-有色糖衣层

63. 有色糖浆在（　　）使用。

A. 隔离层　B. 粉衣层　C. 糖衣层　D. 有色糖衣层　E. 打光

64. 胶浆在（　　）使用。

A. 隔离层　B. 粉衣层　C. 糖衣层　D. 有色糖衣层　E. 打光

65. 不属于隔离层使用的是（　　）。

A. 15%明胶浆　B. 35%阿拉伯胶浆　C. 35%桃胶浆等

D. 玉米朊的醇溶液　E. 淀粉浆

66. 滑石粉在隔离层和粉衣层使用，用前要过（　　）目筛。

A. 100　B. 80　C. 0　D. 60　E. 50

67. 每千克片打光剂虫蜡用量正确的是（　　）。

A. 1～3g　B. 3～5g　C. 5～7g　D. 7～9g　E. 9～11g

68. 隔离层操作错误的是（　　）。

A. 片心置包衣锅中转动，加入适量胶浆，快速搅拌，使胶浆均匀地分布在片心表面。再加入适量滑石粉至恰好不粘连

B. 吹 30～50℃热风 30min 左右，使衣层充分干燥

C. 每层充分干燥后再包下一层

D. 干燥与否通过水分测定判断

E. 隔离层一般包 4～5 层

69. 粉衣层操作注意不包括（　　）。

A. 一定要层层干燥

B. 温度应控制在 35～50℃之间

C. 开始时逐层增加滑石粉用量，到片子包到没有棱角后，用量大幅度减少，以便过渡到糖衣层

D. 粉衣层一般需包 15～18 层

E. 滑石粉的用量应每层都一样

70. 以下对糖衣层的叙述错误的是（　　）。

A. 只用糖浆不用滑石粉

B. 糖浆和滑石粉都用

C. 每次加入糖浆后，待片剂表面略干后再吹 40℃左右热风

D. 包完糖衣层后，药片表面出现细腻的白霜

E. 一般需包 10～15 层

71. 以下对有色糖衣层叙述错误的是（　　）。

A. 温度开始应掌握在37℃左右，逐步降至室温，并注意层层干燥

B. 最后几层有色糖浆用量要少

C. 要有“出水色”操作

D. 色素要用国家允许使用的食用色素，用量一般为3%左右

E. 一般包8～15层

72. 以下属于肠溶性包衣材料的是（　　）。

A. 邻苯二甲酸醋酸纤维素（CAP）　B. 丙烯酸树脂Ⅳ号　C. 玉米朊

D. 微晶纤维素　E. 微粉硅胶

三、填空题

1. 薄膜衣是指在片心外包上一层比较稳定的（　　）材料衣层，片重一般增加（　　）%。

2. 冲模的直径应随片重而定，一般为（　　）mm。

3. 旋转式压片机的工作部分有绕轴而转动的机台，机台分为三层，机台的上层装着（　　），中层装着模圈，下层装着（　　）。

4. 双流程压片机有两套压力盘和两个加料斗，旋转一圈每个冲可压（　　）个药片。

5. 片剂的制备归纳起来有颗粒压片法和直接压片法两大类，以（　　）压片法应用最多。

6. 包衣的方法有（　　）包衣法、悬浮包衣法、干压包衣法。

7. 包衣锅由金属铜或（　　）制成。

8. 打光剂虫蜡的精制方法是加热至80～100℃，使熔化后过100目筛，冷却后锉成（　　）目细粉备用。

9. 包衣岗位质量控制包括外观、重量差异（　　）和（　　）。

四、判断题

1. 片剂崩解时限检查，如有小部分颗粒状物未通过筛网，但已软化无硬心者，可作符合规定论。（　　）

2. 乙醇浓度越高，药物被润湿后黏性越大。（　　）

3. 崩解剂的加入方法包括内加法、外加法和内外加法。（　　）

4. 片重调节器用以调节下冲在冲模圈内上下的位置，位置越低填充量就越小，片重就越轻。（　　）

5. 待包衣片剂的片心在形状上应具有适宜的弧度，片心的硬度要较大、脆性较小，以免因多次滚转碰撞、摩擦而造成破碎。（　　）

6. 片剂包衣，包衣锅锅体直径大时角度宜大。（　　）

7. 糖浆在粉衣层、糖衣层、有色糖衣层使用。（　　）

8. 粉末直接压片是指将粉末状药物与适宜辅料混匀后，不经制颗粒而直接压片的方法。（　　）

五、简答题

1. 简述湿法制颗粒压片工艺流程。

2. 片剂各岗位生产结束应做的工作都有哪些内容？

练习题答案

第一章

一、单选题

1. E　2. B　3. D　4. C　5. D

二、填空题

1. 中医理论　中药　固体

2. 炮制

3. 药材炮制

4. 安全　有效　均一　稳定

三、判断题

1. √　2. √　3. √　4. √　5. ×　6. ×　7. ×

第二章

一、单选题

1. C　2. A　3. E　4. E　5. C　6. E　7. C　8. A　9. C　10. B　11. E　12. E　13. C　14. A　15. B　16. A　17. E　18. B　19. B　20. E　21. B　22. B　23. B　24. D　25. E　26. B　27. A　28. E　29. B　30. B　31. E　32. E　33. E　34. C　35. D　36. D　37. C　38. B　39. C　40. D　41. D　42. E　43. E　44. A　45. A

二、填空题

1. 物料平衡

2. 收率　收率

3. 批

4. 污染　混淆　人为差错

5. 行为有标准　标准可操作　操作有记录　记录可追溯

6. 检定　有效

7. 设备运行

8. 批记录

9. 批生产　批包装

10. 验证

三、判断题

1. √　2. ×　3. √　4. √　5. √　6. ×　7. ×　8. √　9. √　10. √　11. √　12. ×　13. ×　14. ×　15. ×　16. ×　17. √

四、简答题

1. 答：一般生产区是指对空气的洁净度没有要求的生产区域，进入一般生产区要按以下程序进入：

个人鞋脱下放更鞋柜外侧柜中→转身180°→更换更鞋柜内侧放置的一般生产区鞋→洗手→烘手→进入更衣室脱外衣，更换一般生产区服装→进入一般生产区。

2. 答：个人鞋脱下放更鞋柜外侧柜中→转身180°→更换更鞋柜内侧放置的一般生产区

鞋→洗手→烘手→进入更衣室脱外衣，更换一般生产区服装→进入一般生产区→到二次更鞋柜处脱下一般生产区鞋放更鞋柜外侧柜中→转身180°→更换更鞋柜内侧放置的洁净区鞋→洗手→烘手→进入二次更衣室脱一般生产区服装，更换洁净区服装（包括帽子和口罩）→手消毒→经过缓冲区域进入D级洁净区。

3. 答：个人鞋脱下放更鞋柜外侧柜中→转身180°→更换更鞋柜内侧放置的一般生产区鞋→洗手→烘手→进入更衣室脱外衣，更换一般生产区服装（包括帽子和口罩）→进入一般生产区→到二次更鞋柜处脱下一般生产区鞋放更鞋柜外侧柜中→转身180°→更换更鞋柜内侧放置的无菌鞋→脱内、外衣→淋浴或洗手、脸→手消毒→穿无菌内衣→穿无菌外衣（包括帽子和口罩）→穿无菌鞋→手消毒→经过缓冲区域进入C级及以上洁净区。

第 三 章

一、单选题

1. D 2. D 3. D 4. E 5. E 6. E 7. A 8. A 9. E 10. C 11. A 12. E 13. B 14. B 15. D 16. E 17. C 18. E 19. C 20. E 21. A 22. C 23. C 24. E 25. E 26. E 27. E 28. C 29. D 30. A 31. E

二、填空题

1. 活微生物 2. 病原性微生物 3. 防腐

三、判断题

1. ✓ 2. × 3. × 4. ✓ 5. × 6. ✓ 7. ✓ 8. ✓ 9. ✓ 10. ✓ 11. ✓ 12. ✓

第 四 章

一、单选题

1. E 2. A 3. E 4. E 5. D 6. C 7. B 8. A 9. C 10. D 11. D 12. A 13. D 14. A 15. C 16. B 17. C 18. B 19. E 20. C 21. B 22. A 23. C 24. B 25. D 26. D 27. D 28. E 29. E 30. D 31. A 32. B

二、填空题

1. 有效成分 2. 杂质

三、计算题：

解：$c_1 \times V_1 = c_2 \times (V_1 + V_2)$

c_1 为高浓度乙醇的含量（%）；V_1 为需加入高浓度乙醇体积（ml）；c_2 为药液加入乙醇后必须达到的含醇量（%）；V_2 为浓缩药液的体积（ml）。

$95\% \times V_1 = 60\% \times (V_1 + 1000)$ $V_1 = 1714.3$（ml）

答：需加入95%乙醇1714.3ml。

第 五 章

单选题

1. D 2. E 3. B 4. C 5. B 6. A 7. B 8. B 9. C 10. D 11. D 12. E 13. D 14. E 15. E 16. D 17. C 18. C 19. B 20. C 21. C 22. E

第 六 章

一、单选题

1. E 2. E 3. A 4. B 5. C 6. A 7. B 8. B 9. E 10. E 11. D 12. B 13. A 14. B 15. A 16. C 17. D 18. E 19. E 20. A 21. D 22. B 23. A 24. B 25. A 26. E 27. B 28. D 29. C 30. D 31. C 32. E 33. E 34. D 35. A 36. B 37. C 38. E 39. D 40. B

二、填空题

1. 冲眼筛

2. 50%～60%

三、判断题

1. ✓　2. ✓　3. ×　4. ×　5. ✓　6. ×

第七章

一、答：

【制法】 中涉及粉碎、过筛、混合知识（此处要联系粉碎、过筛、混合的方法及设备）；涉及挥发油加入方法（此处要联系挥发油都有哪些加入方法）；细粉与目数对应关系是100目（此处要联系最细粉与工业筛目的对应关系）。

【鉴别】 (2) 中涉及了现代浸提技术超声提取（此处要联系常用浸提方法和现代浸提技术都有哪些）；固液分离的方法之一滤过（此处联系固液分离都有哪些方法和设备）；滤液的浓缩与干燥（此处联系浓缩都有哪些方法和设备，干燥都有哪些方法和设备）。

【检查】 中涉及散剂的质量要求（此处要联系散剂都有哪些质量要求）。

二、单选题

1. E　2. C　3. D　4. C　5. D　6. D　7. E　8. D　9. C　10. C　11. E　12. A　13. B　14. C　15. E　16. A　17. C　18. E　19. A　20. E

三、判断题

1. ×　2. ×　3. ✓　4. ✓　5. ×　6. ✓　7. ✓　8. ×

四、简答题

1. 答：散剂制备工艺流程是：备料→粉碎、过筛→混合→分剂量（内包装）→外包装→入库粉碎、过筛、混合、分剂量（内包装）在D级洁净区，外包装、入库在一般生产区。

2. 答：① 清物料：操作工将本岗位生产的中间成品或成品以及剩余的物料、可利用物料、废料等分别称量或清点数量，放入洁净容器及指定位置，容器外放物料标签。操作工填写本岗位生产的中间产品或成品请验单。检验合格后转入下道工序，填写物料交接单。检验不合格及时上报，等待处理。

② 清文件：操作工填写批生产记录、批包装记录、设备运行记录等。填写完成后，需要上交的记录上交（批生产记录、批包装记录），不需要上交的文件放到指定位置（设备运行记录），并将本次生产所需的所有文本文件整理放至指定位置。

③ 清卫生：包括操作间、容器具、设备设施等，均按相应的清洁SOP进行清洁、消毒。

④ 更换状态标志：停产后清场前更换停产未清洁的状态标志，如容器具“未清洁”；设备“设备完好”、“停止运行”、“未清洁”；操作间填写“操作间状态标志卡”，并标明“停产”、“未清洁”。

清洁后将容器具、设备、操作间“未清洁”状态标志更换为“已清洁”状态标志。

⑤ 清场结束，清场人员请QA人员对操作间和设备设施清场情况进行检查，检查合格发放“清场合格证”。操作工填写清场记录、设备清洁记录、设备消毒记录、生产区清洁记录等。操作工将清场合格证正本贴于本次清场的清场记录上，副本放在操作间门上。清场记录上交工艺员附在批生产记录中，其他清洁记录放到指定位置备查。

第八章

一、答：

从【处方】 得知处方中六味饮片熟地黄和山茱萸（制）是炮炙品，牡丹皮、山药、茯苓、泽泻是生品。

【制法】 中涉及粉碎、过筛、混合知识（此处要联系粉碎、过筛、混合方法及设备）；细粉与目数对应关系是100目；涉及蜂蜜的规格（此处要联系蜂蜜都有哪些规格及炼制方法，水丸的黏合剂都有哪些）；用泛制法制丸（此处要联系丸剂都有哪些制法，水丸制备工艺流程及质量控制标准）；蜜丸用什么制法（此处联系蜜丸制备工艺流程及质量控制标准）。

【鉴别】 （2）中涉及了回流提取（此处要联系浸提方法都有哪些）；固液分离的方法之一滤过（此处要联系固液分离都有哪些方法和设备）；滤液常压蒸发（此处应联系蒸发都包括哪些内容，溶剂乙醚常压蒸发应注意的毒性及易燃性问题）。

【检查】 中涉及丸剂的质量要求，此处应联系丸剂都有哪些质量要求。

【含量测定】中涉及了超声提取和回流提取。

二、答：

从【处方】 得知处方中丹参、三七、冰片均为生品。

【制法】 中涉及煎煮法；涉及固液分离方法之一滤过；涉及醇沉（此处要联系醇沉都有哪些操作注意事项，精制都有哪些方法）；涉及回收乙醇和浓缩（此处要联系浓缩的方法和设备，实验室回收乙醇装置如何安装）；冰片如何粉碎（此处要联系粉碎都有哪些方法）；涉及了聚乙二醇加热熔融（此处要联系滴丸的基质都有哪些，熔融的温度是多少）；涉及了液体石蜡（此处要联系滴丸的冷凝液都有哪些，冷凝液控制温度是多少）；涉及滴丸的制备（此处要联系滴丸制备工艺流程及质量控制项目）；涉及包薄膜衣（此处要联系丸剂包衣的种类有哪些）。

【鉴别】 （1）中涉及了超声提取（此处要联系现代浸提技术都有哪些）；（2）涉及了大孔吸附树脂（此处要联系精制技术都有哪些）；（3）涉及了离心。

【检查】 中涉及丸剂的质量要求，都有哪些要求。

【含量测定】 中涉及了超声提取和离心。

三、答：

从【处方】得知处方中二味饮片苍术（炒）、黄柏（炒）均是炮炙品。

【制法】 中涉及粉碎、过筛、混合知识；细粉与目数对应关系是100目；涉及泛制法制水丸（此处要联系丸剂都有哪些制法，水丸制备工艺流程及质量控制项目）；涉及了干燥（此处要联系水丸的干燥方法及设备）。

【鉴别】 （2）中涉及了超声提取；（3）中涉及了回流提取；涉及了固液分离的方法之一滤过。

【检查】 中涉及丸剂的质量要求，都有哪些要求。

【含量测定】 中涉及了回流冷浸法的索式提取。

四、单选题

1. A 2. B 3. C 4. B 5. D 6. A 7. C 8. D 9. B 10. E 11. D 12. E 13. E 14. A 15. B 16. D 17. C 18. D 19. D 20. E 21. E 22. C 23. C 24. C 25. A 26. D 27. C 28. B 29. D 30. D 31. C 32. C 33. B 34. A 35. C 36. B 37. B 38. B 39. C 40. C 41. D

五、判断题

1. × 2. ✓ 3. × 4. ✓ 5. × 6. ✓ 7. ✓ 8. ✓ 9. ✓ 10. × 11. ✓ 12. × 13. × 14. ✓

六、简答题

1. 答：

炼蜜、药粉→制丸块→制丸条→分粒搓圆→（干燥）→内包装→外包装→入库

2. 答：原因主要是制丸时揉搓不够。解决办法是加强合坨和搓丸。

3. 答：

提取物—┐
　　　　├→配制滴制液→滴制→冷凝→除冷凝液→选丸→干燥→内包装→外包装→入库
基质→熔融—┘

4. 答：

① 清物料。操作工将本岗位生产的中间成品或成品以及剩余的物料、可利用物料、废料等分别称量或清点数量，放入洁净容器及指定位置，容器外放物料标签。操作工填写本岗位生产的中间产品或成品请验单。检验合格后转入下道工序，填写物料交接单。检验不合格及时上报，等待处理。

② 清文件。操作工填写批生产记录、批包装记录、设备运行记录等。填写完成后，需要上交的记录上交（批生产记录、批包装记录），不需要上交的文件放到指定位置（设备运行记录），并将本次生产所需的所有文本文件整理放至指定位置。

③ 清卫生。包括操作间、容器具、设备设施等，均按相应的清洁 SOP 进行清洁、消毒。

④ 更换状态标志。停产后清场前更换停产未清洁的状态标志，如容器具“未清洁”；设备“设备完好”、“停止运行”、“未清洁”；操作间填写“操作间状态标志卡”，并标明“停产”、“未清洁”。

清洁后将容器具、设备、操作间“未清洁”状态标志更换为“已清洁”状态标志。

⑤ 清场结束，清场人员请 QA 人员对操作间和设备设施清场情况进行检查，检查合格发放“清场合格证”。操作工填写清场记录、设备清洁记录、设备消毒记录、生产区清洁记录等。操作工将清场合格证正本贴于本次清场的清场记录上，副本放在操作间门上。清场记录上交工艺员附在批生产记录中，其他清洁记录放到指定位置备查。

第 九 章

一、答：

从【处方】得知处方中六味饮片熟地黄和山茱萸（制）是炮炙品，牡丹皮、山药、茯苓、泽泻是生品。

【制法】中涉及煎煮法；涉及固液分离方法之一滤过；涉及浓缩（此处要联系浓缩的方法和设备）；涉及相对密度（此处要联系相对密度如何测定）；涉及粉碎、过筛、混合；涉及糊精和甜蜜素（此处要联系颗粒剂的辅料有哪些）；涉及 75%乙醇（如何配 75%乙醇）；涉及颗粒的干燥。涉及颗粒剂的制备（此处要联系颗粒剂制备工艺流程及质量控制项目）。

【鉴别】中涉及了回流提取和固液分离的方法之一滤过；滤液常压蒸发。

【检查】中涉及颗粒的质量要求（此处应联系颗粒剂都有哪些要求）。

【含量测定】中涉及了回流冷浸法（即索式提取，此处要联系实验室回流冷浸法装置的如何安装）。

二、单选题

1. B 2. B 3. E 4. E 5. B 6. D 7. D 8. E 9. B 10. B 11. C 12. E 13. E 14. A 15. B 16. D 17. A 18. B 19. C 20. E 21. C 22. D 23. B 24. B 25. C

三、判断题

1. × 2. × 3. √ 4. ×

四、简答题

答：

浸膏或浸膏粉—┐
　　　　　　　├→(混合)→(制软材)→制颗粒→干燥→选粒(整粒)→内包装→外包装→入库
辅料—————┘

第十章

一、答：

从【处方】得知处方中黄连、吴茱萸均是生品。

【制法】中涉及粉碎知识；涉及细粉与目数对应关系是100目；涉及60%的乙醇（如何配制60%乙醇）；涉及回流提取和固液分离的方法之一滤过；涉及回收乙醇和浓缩；涉及干燥；涉及淀粉（淀粉是原料还是辅料）；涉及硬胶囊剂的制备（此处要联系硬胶囊剂制备工艺流程及质量控制标准）。

【鉴别】中涉及了超声提取。

【检查】中涉及胶囊剂的质量要求（此处应联系胶囊剂都有哪些要求）。

【含量测定】中涉及了超声提取。

二、答：

从【处方】得知处方中饮片均是生品。

【制法】中涉及粉碎知识；涉及粗粉（能全部通过一号筛，但混有能通过三号筛不超过20%的粉末）；涉及挥发油的提取（此处联系实验室如何组装挥发油提取装置）；涉及渗漉法提取（此处联系渗漉法的操作流程及实验室渗漉装置的组装）；涉及溶剂80%和70%的乙醇（此处联系如何配制80%和70%乙醇）；涉及回收乙醇和浓缩（此处要联系浓缩的方法和设备及实验室回收乙醇装置的组装）；涉及浸膏的相对密度（如何测定相对密度）；涉及减压干燥（此处联系减压干燥的设备、适用范围、干燥物的状态）；涉及软胶囊剂的制备（此处要联系软胶囊剂制备工艺流程及质量控制项目）。

【鉴别】中涉及了回流提取。

【检查】中涉及胶囊剂的质量要求，都有哪些要求。

三、单选题

1. B　2. D　3. D　4. C　5. B　6. E　7. B　8. D　9. E　10. B　11. B　12. C　13. A　14. E　15. D　16. A　17. E　18. D　19. E　20. E　21. E　22. D　23. D　24. D　25. B　26. B　27. C　28. E　29. C　30. C　31. A

四、判断题

1. ×　2. √　3. ×　4. √　5. √

五、简答题

1. 答：

填充物、空胶囊→胶囊填充→胶囊抛光→内包装→外包装→入库

2. 答：将丹参个子药材按以下各岗位的质量控制进行称量、净选、水洗、切制、干燥灭菌、粉碎、过筛，即得合格的丹参粉末。

3. 答：

填充物、胶片→压制软胶囊→定型→洗丸→低温干燥→拣丸→内包装→外包装→入库

第十一章

一、答：

从【处方】得知处方中的5味药材只有麦芽是炮炙品，其余均为生品。

【制法】中涉及粉碎、混匀知识；涉及细粉；涉及煎煮，滤过，浓缩，干燥，浸膏相对密度，喷雾干燥；涉及蔗糖粉和糊精（此处思考这2种辅料在健胃消食片中的作用）；涉及

制颗粒（此处联系制粒都有哪些方法），压片（此处联系片剂生产工艺流程），包薄膜衣（此处联系薄膜衣料及包衣方法）。

【鉴别】 涉及回流提取、滤过、浓缩、干燥（此处联系浸提、分离、浓缩、干燥都有哪些方法和设备）；涉及D101型大孔吸附树脂柱（此处联系精制的方法）。

【检查】 应符合片剂项下有关的各项规定（此处联系片剂都有哪些质量要求）。

二、单选题

1. B 2. E 3. D 4. B 5. E 6. D 7. B 8. B 9. A 10. D 11. A 12. C 13. D 14. D 15. D 16. D 17. B 18. D 19. A 20. E 21. C 22. A 23. B 24. E 25. A 26. B 27. A 28. B 29. E 30. D 31. A 32. C 33. E 34. E 35. C 36. D 37. B 38. B 39. D 40. B 41. D 42. D 43. E 44. D 45. E 46. B 47. E 48. D 49. C 50. E 51. B 52. C 53. B 54. E 55. E 56. B 57. E 58. A 59. B 60. E 61. D 62. B 63. D 64. A 65. E 66. A 67. B 68. D 69. E 70. B 71. D 72. A

三、填空题

1. 高分子 2%～5% 2. 6.5～12.5 3. 上冲 下冲 4. 两 5. 颗粒 6. 滚转 7. 不锈钢 8. 80 9. 薄膜衣 崩解时限

四、判断题

1. ✓ 2. × 3. ✓ 4. × 5. ✓ 6. × 7. ✓ 8. ✓

五、简答题

1. 答

药材粉末或浸膏或浸膏粉或部分药材粉末加浸膏或加浸膏粉→混合→（或黏合剂）（制软材）→制颗粒→干燥→整粒→（润滑剂/崩解剂）→混合→压片→（包衣）→内包装→外包装→入库

2. 答：

① 清物料。操作工将本岗位生产的中间成品或成品以及剩余的物料、可利用物料、废料等分别称量或清点数量，放入洁净容器及指定位置，容器外放物料标签。操作工填写本岗位生产的中间产品或成品请验单。检验合格后转入下道工序，填写物料交接单。检验不合格及时上报，等待处理。

② 清文件。操作工填写批生产记录、批包装记录、设备运行记录等。填写完成后，需要上交的记录上交（批生产记录、批包装记录），不需要上交的文件放到指定位置（设备运行记录），并将本次生产所需的所有文本文件整理放至指定位置。

③ 清卫生。包括操作间、容器具、设备设施等，均按相应的清洁SOP进行清洁、消毒。

④ 更换状态标志。停产后清场前更换停产未清洁的状态标志，如容器具“未清洁”；设备“设备完好”、“停止运行”、“未清洁”；操作间填写“操作间状态标志卡”，并标明“停产”、“未清洁”。

清洁后将容器具、设备、操作间“未清洁”状态标志更换为“已清洁”状态标志。

⑤ 清场结束，清场人员请QA人员对操作间和设备设施清场情况进行检查，检查合格发放“清场合格证”。操作工填写清场记录、设备清洁记录、设备消毒记录、生产区清洁记录等。操作工将清场合格证正本贴于本次清场的清场记录上，副本放在操作间门上。清场记录上交工艺员附在批生产记录中，其他清洁记录放到指定位置备查。

参 考 文 献

[1] 国家药典委员会．中华人民共和国药典．2010年版．北京：中国医药科技出版社，2010.
[2] 中国医药质量管理协会．药品生产质量管理规范．2010年修订．北京：中国医药科技出版社，2010.
[3] 范松华．药品GMP实务．北京：化学工业出版社，2009.
[4] 曹春林．中药药剂学．上海：上海科学技术出版社，1986.
[5] 张兆旺．中药药剂学．北京：中国中医药出版社，2003.
[6] 张杰．中药制剂技术．北京：化学工业出版社，2006.
[7] 熊野娟．固体制剂技术．北京：化学工业出版社，2009.
[8] 国家食品药品监督管理局．GMP知识读本．北京：中国科学技术出版社，2004.
[9] 韩瑞亭．药物制剂技术．北京：化学工业出版社，2012.
[10] 丁振铎．中药制药与设备实用技术．北京：化学工业出版社，2012.